1001

Perles de Sagesse de Yoga

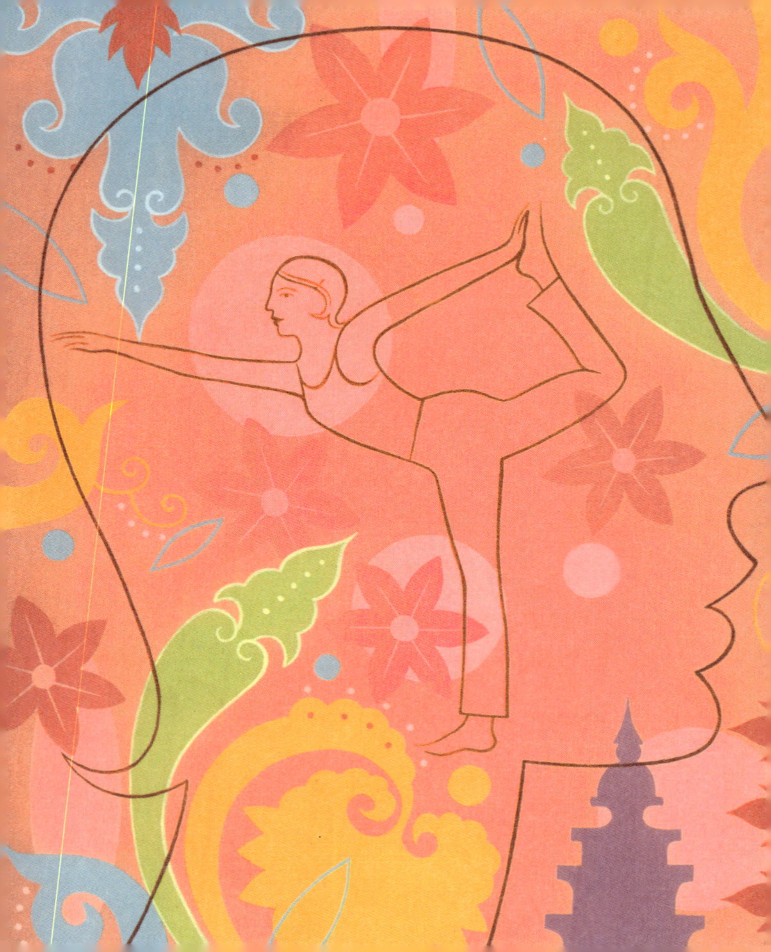

1001

Perles de Sagesse de Yoga

Sources d'inspiration pour une vie saine et heureuse

LIZ LARK

GUY TRÉDANIEL ÉDITEUR
19, rue Saint-Séverin
75005 Paris

➤ Ce symbole indique une posture de yoga ; il est toujours suivi du numéro de perle de la posture suivante que présente l'ouvrage.

Titre original : *1001 Pearls of yoga Wisdom – Practical inspirations for a happier, healthier, life.*

Traduit de l'anglais par Marina Duval

ISBN : 978-2-84445-947-3

www.editions-tredaniel.com

info@guytredaniel.fr

SOMMAIRE

INTRODUCTION

Le yoga a surtout trait aux relations : notre relation avec nous-mêmes, avec les personnes de notre vie et le monde qui nous entoure. Cela fait de la voie yogique un parcours de connexion à la fois interne et externe. En effet, le radical sanskrit *yuj*, qui a donné le mot « yoga », signifie « joindre » ou « unir ». Je vous offre dans cet ouvrage 1001 façons de vous « réunir ».

Nombreux sont ceux qui pensent que le yoga est soit un système d'exercice physique, soit un moyen apaisant de s'évader de ce monde chaotique. Il peut être les deux, mais ne se réduit pas à cela : je le vois comme une façon d'explorer le corps et l'esprit, et, par le biais de ce questionnement, une manière d'accomplir et de « se réunir avec » son propre potentiel vaste et inexploité. Le yoga, à la fois sur et hors tapis, nous offre à tous une échelle métaphorique menant au *jivanmukti*, la délivrance dès cette vie. À mesure que l'on en gravit les échelons, on acquiert un point de vue, ou *darshana*, propre au yoga, et l'on s'élève au-dessus de ce monde où règnent le stress, les soucis et les limitations. On peut apprendre à voir plus loin que soi-même et à développer sa relation à un soi plus élevé et plus satisfait.

Le yoga est un travail qui se fait à partir de la matière première que nous avons tous en commun, quel que soit le lieu où nous vivons ou notre mode de vie : notre corps, notre respiration, notre esprit et nos émotions. Vous vous plairez peut-être à voir cette matière première comme des galets ramassés sur la plage, que vous pouvez aiguiser et polir jusqu'à en faire des pierres précieuses. Il n'existe aucun gadget qui puisse raffiner ces pierres au point de les rendre parfaites. Le yoga nous incite donc plutôt à utiliser ce que nous possédons, à prendre le temps de regarder en nous-mêmes et trouver des moyens de « retrouver » la personne que nous sommes réellement, et ainsi révéler nos « pierres » intérieures, qui sont à l'état brut mais possèdent une grande beauté, et que nous perdons souvent de vue dans notre société actuelle régie par la vitesse et l'envie de réussite. Aussi, la prochaine fois que la vie vous semble pleine de stress et de tension physique, le yoga peut vous aider à trouver des moyens de ne pas vous noyer dans cette « mer de souffrances », et même de la surmonter. Une pratique régulière du yoga sur les plans spirituel, mental et physique peut vous donner force et assise, en vous aidant à contrôler le stress et à cultiver équilibre et raison d'être parmi le chaos environnant.

Les 1001 perles qui suivent présentent le yoga dans son sens le plus large (comme philosophie et comme pratique) et aspirent à faire descendre les concepts d'asanas, de mantras, de pranayama et de méditation de leurs piédestaux ésotériques sur lesquels ils trônent dans l'esprit de nombreuses personnes. Le but est ici de les rendre tout aussi accessibles et bénéfiques aux débutants qu'ils sont inspirants et précieux pour les adeptes de yoga plus expérimentés. Que les mots de ces perles déclenchent en vous non seulement un bien-être physique et mental mais aussi des liens spirituels, et vous emmènent en voyage intérieur vers le cœur, mais aussi vers l'extérieur, pour vous relier à l'univers tout entier.

Le chemin du yoga permet de voir que le paradis est en nous. Je souhaite que cet ouvrage vous inspire et vous incite à explorer ce chemin céleste enrichissant. *Namasté !*

PERLES DE SAGESSE

Il existe dans le yoga autant de percées cachées menant à la sagesse que de points de lumière dans un diamant, et les pages qui suivent visent à attirer votre attention sur une sélection de « points de lumière », ou enseignements yogiques, les plus significatifs. Ces 1001 perles ne font pas que vous présenter la sagesse de textes hindous anciens sur lesquels réfléchir et les pensées inspirantes des swamis et gourous contemporains à adopter. Elles offrent également une base de concepts yogiques fondamentaux, des explications fascinantes de nombreux termes de yoga, un aperçu du système corporel d'énergie subtile, des traductions

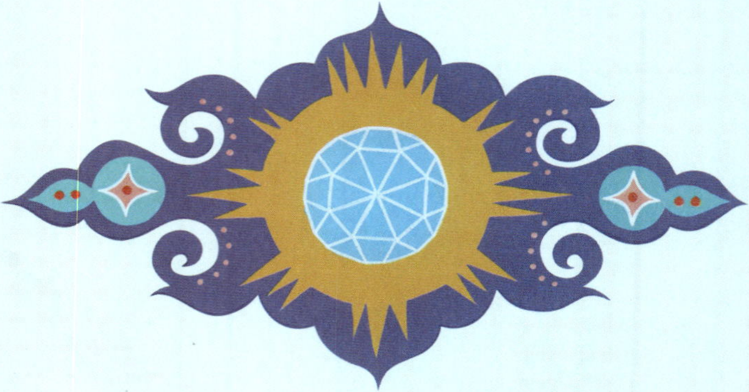

de termes sanskrit clés, des contes merveilleux issus de la mythologie et de la religion hindoues, et, bien sûr, une mine d'informations pratiques sous forme de conseils, que ce soit sur les asanas (postures de yoga), les mantras (sons sacrés), les mudras (gestes de la main, du corps ou des yeux), les pranayama (techniques de respiration), ou encore les formes de méditation et de visualisation ou *bandhas* (verrous d'énergie subtile).

L'objectif est très simple : vous encourager à intégrer le yoga, sous toutes ses formes, dans votre vie quotidienne : rien de moins que « vivre » le yoga ! Notez bien que vous pouvez bénéficier des nombreux avantages qu'il offre pour la santé sans (nécessairement !) vous retirer au sommet d'une montagne ou renoncer à la vie ici-bas. D'ailleurs, vous n'avez même pas besoin d'effectuer d'asanas pour pratiquer ; vous pouvez faire du yoga au lit, en prenant une douche, en marchant dans la rue ou en lisant ce livre. Et cela parce que le yoga, c'est en fait trouver une certaine qualité d'attention et de conscience, qui améliorera votre bien-être et enrichira tous les domaines de votre expérience quotidienne.

Les perles de sagesse qui suivent sont présentées par chapitres qui suivent le cycle d'une journée, du lever pour aller au travail au retour chez soi le soir et à la détente avant le coucher. De cette façon, vous pourrez plonger dans le chapitre que vous pensez être le plus approprié à vos besoins à tout moment de la journée. J'espère que cette source regorgeant d'aperçus yogiques vous aidera à mener une existence moins stressante, plus heureuse et plus épanouissante.

LES ORIGINES DU YOGA

Il est utile d'avoir quelques connaissances sur les racines du yoga avant de vous engager sur sa voie. Nous n'avons aucun moyen certain de savoir depuis quand le yoga est pratiqué, mais on pense que cette sagesse a été transmise oralement de gourou à disciple durant la période védique de l'Inde ancienne, comme moyen de mener une existence harmonieuse et liée au divin. Le terme « védique » provient du radical sanskrit *vid* signifiant « connaissance », et les écrits de cette époque, connus sous le nom de *Veda* et qui consistent en quatre volumes transmettant des enseignements hindous clés, contiennent les traces écrites du yoga les plus anciennes qui soient connues. D'autres textes de yoga sont apparus dans les périodes qui ont suivi (voir ci-contre pour les titres clés), et des citations inspirantes tirées de nombre de ces écrits apparaissent tout au long de cet ouvrage.

Bien que la pratique du yoga soit largement répandue dans le monde entier, ce n'est que dans les années 1960 qu'elle commença à capter l'attention et l'imagination du public occidental à la suite d'un afflux de professeurs indiens ; elle gagna énormément en popularité notamment sous l'impulsion de Swami Sivananda, qui établit les Cinq Piliers de la pratique du yoga (voir p. 23).

LES ÉCRITS CLÉS DU YOGA

• **Les *Upanishad*** Transmis oralement à l'origine, ces textes, qui constituent une suite aux quatre principaux textes védiques (voir page de gauche), ont probablement été mis par écrit aux environs de 800 av. J.-C. Ils décrivent un mode de vie ancestral mené par les hommes hindous de haut rang et par tous ceux qui ont choisi le renoncement, mode de vie essentiellement basé sur l'étude, la contemplation et la méditation. Ces écrits constituent aujourd'hui une inspiration pour quiconque souhaite poursuivre la voie du yoga.

• **La *Bhagavad-Gita*** Partie centrale du poème épique indien du *Mahâbhârata*, on pense que la *Gita* fut composée aux environs de 400-300 av. J.-C. par des sages anonymes. Dans le cadre d'une bataille spirituelle symbolique, son narrateur, le seigneur Krishna, explique au guerrier Arjuna d'importants préceptes de la philosophie du yoga : principalement les voies de la sagesse (*jnana*), de la dévotion (*bhakti*) et de l'acte désintéressé (*karma*).

• **Les *Yoga Sûtras*** Le terme sanskrit *sûtra* signifie « fil », et dans ce cas une chaîne de 185 aphorismes ou « sagesses » concernant le mode de vie relatif au yoga. Ces écrits sont les enseignements du sage de hatha-yoga le plus reconnu, Patanjali, supposé avoir vécu au IIe ou IIIe siècle de notre ère. Bien que rédigés il y a quelque deux mille ans de cela, ces textes furent ceux qui établirent le sentier octuple du yoga que beaucoup observent encore aujourd'hui (voir pp. 14-15).

• **La *Hatha-yoga Pradipika*** Écrite par le sage Swatmarama Yogindra au milieu du XIVe siècle, elle est considérée comme la copie restante d'un manuel de hatha-yoga la plus ancienne, et demeure le texte le plus important sur le sujet. Elle contient des descriptions de postures (asanas), d'exercices respiratoires (pranayama), de gestes (mudras), de techniques de purification (kriyas) et de verrous énergétiques (bandhas).

LES VOIES DU YOGA

Tous les yogas mènent au même but, qui est une connexion avec le divin, ou le soi transcendant « véritable », qui procure un sentiment de complétude intérieure. Cependant, on peut choisir d'emprunter un certain nombre de chemins différents pour atteindre ce stade, selon ses préférences personnelles. Les quatre voies principales sont le hatha-yoga, le jnana yoga, le karma yoga et le bhakti yoga (voir ci-contre). La plus reconnue d'entre elles en Occident est le hatha-yoga, du terme sanskrit signifiant l'union du soleil (ha représentant l'énergie masculine) et de la lune (tha, l'énergie féminine), qui est en fait un terme qui regroupe de nombreuses sortes de yoga que l'on trouve dans les programmes de cours, comme l'astanga ou le sivananda yoga (voir pp. 21-22). La plupart des exercices de ce livre sont tirés de la voie du hatha-yoga, qui nous enseigne l'art d'équilibrer notre énergie par le biais des asanas, du pranayama, de la concentration, de la méditation et des exercices de purification. Néanmoins, ces perles ont été écrites dans un souci d'englober autant de voies du yoga que possibles, afin de ne négliger aucun aspect. Par exemple, outre les quatre voies présentées ci-contre, les sources incluent le tantra yoga, qui met l'accent sur des outils comme les mantras, les mudras, la visualisation et la méditation dans le but de purifier l'esprit mais aussi l'enveloppe corporelle extérieure. On pourrait dire, en fait, que presque toutes les formes de yoga sont fondamentalement tantriques (le terme sanskrit *tantra* signifiant « tisser »), puisqu'elles nous permettent de percevoir à quel point l'esprit et la matière, la chaîne et la trame de la vie, sont étroitement liés.

LES QUATRE VOIES DU YOGA EXPLIQUÉES

• **Le hatha-yoga** Cette voie fait partie du raja yoga, voie « royale », qui utilise des exercices de méditation comme moyen de libérer l'esprit et d'atteindre la délivrance. Le hatha-yoga suit le système à huit branches recommandé par le sage Patanjali dans ses Yoga Sûtras, dans lesquels on trouve, aux côtés d'exercices psychiques et physiques, des pratiques de purification et de méditation (voir pp. 14-15). Le principal instrument du hatha-yoga est le corps, ce qui est sans doute la raison pour laquelle cette forme de yoga est si populaire auprès des Occidentaux en quête de santé et de bien-être.

• **Le jnana yoga** Le but de cette voie du yoga est de réaliser une connexion avec le soi transcendant grâce à l'étude de la philosophie du yoga. Le terme sanskrit *jnana* signifie « savoir », en particulier le savoir spirituel, et les outils principaux de cette voie sont l'introspection et l'étude de soi. Le jnana yoga tend à attirer plus particulièrement les personnes poursuivant des objectifs intellectuels.

• **Le karma yoga** L'objectif de cette voie est de se rapprocher du divin en se consacrant au service désintéressé des autres, le terme sanskrit *karma* signifiant « action » ou « travail ». Mère Teresa et le Mahatma Gandhi incarnent cette voie yogique, qui plaît souvent aux personnes ayant un intérêt pour les buts caritatifs.

• **Le bhakti yoga** Cette voie du yoga implique une prise de contact avec une « altérité » mystique par le culte, le rituel et le chant, tous capables de toucher le cœur. Le terme sanskrit *bhakti* signifie « dévotion » ou « culte », et cette approche est souvent adoptée par les personnes tournées vers le rituel et la cérémonie.

LA VOIE À HUIT BRANCHES OU SENTIER OCTUP

Les *Yoga Sûtras* figurent parmi les textes de hatha-yoga les plus influents de tous les temps (voir aussi p. 11) ; ils ont été écrits par un sage brahmane nommé Patanjali. Leurs 185 axiomes condensés, ou « fils de pensée » conformément au sens du terme sanskrit *sûtra*, exposent des moyens pratiques de réaliser l'union avec le divin en empruntant un

1 YAMA La première branche recommande cinq pratiques éthiques, ou « retenues » (voir ci-dessous). Cet ouvrage propose des moyens d'appliquer ces règles à l'ensemble de la vie, du régime alimentaire aux rapports avec autrui.
• **Ahimsa** : Le fait d'appliquer la non-violence à tous les domaines de la vie ; ne pas causer de tort à autrui ni à soi-même • **Satya** : La vérité, ou vivre selon sa propre vérité • **Asteya** : Le fait de ne pas voler ou non-appropriation • **Brahmacharya** : L'abstinence, l'endiguement de l'énergie sexuelle • **Aparigraha** : La non-avidité, ou fait de ne pas s'agripper ; lâcher prise sur les désirs.

2 NIYAMA Cette deuxième branche prescrit cinq observances personnelles essentielles (voir ci-contre), que le présent ouvrage offre d'aider à mettre en pratique par le biais de toutes sortes d'exercices et méditations.
• **Saucha** : « Propreté », intérieure comme extérieure • **Santosha** : « Contentement », ou acceptation de ce que la vie nous apporte • **Tapas** : « Austérité », ou pratique disciplinée • **Swadhaya** : « Étude de soi » ; étude de textes spirituels pour favoriser la compréhension • **Ishwara pranidhana** : « Abandon de soi à un être supérieur ».

3 ASANA Cette troisième branche concerne les postures de yoga physiques que l'on pratique afin de préparer le corps à s'asseoir et se plonger dans la méditation. Le terme sanskrit *asana* signifie « siège ». De nombreuses postures sont recommandées dans cet ouvrage ; vous pouvez les pratiquer une par une ou en série.

chemin qui comprend huit « branches », ou observances, progressives. Les divers éléments de cette voie à huit branches (voir ci-dessous) apparaissent dans différents contextes tout au long de ce livre afin de vous aider à adopter une approche yogique de la vie à la fois sur et hors de votre tapis.

4 PRANAYAMA La quatrième branche est l'art de bien respirer. *Prana* signifie « respiration », « vitalité » ou « énergie », et *ayama* « étirer ». Le pranayama régule et propage le flux d'énergie dans tout le corps. Vous trouverez dans cet ouvrage une sélection d'exercices ainsi que des manières de les incorporer dans des postures.

5 PRATYAHARA Cette cinquième branche signifie « replier » ou retirer l'esprit et les sens du monde extérieur afin d'induire le calme. Le présent ouvrage est parsemé de techniques visant à atteindre ce stade.

6 DHARANA Cette sixième branche appelle à la concentration, jusqu'à ce que l'esprit se focalise sur un point immobile. Le radical sanskrit *dha* signifie « soutenir », et les deux branches finales (voir ci-dessous) reposent sur celle-ci. Tous les chapitres de ce livre présentent des exercices de concentration.

7 DHYANA C'est le flux ininterrompu de conscience convergeant vers un foyer, ou la méditation. Cette branche est le fruit du *dharana*, et survient lorsque l'on se concentre sur un point dans un état de calme continu, le radical *dhi* signifiant « intellect » ou « pensée ».

8 SAMADHI L'observance des sept premières branches mène à cet état d'esprit équilibré, où l'on a conscience de l'Éternel. *Dhi* signifie « pensée » et *sama*, « égale ».

LE CORPS YOGIQUE

La pratique du yoga non seulement améliore la forme et la condition physique, mais purifie également le corps énergétique, en débloquant graduellement les canaux d'énergie, ou *nadi*, afin que la force de vie, ou *prana*, puisse s'écouler librement et éveiller l'énergie latente, connue sous le nom de *kundalini*. De nombreuses perles de cet ouvrage encouragent ce processus en purifiant les centres d'énergie, ou chakras (voir ci-contre), qui sont alignés le long du canal d'énergie principale, le *sushumna nadi*. D'autres perles vous guideront dans votre purification des cinq koshas, ou « enveloppes de conscience » (voir p.19), qui sont les « pellicules » d'énergie subtile du corps : cinq éléments semblables aux enveloppes d'un oignon, qui composent l'être humain, en corps, en intellect et en esprit.

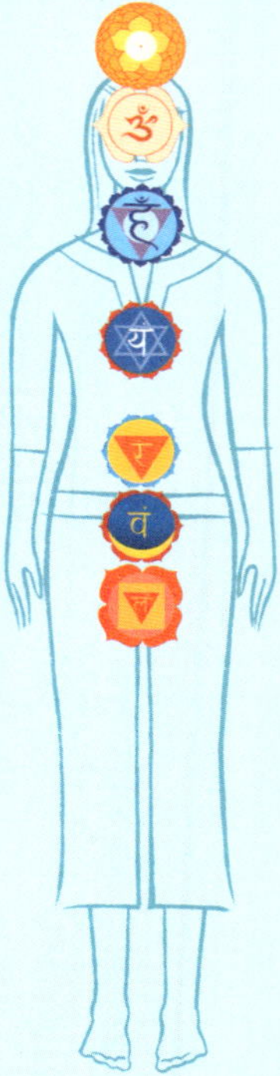

LES PRINCIPAUX CHAKRAS

Mûlâdhâra chakra Situé au niveau du périnée ou plancher pelvien (base du torse), ce chakra appelé chakra de base ou chakra fondamental est le chakra le plus bas du *sushumna nadi,* qui circule le long de la colonne vertébrale. Siège de l'énergie primitive, des instincts de survie et des pulsions « de base », il est associé à l'élément terre et à la couleur rouge. *Kundalini*, la réserve latente d'énergie psychique, est supposée résider dans ce chakra, et on la dépeint souvent sous forme de serpent enroulé (l'enroulement représente son intensité). De nombreux exercices de ce livre, dont les techniques de méditation et de visualisation, incitent ce « serpent endormi » à s'éveiller afin de s'élever et de vitaliser tous les chakras. Pour commencer à ressentir l'énergie de votre chakra fondamental, découvrez la perle **58** (p. 56).

Svâdhisthâna chakra Situé vers l'os pubis ou le coccyx, ce deuxième chakra du *sushumna* est souvent appelé chakra sacral. Associé à l'élément eau et à la couleur orange, il gouverne la sexualité et la créativité. On dit aussi que c'est la réserve d'inconscient collectif. Pour commencer à ressentir l'énergie de votre chakra sacral, découvrez la perle **579** (p. 232).

Manipûra chakra Situé derrière le nombril, ce chakra du nombril ou du plexus solaire est le centre du corps. Associé à l'élément feu et à la couleur jaune, il gouverne la vitalité générale, l'énergie et le dynamisme. On peut aussi le voir comme le « centre d'affaires » du corps en raison de son association avec l'ego et la réussite matérielle. Pour commencer à ressentir l'énergie de votre chakra du plexus solaire, découvrez la perle **186** (p. 98).

Anâhata chakra Situé au centre de la poitrine, derrière le cœur, réside le chakra du cœur, que l'on désigne souvent par le terme « porte du vide ». Ici l'énergie passe des éléments plus « bruts » des chakras inférieurs à des royaumes plus subtils (l'élément qui lui est associé est l'air, et ses couleurs sont le rose et le vert). C'est le siège des émotions et des « sons psychiques ». Pour commencer à ressentir l'énergie de votre chakra du cœur, découvrez la perle **450** (p. 188).

Vishuddha chakra On le trouve dans la gorge, d'où son nom de chakra de la gorge ; il est associé à l'expression du soi et à la purification. L'élément qui lui est associé est l'éther, ou l'espace (les éléments devenant de plus en plus raffinés à mesure que l'on gravit le système des chakras), et sa couleur est le bleu.

Âjnâ chakra Centre de la commande psychique, ce chakra est situé entre les deux yeux, dans le siège du cerveau, et on l'appelle souvent le chakra du troisième œil. Sa couleur est l'indigo. Siège de l'intuition, gouvernant la vue sur le plan physique comme spirituel, ce chakra réside au-delà des éléments et des règles qui régissent le monde temporel. Pour commencer à ressentir l'énergie du chakra du troisième œil, découvrez la perle **973** (p. 362).

Sahasrâra chakra Émanant dans toutes les directions depuis le sommet de la tête se trouve le plus élevé des centres d'énergie : le Lotus aux Mille Pétales, associé à la couleur violette. C'est le seuil des royaumes psychique et spirituel. Pour commencer à ressentir l'énergie de votre chakra du sommet, découvrez la perle **997** (p. 370).

Bindu Ce point d'énergie moins connu situé à l'arrière de la tête est parfois appelé le huitième chakra. Pour commencer à ressentir votre *bindu*, découvrez la perle **999** (p. 371).

LES CINQ KOSHAS

La philosophie yogique voit le corps comme ayant cinq couches ou enveloppes d'énergie différentes, connues sous le nom de *koshas*, chacune exprimant un aspect différent de l'existence humaine. Bien que seules quelques-unes des perles de ce livre mentionnent directement les koshas, nombreuses sont celles qui, de postures corporelles en techniques de méditation, purifient et vivifient ces enveloppes sans même que vous en ayez conscience.

- **Annamaya kosha** C'est l'enveloppe physique extérieure du corps, appelée le corps concret ou « de chair », que l'on voit avec les yeux et que l'on perçoit avec l'esprit conscient.

- **Pranamaya kosha** La deuxième enveloppe de conscience est plus subtile ; bien que non visible par l'œil, elle est perçue par l'esprit conscient. Elle régule les processus physiologiques, comme la respiration, la circulation et la digestion.

- **Manamaya kosha** Cette enveloppe est connue comme le corps du mental ordinaire ou de l'intelligence ordinaire. Opérant à un niveau subconscient, c'est l'enveloppe de conscience qui pense, ressent et emmagasine les souvenirs et les émotions.

- **Vijnanamaya kosha** Opérant également à un niveau subconscient, cette enveloppe, que l'on appelle corps du mental supérieur, représente l'aspect de l'esprit qui rêve, qui a conscience de l'expérience psychique et qui possède une lucidité accrue.

- **Anandamaya kosha** Connue sous le nom de corps de félicité, cette enveloppe est l'aspect de la personnalité le plus profond et le plus spirituel, où existe la conscience méditative pure.

LES STYLES MODERNES DE HATHA-YOGA

Dans l'Antiquité, une personne souhaitant être initiée au yoga s'asseyait avec dévouement sur le seuil de la maison d'un maître yogi jusqu'à ce que celui-ci consente à la former. Aujourd'hui encore, on dit que chaque disciple trouve son maître lorsqu'il est prêt. Cependant, au vu des nombreuses variantes de hatha-yoga qui se sont développées en Occident ces cinquante dernières années, chacune mettant l'accent sur un aspect particulier et possédant son propre mélange de techniques corporelles et mentales et suivant les approches de professeurs différents, il peut être difficile de savoir quel « style » de yoga on veut pratiquer.

Le yoga ayant rapport au mode de vie global, il est important de choisir une approche qui soit compatible non seulement avec nos besoins quotidiens mais aussi avec nos préférences générales. Pour vous mettre en quête d'un style qui vous convienne, il peut être utile de vous renseigner sur les différentes versions de yoga proposées par votre club de gym local. Nous avons ainsi souligné pour vous les styles clés, pp. 21-22, afin de vous donner un certain nombre d'informations essentielles sur chacun d'entre eux. Les 1001 perles de sagesse des pages qui suivent présentent de nombreuses méthodes inspirantes issues d'un large éventail de systèmes, pour que vous puissiez bénéficier du yoga dans son sens le plus large. Ainsi que l'a dit T.K.V. Desikachar : *« Le yoga [...] provient d'une source vaste et ancienne. Le seul yoga authentique est celui qui convient à chacun selon les circonstances et selon ses besoins, et il existe de nombreuses possibilités. »*

LES STYLES DE HATHA-YOGA EXPLIQUÉS

Ashtanga Vinyasa yoga Il fut développé par Sri K. Pattabhi Jois (né en 1915), élève de Sri Tirumalai Krishnamacharya (1888-1989), qui créa une école de yoga dans le palais de son élève le maharaja de Mysore en 1924, où il enseigne depuis des asanas, introduction permettant d'accéder aux sept autres branches du yoga comme définies par le sage Patanjali (voir pp.14-15). Ce style de yoga implique la pratique de postures dynamiques qui s'enchaînent en série, ou vinyasas, au rythme de la respiration. Les postures sont tenues jusqu'à dix respirations, mais souvent moins. De nombreux styles contemporains de yoga ont été adaptés à partir de ce système pur, dont le yoga vinyasa et le yoga dynamique.

Iyengar yoga Il tire son nom d'un disciple de Krishnamacharya, B.K.S. Iyengar (né en 1918), qui enseigne à Pune, en Inde. Le Iyengar yoga est une approche du hatha-yoga fondée sur la structure et les postures et qui se concentre sur l'alignement du corps ; il est souvent utilisé à des fins thérapeutiques afin d'aider les personnes ayant des problèmes de santé ou une invalidité. La précision dans les postures est le point sur lequel se concentre le système Iyengar, qui utilise des accessoires comme des blocs, des chaises et des ceintures. Les postures sont tenues plus longtemps que pour le style Ashtanga de Pattabhi Jois.

Viniyoga Le célèbre sage Krishnamacharya a transmis l'approche de yoga thérapeutique connue sous le nom de viniyoga à son fils, T.K.V. Desikachar (né en 1938). Dans ce style de yoga, les professeurs réalisent des cours sur mesure pour chaque élève, et créent des chorégraphies de vinyasas, ou séries de postures, liées à la respiration, qui visent à améliorer le bien-être d'une personne particulière. Cette pratique du yoga utilise la méditation, la réflexion, les incantations, l'étude, ainsi que la relaxation et le travail sur les postures, communs à toutes les formes de yoga.

Sivananda yoga C'est l'une des plus grandes écoles de yoga. Ce style se répandit dans le monde entier grâce à Swami Vishnu Devananda (1927-1993), qui étudia auprès de Swami Sivananda (1887-1963). Les incantations, le pranayama, les postures et la méditation constituent la base de cette pratique, avec les cinq piliers de l'équilibre yogique (voir ci-contre), créant ainsi un yoga qui se rapporte à la personne tout entière.

Satyananda yoga Ce style fut fondé par Swami Satyananda Saraswati (né en 1923), qui adapta la science énergétique ancienne du yoga tantrique pour lui permettre de répondre aux besoins de la vie moderne. Il créa la première université de yoga, l'École de Yoga du Bihar, en 1964 à Mungar, en Inde.

Kundalini yoga Il suit la tradition du yogi Bhajan (né en 1929), qui quitta l'Inde pour l'Occident en 1963. Cette forme de yoga met l'accent sur l'élévation de kundalini (l'énergie latente) afin d'éveiller les centres d'énergie des chakras (voir pp.16-18) par le biais de mantras, d'exercices de respiration et de la méditation.

D'AUTRES STYLES DE YOGA

Le yoga de l'ombre Développé par Shandor Remete, cette forme de hatha-yoga fait travailler les *marmas* du corps, ou points de pression vitaux, qui se trouvent le long des canaux d'énergie, nadi.

Le yoga pur et l'Anusara yoga Développés respectivement par Rod Stryker et John Friend, ces formes de yoga présentent, à des degrés divers, des aspects des six « styles » présentés en pp. 21-22.

Kripalu yoga Cette forme de hatha-yoga, développée par Swami Kripalu, célèbre la sagesse du corps et met l'accent sur une respiration, un alignement et une concentration justes.

Scaravelli yoga Vanda Scaravelli, qui étudia auprès de B.K.S. Iyengar, a donné son nom à cette approche gracieuse du yoga, qui adopte un système de « vagues » d'énergie afin de libérer les tensions.

LES CINQ PILIERS DE L'ÉQUILIBRE YOGIQUE

L'école de yoga Sivananda (voir page de gauche) a conçu un modèle de cinq piliers qui nous incitent à reconnaître, comprendre et adopter tous les éléments essentiels à un mode de vie équilibré et sain, sur lesquels vous trouverez des conseils plus détaillés tout au long de ce livre. L'application de ces cinq préceptes dans votre vie vous aidera à rester en forme, heureux et équilibré.

- **L'exercice juste** Cela signifie exercer une pratique régulière des asanas, ainsi que d'autres formes d'exercice, avec bonne volonté et en fonction de son âge, de son état de santé et des besoins de son corps.

- **La respiration juste** Elle implique un travail en vue d'une conscience de la respiration en tout temps, et une réinstauration de la respiration naturelle profonde propre à l'enfant, qui stimule l'être tout entier (voir pp. 34-35).

- **La pensée juste** Elle nécessite de désencombrer son esprit de ses nombreuses pensées disséminées afin d'accroître la sensation de lucidité et de calme et de cultiver une attitude positive.

- **L'alimentation juste** Cela signifie être conscient de ce dont on nourrit son corps ; il est bon de privilégier une variété saine d'aliments frais, de saison et nutritifs, le tout avec modération, et de consommer cette nourriture lentement et consciemment aux moments de la journée appropriés.

- **La relaxation juste** Elle implique de faire une pause afin de compenser toute l'activité de la vie quotidienne ; il convient de prendre le repos adéquat pour maintenir une sensation de relaxation non seulement physique, mais aussi mentale, émotionnelle et énergétique, qui « répare » et revivifie l'être tout entier.

SÉRIES D'ÉCHAUFFEMENT

Afin de tirer un profit maximal des asanas présentées dans ce livre (chacune signalée par ce symbole ➤), il est primordial de se dégourdir les membres avant de commencer. Des étirements atténuent la raideur, échauffent et allongent les muscles et favorisent la circulation des fluides corporels, diminuant ainsi les risques de blessures. Ils vous procureront également une conscience accrue d'éventuels blocages énergétiques, qui rendra les asanas plus susceptibles de purifier vos canaux d'énergie et permettra au *prana* de circuler librement le long de votre corps. Effectuez ces exercices d'échauffement en série afin de parvenir à un alignement des articulations majeures du corps et de la colonne vertébrale avant les asanas.

ROTATIONS DES CHEVILLES ET DES POIGNETS

1 Asseyez-vous confortablement de façon à atteindre vos pieds avec vos mains. Poussez chacun de vos doigts entre vos orteils en essayant de les séparer et de les étirer. Puis faites tourner votre cheville 5 fois dans chaque direction. Faites de même pour l'autre pied.

2 Poings fermés, faites tourner vos poignets 5 fois dans chaque direction. Terminez en faisant courir vos doigts en l'air comme sur un piano imaginaire.

ROULEMENT DE TÊTE ET D'ÉPAULES

1 Prenez une position assise ou debout confortable et abaissez le menton en direction de votre poitrine. Faites doucement pivoter votre tête sur un côté pour approcher votre oreille de votre épaule, puis faites-la pivoter vers l'autre côté, en laissant les muscles du cou se décontracter. Ne laissez pas retomber votre tête en arrière. Répétez 5 fois.

2 Sur une inspiration, haussez les épaules en direction de vos oreilles. Sur une expiration, faites-les rouler vers l'arrière tout en les faisant redescendre. Répétez 5 fois.

SÉRIE DE MUDRAS YOGIQUES

1 Assis par terre les jambes croisées, joignez vos mains dans le dos, doigts entrelacés et bras étirés vers l'arrière. Sur une inspiration, regardez vers le haut. Sur une expiration, penchez-vous vers l'avant pour approcher votre front du sol. Restez dans cette position pendant 5 respirations complètes. Puis, sur une inspiration, revenez à la posture initiale.

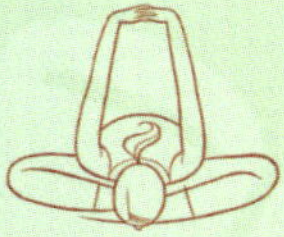

2 Placez vos mains sur le sol derrière vous, doigts dirigés vers l'avant. Soulevez la poitrine, arquez le dos et laissez doucement retomber votre tête en arrière (sans vous faire mal à la nuque). Restez dans cette position pendant 5 respirations complètes. Sur une inspiration, revenez à la posture initiale.

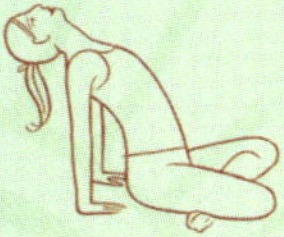

3 Placez votre main gauche sur votre genou droit et votre main droite sur le sol derrière vous, puis tournez le buste et la tête vers la droite en direction de votre épaule, comme pour regarder derrière vous. Tenez la posture pendant 5 respirations complètes, puis revenez au centre.

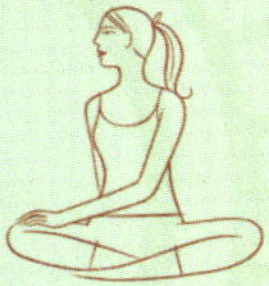

4 Placez votre main droite sur votre genou gauche et votre main gauche sur le sol derrière vous, puis tournez le buste et la tête vers la gauche en direction de votre épaule, comme pour regarder derrière vous. Tenez la posture pendant 5 respirations complètes puis revenez au centre.

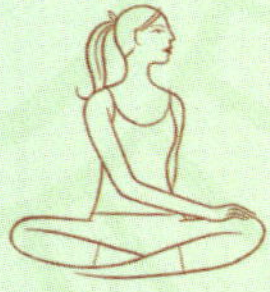

Pour finir, ouvrez la bouche, tirez la langue en direction de votre menton en expirant et en dirigeant votre regard vers le haut. C'est la Posture du Lion (voir perle **27**).

ÉTIREMENTS DES HANCHES ET DES CUISSES

1 Couché sur le dos, amenez votre cuisse droite sur votre ventre et tenez-la des deux bras. Sur une expiration, resserrez l'étreinte pour la rapprocher le plus possible du ventre. Sur une inspiration, relâchez et changez de jambe. Répétez 5 fois pour chaque jambe. Cette posture est appelée *vatnyasana*, ou Posture d'Élimination des gaz (voir perle **782**).

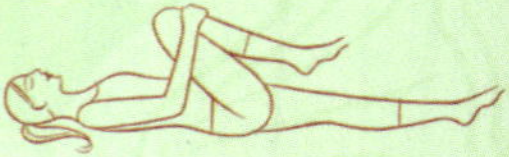

2 Mettez-vous à genoux, jambes accolées et fesses en appui sur les talons. Levez les bras, joignez les mains, doigts entrelacés, et étirez-les vers le haut ; tenez la posture pendant 5 respirations. Étirez doucement la posture vers la droite, puis vers la gauche.

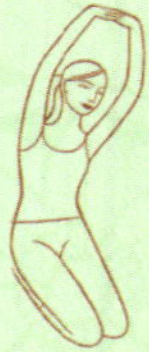

3 Toujours à genoux, placez vos mains sur le sol derrière vous, doigts dirigés vers l'avant. Bombez la poitrine afin de créer une légère cambrure du dos sans comprimer la région lombaire. Tenez la posture pendant 5 respirations si vous le pouvez.

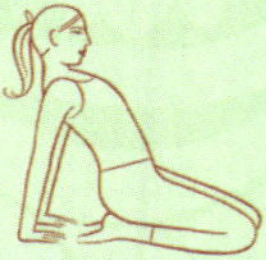

4 Enroulez le haut de votre corps vers l'avant, en approchant votre poitrine de vos cuisses et votre front du sol. Détendez-vous dans cette position, les bras ballants sur les côtés. C'est la Posture de l'Enfant (voir perle **864**).

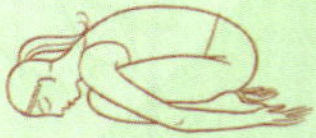

LA PRÉPARATION AU YOGA

Afin de tirer un maximum de bienfaits d'une pratique de yoga physique, c'est-à-dire davantage de force et de flexibilité au niveau à la fois corporel et mental ainsi qu'une concentration et une lucidité accrues, il est recommandé de suivre certains conseils, exposés ci-dessous :

- Essayez de vous fixer une pratique quotidienne de 20 minutes et de vous y tenir.
- Dans la mesure du possible, pratiquez à une heure fixe chaque jour. Les moments de la journée les plus appropriés sont le matin au lever (avant le petit déjeuner) et à la tombée du jour.
- Évitez de manger pendant les deux heures qui précèdent une séance.
- Trouvez un endroit propre, calme et bien aéré, avec assez d'espace pour étirer vos bras sur les côtés et au-dessus de votre tête.
- Si vous pratiquez le yoga à l'extérieur, choisissez un endroit calme et propre à l'abri du regard des passants et de la lumière directe du soleil.
- Portez des vêtements lâches et confortables qui s'étirent avec votre corps et ne gênent pas vos mouvements. Les fibres naturelles sont idéales.
- Pratiquez pieds nus, mais gardez des chaussettes à portée de main pour ne pas prendre froid aux pieds durant la relaxation finale.
- Achetez un tapis de yoga (dans un centre de yoga, un magasin de sport ou sur Internet) et investissez dans des blocs de mousse et une ceinture de yoga si vous en voyez l'utilité.
- Ne pratiquez pas pendant les deux premiers jours des règles : contentez-vous de vous détendre et de méditer. Puis, durant le reste des règles, pratiquez des postures douces d'enroulement en avant, d'ouverture du bassin et de restauration, comme la Posture de l'Enfant, et maintenez votre abdomen plus bas que votre cœur.
- Si vous êtes particulièrement stressé ou déprimé, mieux vaut éviter une pratique rigoureuse du yoga. Optez plutôt pour une gamme de postures douces, d'exercices respiratoires et de techniques de relaxation.

LA SÉRIE DE SALUTATION AU SOLEIL

Traditionnellement, la série de postures de Salutation au Soleil, ou *Surya Namaskara*, était une prière utilisée pour saluer le lever du soleil. Cette série étire les muscles principaux et cultive la concentration en procurant une sensation de méditation en mouvement. Utilisez-la après l'échauffement comme préparation aux postures de ce livre ou comme série indépendante de postures aux moments de la journée où vous avez

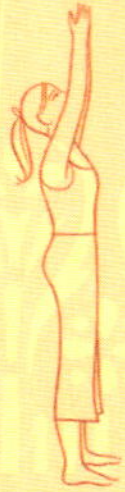

1 Tenez-vous debout, pieds parallèles et fermement ancrés au sol et colonne vertébrale bien droite, bras le long du corps, dans la Posture de la Montagne. Respirez régulièrement. Sur une inspiration, levez les bras et la tête pour regarder vers le haut.

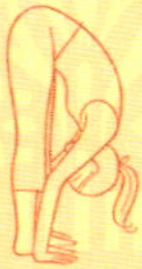

2 Sur une expiration, penchez-vous lentement en avant jusqu'à poser vos mains sur le sol, de chaque côté de vos pieds. Si votre dos est trop raide, modifiez la posture en fléchissant légèrement les genoux.

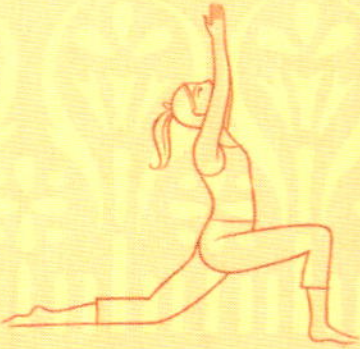

3 Sur une inspiration, relevez la tête pour regarder devant vous. Sur une expiration, allonger votre jambe gauche en arrière, genou au sol. Maintenez la jambe droite en angle droit. Sur une inspiration, levez les bras et la tête pour regarder vers le haut.

besoin d'augmenter votre énergie et votre vigueur. La série traditionnelle est composée de 12 postures calquées sur la respiration, mais il en existe de nombreuses versions. La version donnée ici fait partie des plus douces, mais elle est légèrement plus longue que celle d'origine, avec deux fentes (étapes 3 et 8), et donc 14 étapes au lieu de 12. Ces fentes permettent de faciliter la transition entre la posture de flexion avant et celle de la planche.

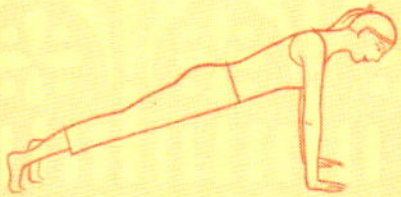

4 Sur une expiration, placez vos mains près de votre pied avant, et faites glisser ce pied vers l'arrière jusqu'à l'autre pied pour donner une forme de planche à votre corps. Maintenez un écartement de pieds de la largeur de votre bassin.

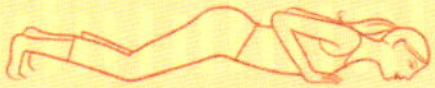

5 En retenant brièvement votre souffle, abaissez le menton, la poitrine et les genoux vers le sol, et faites glisser votre poitrine parallèlement au sol entre vos mains, en guise de transition pour la posture suivante.

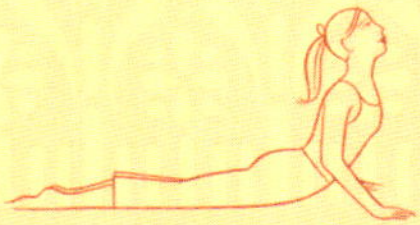

6 Sur une inspiration, allongez les jambes, plantes de pieds vers le haut, et appuyez sur vos mains afin d'arquer votre dos ; c'est la Posture du Chien tête en haut. Essayez de garder une nuque longue.

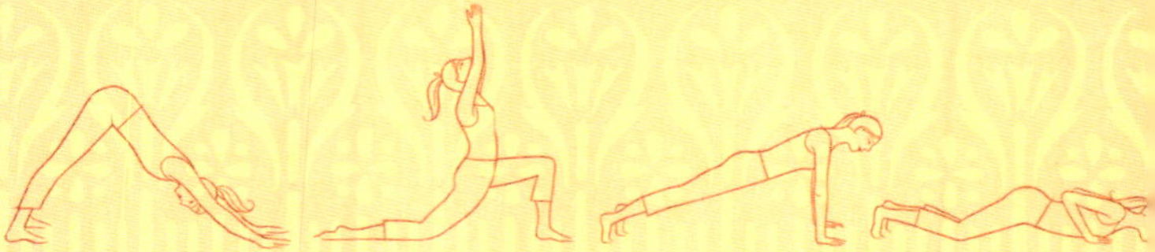

7 Sur une expiration, appuyez sur vos mains, tendez les bras et poussez votre bassin vers l'arrière et vers le haut, pour arriver à la Posture du Chien tête en bas. Essayez de pousser le sol avec vos talons. Maintenez la posture pendant 5 respirations complètes.

8 Sur une inspiration, amenez votre pied gauche en avant, en posant cette fois votre genou droit au sol. Maintenez la jambe gauche en angle droit. Levez les bras au ciel et levez légèrement la tête pour regarder vers le haut.

9 Sur une expiration, mettez-vous en planche (comme dans l'étape 4).

10 En retenant brièvement votre souffle, abaissez le menton, la poitrine et les genoux au sol (comme dans l'étape 5).

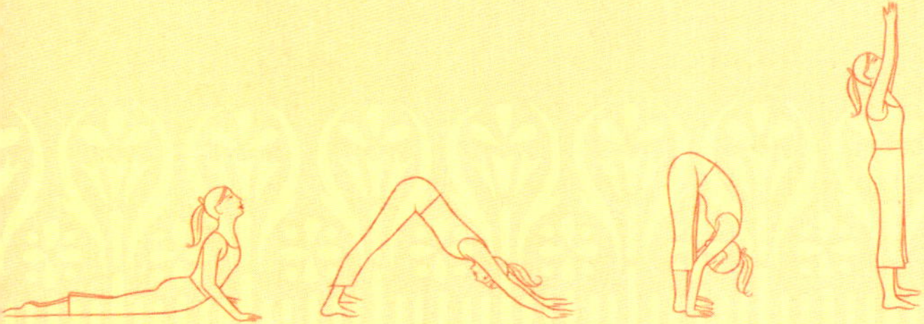

11 Sur une inspiration, allongez les jambes et appuyez sur vos mains afin d'arquer votre dos.

12 Sur une expiration, poussez le bassin vers l'arrière et vers le ciel. Tenez la pose pendant 5 respirations complètes.

13 Sur une inspiration, rapprochez vos pieds de vos mains, en gardant bien un écartement de pieds de la largeur du bassin. Sur une expiration, enroulez votre tête en direction de vos tibias et détendez votre colonne en fléchissant légèrement les genoux si nécessaire.

14 Sur une inspiration, revenez à la posture debout initiale, les pieds écartés de la largeur de votre bassin, et levez les bras sur les côtés pour former un cercle et les amener au-dessus de votre tête. Sur une expiration, relâchez et replacez vos bras le long du corps.

LA PRÉPARATION À LA MÉDITATION

La méditation ou *dhyana*, la septième des huit branches (voir pp. 14-15), est une part importante du yoga, en particulier pour la quête de la pensée juste et de la relaxation juste (voir p. 23). Une pratique régulière de la méditation procure un état d'esprit porté entièrement sur le présent, qui permet d'observer ses processus de pensée sans être distrait par un esprit dispersé. Ne vous sentez pas découragé si votre esprit se précipite de pensée en pensée et d'une émotion à une autre : continuez à vous observer et à tranquillement vider votre esprit, et celui-ci finira par devenir comme un océan vaste et calme. L'art consiste à apprendre à pénétrer chaque fois un peu plus cette conscience d'océan, afin d'atteindre une conscience pure d'être, simplement. De nombreuses perles de ce livre explorent des façons de cultiver cet état méditatif, mais il est important d'en connaître les bases, comme les conseils de pratique qui suivent ainsi que les postures clés ci-contre, avant d'approfondir les techniques expliquées.

Conseils pour la méditation

- Organisez vos séances à heure fixe chaque jour ; les moments idéaux sont le matin au lever ou avant le coucher.
- Pratiquez avant les repas, afin de ne pas être distrait par le processus de digestion.
- Commencez avec 10-15 minutes de pratique quotidienne, et allongez graduellement les séances.
- Choisissez un endroit propre, calme et bien aéré pour pratiquer la méditation.
- Portez des vêtements chauds et lâches, et installez-vous sur une couverture ou un tapis.
- Si vous avez tendance à vous endormir, prenez une douche rafraîchissante avant votre séance de méditation.

POSTURES ASSISES DE MÉDITATION

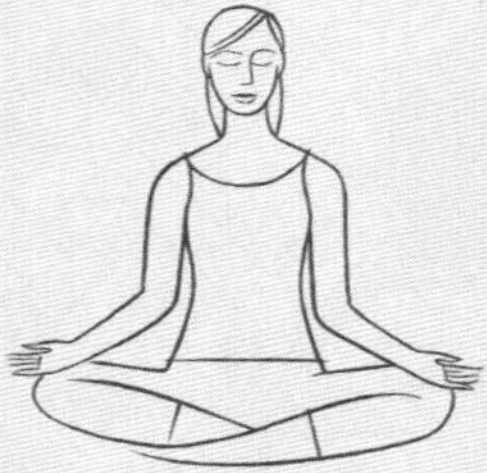

La Posture d'Aise *Sukhasana*
C'est la posture de méditation traditionnelle. *Sukha* signifie « aise », mais si vous ressentez quelque inconfort, asseyez-vous sur un bloc de mousse ou une couverture pliée plusieurs fois.

1 Asseyez-vous, jambes croisées, sur la partie ossue de votre postérieur, et étirez votre colonne vers le haut pour qu'elle soit aussi droite que possible. Placez vos mains sur vos genoux, paumes vers le haut.
2 Fermez les yeux et détendez votre corps tout entier, tout en maintenant une conscience de dos bien droit.

La Posture du Diamant *Vajrasana*
Vajra signifie « diamant-foudre » et fait référence au canal rachidien, *vajra nadi*, qui relie le système nerveux génito-urinaire au cerveau et induit une conscience spirituelle. Cette posture convient à la méditation car elle permet de garder la colonne et le *vajra nadi* bien droits et éveillés.

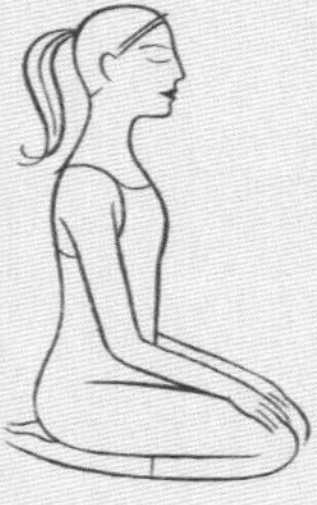

1 Mettez-vous à genoux jambes accolées, sur un bloc de mousse ou une couverture pliée si vous le désirez. Ancrez bien vos os iliaques en position.
2 Étirez l'avant de vos chevilles et de vos orteils, et dirigez vos talons vers le haut. Faites reposer vos mains sur vos cuisses. Fermez les yeux et restez alerte.

L'IMPORTANCE DE LA RESPIRATION

Une « bonne » respiration est d'une importance capitale non seulement pour une pratique du yoga équilibrée (voir encadré ci-dessous) mais aussi pour une vie globalement saine et stable (voir p. 23). Trop souvent, nous respirons de manière rapide et superficielle (avec notre poitrine plutôt qu'avec notre ventre), et n'utilisons pas toute la capacité de nos muscles respiratoires ni de nos poumons. Cette « mauvaise » respiration, à la longue, peut entraîner des tensions physiques et toute une variété d'autres problèmes, c'est pourquoi il est important de prendre conscience de notre souffle et de revenir à une façon de respirer profonde et naturelle (comme celle d'un enfant), qui s'avère hautement réparatrice et équilibrante. L'exercice présenté ci-contre est le moyen idéal pour commencer à travailler son souffle, et il est mieux de s'habituer à cette technique avant même d'effectuer aucun des exercices suggérés dans cet ouvrage.

RESPIRER DANS LES POSTURES

Lorsque vous pratiquez les asanas présentées dans ce livre, cherchez à inspirer et expirer par le nez, en gardant un rythme régulier et non forcé. Si cela peut vous aider à vous concentrer sur votre souffle, imaginez-le comme de l'encre bleue se répandant dans tout votre corps jusque dans chaque cellule, en veillant bien à ce que « l'encre » (votre apport nouveau d'oxygène) atteigne autant de parties du corps que possible, afin de les alimenter en énergie nouvelle. Restez attentif à votre respiration tout le temps de la séance.

LA RESPIRATION YOGIQUE EN TROIS TEMPS

L'exercice présenté ici incite à la respiration complète et profonde. Une fois que vous l'avez maîtrisé en position couchée et avec vos mains pour vous guider, cherchez à l'appliquer à votre quotidien de façon que la respiration aisée, longue et complète devienne une seconde nature. Explorez-la ensuite en pratiquant les asanas yogiques.

1 Allongez-vous, pieds au sol et genoux levés, avec un écartement de pieds de la largeur de votre bassin. Placez une couverture pliée sous votre tête pour plus de confort et pour faciliter le maintien d'une nuque longue.

2 Posez vos mains juste au-dessous de votre nombril. Observez votre souffle pendant 10 respirations complètes, en allant chercher chaque inspiration et chaque expiration au plus profond de votre ventre. Sentez votre nombril se soulever à chaque inspiration et s'affaisser à chaque expiration.

3 À présent, posez vos mains sur votre cage thoracique et observez à nouveau votre souffle pendant 10 respirations complètes. À mesure que vos poumons se vident à la fin de chaque expiration, sentez vos majeurs se toucher. À mesure qu'ils se remplissent à la fin de chaque inspiration, sentez vos doigts s'éloigner. Au terme de la dixième respiration, cherchez à vider totalement vos poumons et sentez votre nombril s'affaisser et se rapprocher de votre colonne vertébrale.

4 Puis posez vos mains sur vos clavicules en laissant vos coudes reposer de chaque côté. En inspirant, sentez votre poitrine monter et vos clavicules s'écarter en direction de chaque côté de la pièce. Prenez conscience d'un espace nouveau entre vos omoplates. En expirant, détendez votre poitrine, videz vos poumons et sentez votre nombril s'affaisser et se rapprocher de votre colonne.

5 Pour terminer, effectuez les étapes 1 à 3 dans une même respiration, afin de ressentir votre souffle dans votre ventre, votre cage thoracique et vos clavicules : c'est la respiration yogique en trois temps. Essayez d'avoir des inspirations et des expirations de longueur égale. Suivez le flux de votre souffle en imaginant chaque respiration comme une vague déferlant en vous. Observez alors comment un souffle stable et calme fait de votre esprit une mer immobile mais puissante.

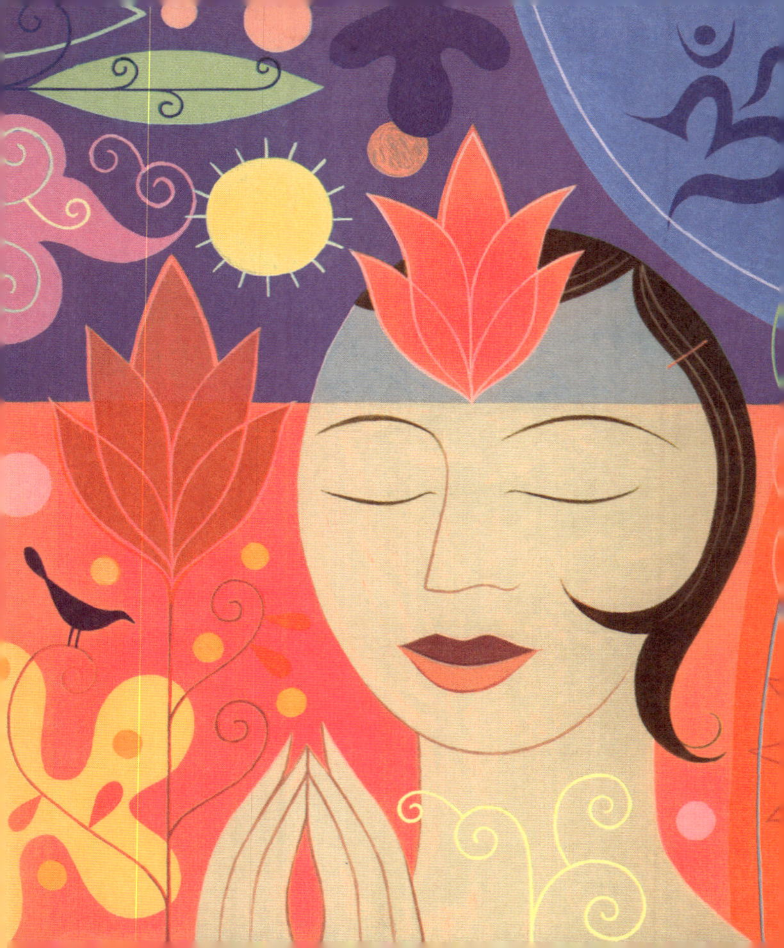

BIEN COMMENCER LA JOURNÉE

SE RÉVEILLER NATURELLEMENT

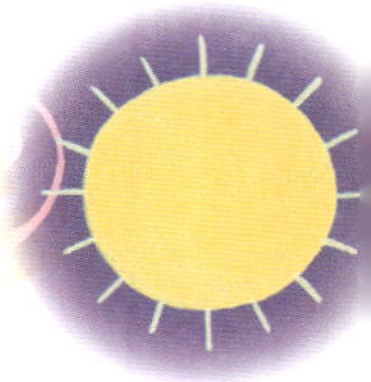

1 **RAPPEL MATINAL** *« Le yoga : une pratique ancienne, un mode de vie complet. »*

PROVERBE INDIEN

2 **Non-sens** Fermer complètement ses sens, pratique appelée pratyahara, apporte une grande paix. Le port d'un cache-yeux au lit évite que toute distraction extérieure vienne perturber le sommeil et permet de se réveiller chaque jour un peu plus revigoré.

3 **Réveil en douceur** Mettez donc au rebut votre réveil à sonnerie stressante et investissez dans un appareil qui vous réveille au son d'un gazouillis d'oiseau ou d'un chant de l'aube ; le yoga incite à se rappeler chaque jour que l'on fait partie de la nature. Mieux encore, essayez de vous réveiller naturellement : avant le coucher, exercez-vous à la **Respiration centrée sur l'expiration (982).** À la fin de cet exercice, répétez à voix haute l'heure à laquelle vous aimeriez vous réveiller le lendemain matin.

4 **ÉVEIL NATUREL** *« Nous devons apprendre à nous réveiller et à nous tenir éveillés non au moyen d'une aide mécanique, mais en restant constamment en alerte dans l'attente de l'aube. »*

HENRY THOREAU (1817-1862), ÉTATS-UNIS

5 **Le temps de vivre** La philosophie yogique nous enseigne que nous avons droit seulement à un certain nombre de respirations entre notre première inspiration à la naissance et notre dernière expiration à la mort. Ainsi, plus on respire lentement, plus on vit longtemps et calmement.

---

6 **SOUFFLE VITAL**

« Si tu respires bien, tu vivras longtemps sur la Terre. »

PROVERBE INDIEN

---

7 **Prière tacite** Le son naturel de la respiration est comme une prière nous accueillant au jour nouveau. Au réveil, prenez conscience de votre respiration avant de faire quoi que ce soit d'autre. Observez comment l'inspiration crée le son *SO*. Puis observez comment votre expiration crée le son *HAM*. En sanskrit, *soham* signifie « Lui je suis » : « Lui » désigne Dieu, ou la force créatrice de la nature ; ainsi, la respiration nous lie au divin. Depuis des siècles, les sages yogis ont expliqué et enseigné que cette prière inconsciente et répétitive (*ajapa japa*) se poursuit continuellement en toute créature vivante.

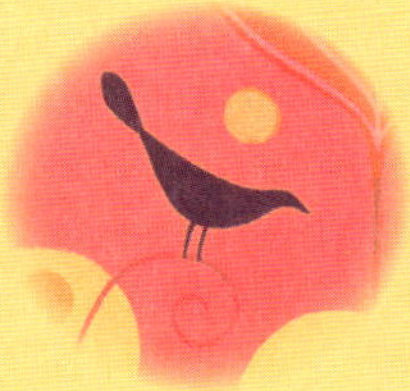

8 **Le mantra de la création** Avant de sortir du lit, bercez-vous du son qui, selon la croyance yogique, a provoqué la naissance de l'univers, en chantant *OM* (prononcé « aoum »). Prenez une grande inspiration ; puis, en expirant la bouche ouverte, faites sourdre le son « aaa » du fond de votre ventre, arrondissez les lèvres pour émettre le son « ouuu », et joignez les lèvres pour terminer sur un doux « mmm ». Répétez l'exercice jusqu'à vous sentir éveillé et vraiment vivant.

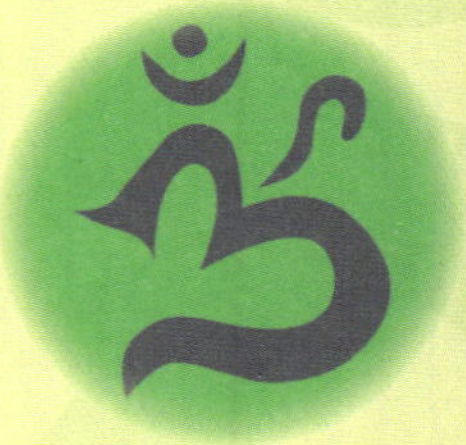

9 **Unité universelle** Avant de vous lever, contemplez cette formule des temps védiques (voir p.10) : « *Moi et la source ne faisons qu'un.* » Le voyage yogique implique de se rappeler que tout, dans l'univers, émane d'une seule source d'énergie. Les asanas, le pranayama et la méditation apportent une conscience de cette unité.

10 **Dans le même le bain** Afin de mieux comprendre la notion yogique d'unité, pensez à cette phrase tirée du texte ancien *Yoga Vasistha Maharamayana* : « *Le même espace indivisé et indivisible réside dans et hors d'un millier de jarres. De même, le soi imprègne tout être.* »

11 **Réveil corporel** Le yoga nous enseigne que puisque la Terre est en constant mouvement, ainsi devrait-il en être pour notre corps, même avant de nous lever le matin. Dès le réveil, étirez vos membres en étoile de mer afin de commencer à faire circuler l'énergie pour la journée à venir.

12 **Jouer du tambour céleste** Les sens ont tendance à se retirer dans le corps pendant la nuit. Afin de « réaccorder » votre ouïe au réveil, asseyez-vous dans votre lit et fermez les yeux ; appuyez avec vos index sur chaque tragus de façon à boucher vos oreilles, puis tapotez les ongles de vos index du bout de vos majeurs pendant 1 minute. Appréciez le bruit léger de tambour intérieur.

13 **Optimisme matinal** Un *sankalpa* est une formulation au présent destinée à focaliser l'esprit sur l'action positive. Dites-vous le matin : « Je suis vibrant ! Je suis prêt pour tout ce que m'apportera cette journée. »

14 **La visualisation positive** Choisissez une affirmation telle que « Je suis véritablement éveillé ». Fermez les yeux et imaginez que vous écrivez ces mots lentement à l'encre rouge vif. Laissez-les détremper. Puis écrivez-les à nouveau rapidement et de façon répétée à l'encre jaune vif avant d'ouvrir vos yeux. Ce mantra aidera votre intention à devenir réalité.

15 **Premier degré** Le yoga fournit une échelle grâce à laquelle on peut s'élever au-dessus des limites quotidiennes et atteindre le *jivanmukti*, la délivrance dans la vie même. Quitter le lit avec une intention ferme constitue le premier barreau de cette échelle.

16 **LE PREMIER PAS** *« La distance n'y fait rien ; il n'y a que le premier pas qui coûte. »*

MARIE DU DEFFAND (1697-1780), FRANCE

17 **L'attention juste** Le mot *bouddha* se traduit par « celui qui est tout à fait éveillé / illuminé ». Un bouddha fait l'expérience de la huitième branche du yoga, connue sous le nom de *samadhi* (voir p. 15), et signifiant l'accomplissement de soi ou l'union avec le divin. En démarrant votre journée, rappelez-vous que cet état d'esprit est accessible à quiconque le désire avec sincérité. Commencez simplement par essayer d'être attentif à chaque instant.

18 **Dormez-vous ?** L'outil favori d'enseignement d'un certain swami (professeur de religion indien) était de répéter la question « Dormez-vous ? » à certains moments de la journée, ce qui rappelait à ses étudiants qu'il fallait rester attentifs et ne pas glisser dans des schémas d'habitude somnolents. Posez-vous cette question de temps à autre.

19 RÈGLES D'HYGIÈNE

« Krishna a insisté sur la propreté extérieure et la purification intérieure. Des vêtements propres et un esprit propre sont une combinaison idéale. »

SRI SATHYA SAI BABA (NÉ EN 1926), INDE

20 **Douche écossaise** Après la douche ou le bain, aspergez-vous le visage, les mains et les pieds d'eau froide revigorante afin de stimuler toutes vos terminaisons nerveuses et de réveiller votre sens du toucher.

---

21 PLONGEON PURIFIANT

« Lavez-moi, Eaux, de tout péché, de tout mal que j'ai fait, de toute imprécation que j'ai prononcée et de toute contrevérité que j'ai formulée. »

RIG VEDA (V. 1500-600 AV. J.-C.), INDE

---

22 **Lève-toi et nage** Nager est un excellent moyen d'éveiller ses sens et d'étirer ses membres le matin. Laissez le rythme des mouvements de nage calmer vos pensées et vos angoisses. Apaiser ainsi ses vagues de pensée constitue l'essence même du yoga.

23 **Réveiller les papilles** La bouche étant considérée dans l'anatomie yogique comme la porte du corps, il est important de la nettoyer tôt le matin. L'ayurvéda, le système ancien de guérison indienne, recommande l'usage de produits purifiants indiens traditionnels, souvent à base de neem (margousier), que vous trouverez en magasin biologique ou spécialisé en produits naturels. Sinon, vous pouvez aussi frotter une rondelle de citron sur vos dents, ce qui ôtera les taches et ternissures, puis en utiliser le jus comme bain de bouche.

24 **CONTAGION SAINE** *« Tout est pur pour ceux qui sont purs. »*
ÉPÎTRE À TITE I, 15

25 **Tenez votre langue… propre** La purification de la langue, appelée *jihva mûlâ dhauti*, tient une place importante dans le rite matinal yogique. La couche blanchâtre qui empâte la langue est constituée d'impuretés rejetées par le corps, qui peuvent agir comme milieu de reproduction des bactéries. Sortez votre langue et, avec une cuillère à café, raclez-en doucement la surface. Cela ne prend qu'une minute.

26 **Neti pour un nez net** Les yogis du monde entier aiment se nettoyer les sinus de la manière indienne traditionnelle, une fois par mois ou aux premiers signes de rhume. Pour procéder

à ce nettoyage, procurez-vous un pot neti (que l'on trouve sur Internet) que vous remplirez d'eau tiède avec une pincée de sel de mer. Penchez la tête sur un côté, insérez le bec dans une narine et laissez l'eau se déverser dans vos sinus jusqu'à ce qu'elle ressorte par l'autre narine. Faites de même pour l'autre côté. Ne reniflez pas et ne forcez pas le processus.

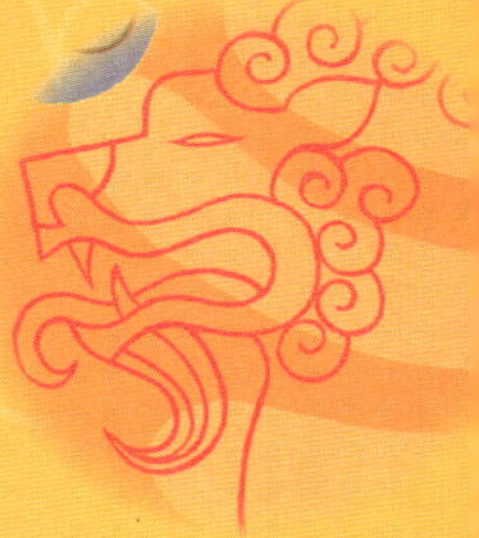

27 **La Posture du Lion** *Simhasana* De préférence exécuté le matin, cet exercice purificateur est pratiqué pour purifier la langue et prévenir la mauvaise haleine. Agenouillez-vous, fesses sur les talons et dos droit. Placez les paumes de vos mains sur vos genoux, doigts écartés comme les griffes d'un lion et bras tendus. Ouvrez la bouche aussi grand que possible, et, sur une expiration, sortez la langue et tirez-la en direction de votre menton. Dirigez votre regard vers le haut et tenez la posture aussi longtemps qu'elle sera confortable. Inspirez et répétez 3 à 5 fois, puis relâchez. ➤ 45

28 **SECOND SOUFFLE** *« Prends le souffle de l'aube nouvelle et incorpore-le en toi ; il te procurera la force. »*
DICTON HOPI

UNE SENSATION D'OUVERTURE

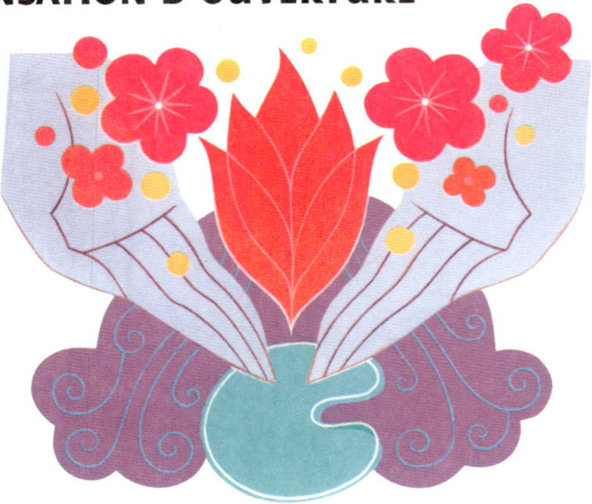

29 **Le mudra de la réceptivité** *Pushpaputa Mudra* Pour créer un sentiment d'espace et d'abondance intérieurs qui perdurera toute la journée, exécutez ce geste symbolique, dont le nom sanskrit se traduit par « une poignée de fleurs ». Agenouillez-vous, fesses sur les talons, et placez le dos de vos mains sur vos cuisses ou vos genoux, en dirigeant les doigts de chaque main en diagonale vers l'autre main. Donnez une forme de coupe ouverte à chaque main, pouces touchant les index. Fermez les yeux et imaginez, avec une parfaite lucidité, vos mains remplies de fleurs magnifiques et abondantes.

30 **Examen du matin** Tôt le matin, passez une minute à examiner votre corps pour voir comment vous vous sentez en ce jour. Le yoga nous enseigne que notre réalité se crée par ce que nous ressentons et la manière dont nous le projetons. Le simple fait d'avoir conscience de nos sensations change la façon dont nous nous mettons en rapport avec le monde qui nous entoure. Prenez la résolution d'avoir de bons rapports avec autrui en cette journée et d'ouvrir votre esprit à de nouvelles expériences.

31 **POINT DU JOUR** *« Seul point le jour auquel nous sommes éveillés. »*

HENRY THOREAU (1817-1862), ÉTATS-UNIS

32 **S'ouvrir aux préceptes** Les cinq *yamas*, préceptes qui recoupent au fond toutes les cultures et toutes les croyances, sont à la base des huit branches du yoga définies par Patanjali (voir p. 14). En préparant votre journée, consacrez quelques instants à la contemplation d'un des plus importants d'entre eux : *ahimsa*, ou non-violence. Y a-t-il des problèmes auxquels vous devrez faire face afin de satisfaire les critères de ce *yama* ?

---

33 **LE DON DU YOGA**

« Le yoga est donneur de bonheur indicible. »

BHAGAVAD-GITA (400-300 AV. J.-C.), INDE

34 **Réflexions sur les liens** Le radical sanskrit du mot « yoga », *yuj*, signifie « se relier » ou « s'unir », ce qui doit attirer notre attention sur le fait que nous ne sommes pas des individus isolés mais que nous partageons un lien avec tout ce qui existe. Avant de vous lancer dans le monde ce matin, consacrez quelques minutes à l'imprégnation de cette réalité dans votre esprit en répétant le mantra *Tat tvam asi* : « Tu es cela. »

---

35 **OUVERTURE D'ESPRIT**

« C'est toi qui imprègnes l'univers, et cet univers existe en toi. Ta vraie nature est pure conscience. N'aie pas l'esprit étroit. »

ASHTAVAKRA-GITA (800-400 AV. J.-C.), INDE

---

36 **Changement en profondeur** Le yoga nous enseigne que, tout comme les sillons d'un disque déterminent ce qu'il jouera, l'esprit est imprimé de *samskaras*, schémas de comportement conditionnés par notre culture, notre expérience de la vie, notre éducation et notre système de croyance. Les asanas, les pranayamas et la méditation nous encouragent à explorer ces habitudes et à remplacer les schémas limitatifs par d'autres plus sains. Entamez ce processus aujourd'hui en observant la façon dont vous pensez et réagissez aux événements.

37 **Devant et derrière la caméra** En faisant le tour des pièces de votre maison le matin, regardez par la fenêtre et contemplez le monde extérieur. Reconnaissez que vous êtes acteur d'une pièce qui se crée au fur et à mesure que vous la jouez. Choisissez votre rôle avec sagesse et interprétez-le tout en cultivant un sentiment de détachement afin de transcender toute limitation.

38 **CONSTRUIRE SON AVENIR** *« Nous sommes responsables de ce que nous sommes et, quoi que nous souhaitions être, nous avons le pouvoir de le devenir. Si ce que nous sommes maintenant est le résultat de nos actions passées, il s'ensuit certainement que ce que nous souhaitons être à l'avenir peut être produit par nos actions présentes ; ainsi, nous devons savoir comment agir. »*

SWAMI VIVEKANANDA (1863-1902), INDE

39 **Comme du papier à musique** En organisant votre emploi du temps, visez à instaurer une séance de yoga à la même heure chaque jour.

40 **INTEMPOREL YOGA** *« Le yoga n'est pas un mythe ancien tombé dans l'oubli. C'est l'héritage du présent le plus précieux. C'est le besoin essentiel d'aujourd'hui et la culture de demain. »*

SWAMI SATYANANDA SARASWATI (NÉ EN 1923), INDE

41 **Deuxième degré** Sur l'échelle de yoga à huit barreaux de Patanjali (voir pp. 14-15), la deuxième étape est *niyama*, les « lois » de conduite personnelle. Pour vous initier à ces attitudes de vie saines, consacrez une minute au début de chaque session d'asanas à la réflexion sur le *niyama*, que l'on désigne par le nom de *tapas* : l'intensité de la discipline dans la pratique, ou austérité.

42 **LE POURQUOI ET LE COMMENT** *« En vérité, ce que nous faisons en pratique importe moins que la façon dont nous le faisons et la raison pour laquelle nous le faisons. »*
DONNA FARHI (NÉE EN 1959), NOUVELLE-ZÉLANDE

43 **Pause entre les poses** Un moment de répit entre les asanas permet de devenir plus réceptif dans sa pratique du yoga, car il donne le temps et au corps et à l'esprit d'assimiler les effets physiques, mentaux ou émotionnels de chaque mouvement. Lors de votre séance matinale, reposez-vous dans la **Posture de l'Enfant (864)** après des postures plus difficiles, et observez le flux de vos inspirations et de vos expirations.

44 **EN JACHÈRE** *« Prenez du repos ; un champ que l'on a laissé reposer donne une récolte généreuse. »*
OVIDE (43 AV. J.-C.-17 OU AR. J.-C.), ROME

45

LA POSTURE DU CHAT

Bidalasana

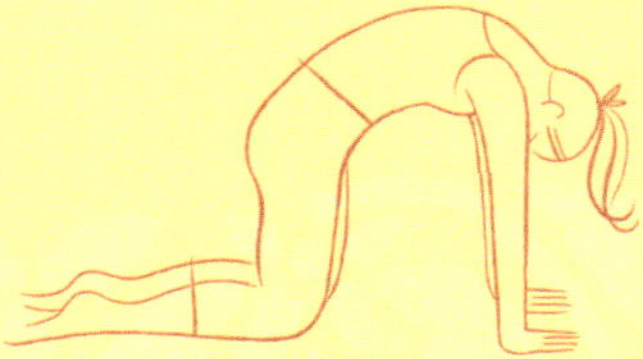

Cette posture permet d'étirer la partie centrale du corps ; c'est donc une excellente façon d'entamer la journée. Pensez au chat (*bidala*), qui a donné son nom à cette posture, en arquant gracieusement votre dos.

À quatre pattes, placez votre tête entre vos épaules, genoux sous les hanches. Allongez votre colonne. Sur une inspiration, soulevez votre coccyx, abaissez votre taille, étirez votre gorge et regardez vers le haut. Sur une expiration, arrondissez votre dos et ramenez votre coccyx dans le prolongement de la courbe de votre colonne (voir ci-dessus), en rentrant le menton vers votre poitrine et le nombril vers votre colonne. Coordonnez ces mouvements avec votre souffle pendant 10 respirations. Puis relâchez. ➤ 46

46 **Variation de la Posture du Chat** Pour étirer vos flancs, mettez-vous en position avec un mur sur votre gauche et prenez la pose initiale de la **Posture du Chat (45)**. Tendez la jambe droite en arrière en diagonale par rapport à votre bassin. Ancrez-vous au sol avec l'extérieur du pied droit. Puis tournez-vous vers la droite en approchant votre dos du mur. Ouvrez la poitrine et, l'épaule droite alignée verticalement avec la gauche, tendez votre bras droit au-dessus de votre tête. Prenez 5 à 10 respirations, en faisant participer les muscles centraux de votre abdomen. Revenez à la position initiale pendant 2 respirations, avant de recommencer, cette fois sur le côté gauche (avec le mur sur votre droite), puis défaites la posture. ➤ 57

47 **Sa vraie nature révélée** Le deuxième des cinq *yamas*, préceptes moraux yogiques, est *satya* ou la vérité (voir p. 14). Voyez si vous pouvez découvrir intuitivement votre propre nature en pratiquant le yoga : la vérité n'est pas quelque chose qui s'acquiert, comme le savoir, mais qui est révélé, comme la sagesse.

48 **LE SENS DE L'HOSPITALITÉ** *« Sois comme une coupe, et l'univers se déversera en toi. Sois comme une flèche, et l'univers reculera devant toi. »*

PROVERBE ZEN

L'IMPORTANCE DE L'ANCRAGE

49 **FORT COMME UN ROC** *« Pour qu'un arbre devienne grand, il doit développer de solides racines parmi les rochers. »*
FRIEDRICH NIETZSCHE (1844-1900), ALLEMAGNE

50 **La visualisation du lotus** Depuis la nuit des temps, les yogis ont utilisé le riche symbolisme de la fleur de lotus afin de donner ancrage à la méditation et de favoriser la visualisation des postures physiques. Tenez-vous debout et bien droit et imaginez que vous êtes une fleur de lotus, votre tête immaculée et bien haute. Regardez en bas en direction de la tige ferme qui vous soutient (votre corps et vos jambes), tenue en place par de solides racines (vos pieds) qui tirent leur nourriture de la terre.

51 **Sentir ses racines** Pour débuter votre journée dans un état d'ancrage équilibré, tenez-vous debout, pieds écartés de la largeur du bassin, et explorez la sensation d'enracinement au niveau de ce que les yogis appellent les « coins » des pieds : les phalanges des gros orteils, l'extérieur des petits orteils, l'arrière des talons (imaginez que vous portez des fers à cheval), et l'intérieur et l'extérieur des talons.

52 **Massage des pieds** En cas de pieds ankylosés, faites glisser vos doigts entre vos orteils et faites-les rouler comme des vagues ; puis effectuez une rotation de chaque pied au niveau de la cheville.

53 **Énergie pédieuse** Les pieds abritent un chakra secondaire qui emmagasine et distribue de l'énergie permettant de se lancer dans le monde et d'entrer efficacement en contact avec autrui. Pour invoquer l'énergie qui s'accumule souvent à cet endroit pendant la nuit, explorez vos pieds avec des rotations des chevilles (voir étape 1 p. 24), un **Massage des pieds (52)** et des postures debout telles que la **Posture de la Montagne (57)**.

54 **Montée de sève** Lorsque vous faites une séance matinale d'asanas, imaginez que vos plantes de pieds tirent de l'énergie de la terre pour étancher leur soif. Appelez vos pieds à faire monter cette énergie en direction de votre pelvis afin de vous aider à vous stabiliser pour la journée.

55 **Avoir du ressort** Afin d'activer ce que les yogis appellent les « chevilles internes », faites monter vos plantes de pieds sur le côté intérieur en position debout. C'est le *pada bandha* : une façon de sceller l'énergie des pieds. Sentez à quel point cette position stimule non seulement votre position debout mais aussi votre démarche : elle donnera du ressort à votre pas.

56 **APRÈS L'EFFORT, LE RÉCONFORT** *« Au sommet de chaque montagne est le repos. »*

JOHANN WOLFGANG VON GOETHE (1749-1832), ALLEMAGNE

57

LA POSTURE DE LA MONTAGNE

Tadasana

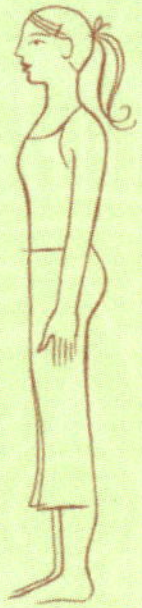

Cette posture évoque l'immobilité, la force et la puissance intérieure d'une montagne (*tada*) ; elle donne racine au corps et apporte un changement concret d'énergie.

Tenez-vous debout, pieds parallèles, écartés de la largeur du bassin et ancrés au niveau de la base des orteils et des talons. Gardez une stabilité et une neutralité du pelvis. Étirez-vous vers le haut au niveau des flancs, en gardant les épaules basses et les bras détendus le long du corps. Étirez votre nuque et fixez du regard un point face à vous. Écoutez votre souffle pendant 5 à 10 respirations profondes. Puis relâchez. ➤ 98

58 **Ressentir son chakra fondamental** Le centre d'énergie le plus bas de la ligne de chakras chez les humains (voir p. 17) est *mûlâdhâra*, le chakra fondamental (*mûlâ* signifie « racine » et *adhâra,* « substrat » ou « base »). Fermez les yeux et focalisez votre attention sur votre périnée ou plancher pelvien, qui abrite ce chakra. Respirez à ce niveau pendant plusieurs minutes, ce qui vous mettra en contact avec son énergie qui relie à la terre et vous aidera à exprimer vos besoins.

59 **Le mantra du chakra fondamental** Le *bijâ mantra*, ou semence verbale, du chakra fondamental est *LAM*. Asseyez-vous bien droit et concentrez-vous sur votre plancher pelvien. Visualisez la couleur rouge, puis chantez doucement le son *LAM*. Fixez du regard sa transcription en sanskrit au centre de la représentation visuelle du chakra (voir ci-contre). Ressentez l'énergie primale de ce chakra et laissez-le former un tremplin pour vos actions de cette journée.

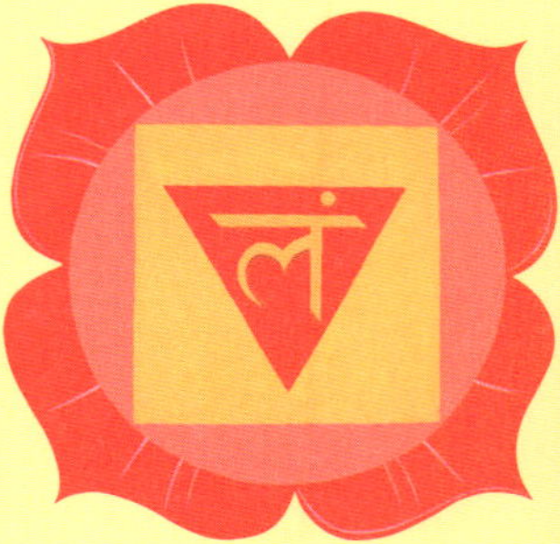

60 **Méditation sur le yantra de mûlâdhâra** Assis tranquillement, laissez vos yeux se fixer sur le yantra, ou forme géométrique (voir ci-contre), du chakra fondamental. En respirant doucement, laissez l'énergie vibrante des quatre larges pétales de lotus vous donner de la force, et imaginez le solide carré vous plaquant au sol grâce à sa stabilité. Enfin, laissez le triangle rouge vous diriger vers la vaste réserve d'énergie latente qui réside à la base de votre colonne et qui attend d'être éveillée.

61 **Énergie manuelle** Comme les pieds, les mains abritent un chakra secondaire qui emmagasine et distribue l'énergie permettant, cette fois, d'aller vers les autres. Activez-le avant de sortir de chez vous en étirant vos doigts, en jouant d'un piano imaginaire et en effectuant des rotations des poignets dans un sens puis dans l'autre.

62 **Aborber l'énergie terrestre** Lors d'une séance d'asanas matinale, imaginez que vos mains sont des ventouses dans des postures comme la **Posture du Chat (45)** et la **Posture du Chien tête en bas (481)**, et tirez de l'énergie de la terre.

63 **LANGAGE TERRESTRE** *« Parle à la terre, elle t'instruira. »*
JOB, XII, 8

64 **Position naturelle** Debout, pieds écartés de la largeur du bassin, accroupissez-vous sur une expiration en abaissant votre pelvis aussi bas que possible entre vos talons. C'est une position assise naturelle à de nombreux yogis, qui aide à relier les pieds au sol ; essayez-la avant d'aller aux toilettes le matin, car elle peut encourager l'élimination.

65 **PIED À TERRE** *« Le pied ressent le pied lorsqu'il ressent le sol. »*
BOUDDHA (V. 563-V. 483 AV. J.-C.), INDE

66 **Accroupissement synchronisé** Effectuer un exercice de confiance avec votre partenaire le matin vous prépare efficacement aux rencontres avec autrui que vous ferez plus tard dans la journée. Tenez-vous debout face à face, vos deux corps séparés par la distance de vos bras, puis saisissez-vous mutuellement les poignets. Prenez une grande inspiration. Sur l'expiration, accroupissez-vous ensemble en gardant le dos droit. Pour vous remettre debout, prenez une inspiration synchronisée puis poussez le sol avec vos pieds.

67 **L'IMPORTANCE DE LA CONFIANCE** *« L'une des meilleures façons d'aider quelqu'un est de lui donner une responsabilité et de lui faire savoir que vous lui faites confiance. »*
BOOKER T. WASHINGTON (1856-1915), ÉTATS-UNIS

68 **Une infusion de pureté** Un swami indien a rapporté cette histoire d'un homme qui demanda à un disciple du yoga : « Où puis-je trouver un endroit pour me discipliner et comprendre mon esprit ? » Le disciple répondit : « Cet endroit réside dans l'esprit pur et honnête où il n'est pas de fausse vanité. » Essayez de vous relier chaque matin à ce sentiment d'honnêteté et d'intégrité en vous, afin d'infuser de pureté votre journée.

69 **La Respiration par narines alternées** *Anuloma Viloma* Cette technique apaisante stabilise les niveaux d'énergie au début de la journée en régulant le flux d'énergie des canaux subtils (voir p. 16). Assis le dos droit, posez vos mains sur vos cuisses, paumes vers le haut. Prenez quelques respirations profondes afin de vous recentrer, inspirez par les deux narines, puis levez le pouce gauche pour l'appuyer sur la narine gauche. Expirez doucement par la narine droite. Relâchez votre main gauche et inspirez par les deux narines. Avec votre pouce droit, bouchez votre narine droite. Expirez lentement par la narine gauche, puis relâchez la main droite et inspirez par les deux narines. Répétez sur 12 respirations (6 de chaque côté), en visant à allonger chaque expiration jusqu'à ce qu'elle soit deux fois plus longue que l'inspiration.

70 **S'aider des verrous énergétiques** Le mot *bandha* en sanskrit signifie « porte » ou « verrou ». Le *mûlâ bandha*, situé sur le mûlâdhâra chakra, dans la région pelvienne (voir p.17), est le premier de trois verrous énergétiques ; il aide à poser les fondations internes au commencement de chaque journée, et ainsi à stabiliser le corps et à fournir une sensation d'impassibilité sur laquelle baser ses activités. Soulevez votre plancher pelvien sans contracter vos muscles abdominaux et tenez-le en position sur une inspiration. Relâchez sur l'expiration. Répétez plusieurs fois.

71 **Charmer le serpent** Le terme sanskrit *kundala* désigne l'enroulement d'une corde, et le terme *kundalini,* un serpent femelle enroulé, symbole d'énergie divine. Assis confortablement, fermez les yeux et imaginez ce serpent couché et enroulé à la base de votre colonne, près du mûlâdhâra chakra, le centre d'énergie vous reliant à la terre. Le but de la pratique du yoga est d'arriver au final (avec l'aide d'un professeur) à faire se lever ce serpent symbolique endormi le long de la colonne afin qu'il anime les chakras.

72 **Des racines et des ailes** Outre trouver son ancrage au commencement de la journée, il est important d'incarner la force opposée à l'ancrage ou à l'enracinement, qui est l'ascension. Pour ce faire, tenez-vous debout pieds écartés de la largeur du bassin, et essayez d'acquérir la sensation de tirer les muscles de vos cuisses ainsi que vos rotules vers le haut, tandis que votre pelvis (votre centre de gravité) repose fermement sur vos jambes, comme un dolmen. Détendez votre colonne et soulevez votre cage thoracique au-dessus et hors de votre région pelvienne. Sentez comme l'expérience d'ancrage et d'ascension simultanés vous apporte une sensation d'énergie renouvelée.

73 **PARADIS SOUS TERRE** *« Le paradis est sous nos pieds autant qu'au-dessus de nos têtes. »*
HENRY THOREAU (1817-1862), ÉTATS-UNIS

74 **Cœur léger et tête dans les nuages** Chaque fois que vous sortirez aujourd'hui, imaginez qu'un crochet attaché à votre omoplate soulève votre cœur à l'intérieur de votre cage thoracique, et qu'un autre crochet relie le sommet de votre tête au ciel.

75 **Lever l'ancre** En vous promenant dans la rue, représentez-vous votre coccyx comme une queue puissante de kangourou, ou votre corps comme un bateau tirant une ancre jusqu'au port. Cela mettra votre pelvis en position « neutre » de sûreté, ni trop incliné vers l'avant, ni trop arqué vers l'arrière.

ENCOURAGER LA VITALITÉ

76 **Au saut du lit** Les yogis aiment à s'activer avant même de prendre le petit déjeuner, afin de démarrer la journée avec une sensation d'énergie naturelle. La manière traditionnelle consiste en la Salutation au Soleil (*Surya Namaskara*) : une série de postures de yoga reliées entre elles et synchronisées avec le souffle, qui constituent une prière au Soleil impliquant tout le corps (voir pp. 28-31).

Exercice de douche (77) Les bras tendus au-dessus de la tête, étirez tout votre corps ; pour les matins chargés où vous n'avez pas le temps pour une Salutation du Soleil, c'est mieux que rien !

78 **Sattva, ça vous va**
Sattva est le terme désignant un état (*guna*) d'équilibre, par opposition à un état de *râjas* (suractivité) ou de *tamas* (inertie). Visez à vous nourrir de manière sattvique chaque jour en mangeant des fruits et légumes frais de saison et des graines nourrissantes.

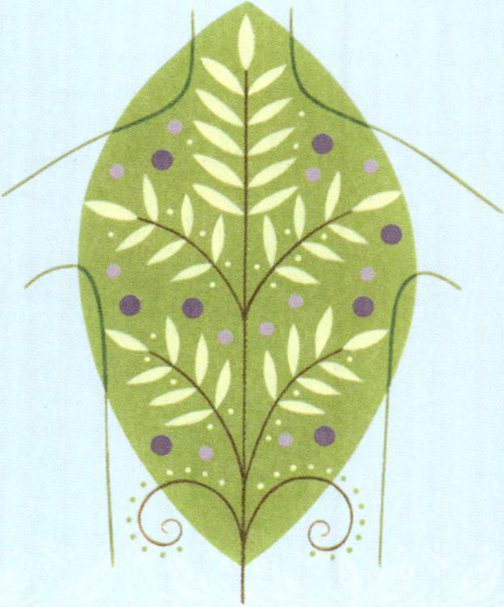

79 LES ALIMENTS YOGIQUES ÉNERGÉTIQUES

« Des aliments savoureux, complets et satisfaisants, qui donnent longue vie, vitalité, force, santé, bonheur et satisfaction. »

BHAGAVAD-GITA (400-300 AV. J.-C.), INDE

---

80 **Régime de yogi** Pour vous maintenir à une énergie maximale, équilibrez les aliments dans votre assiette selon ces proportions : ¼ de protéines (comme des œufs ou des haricots secs), ¼ de féculents (comme le quinoa) et ½ de légumes frais.

81 **Petit déjeuner haut en couleur** Savourez au moins trois aliments de couleur vive au petit déjeuner, comme du melon, des fruits rouges et du kiwi dans vos céréales.

82 **Boisson du réveil** De nombreux yogis d'aujourd'hui entament la journée avec un « thé de yogi » revigorant (que vous trouverez en magasin diététique), un jus ou une purée de fruits frais pleins de nutriments, ou encore le jus d'un demi-citron dans une tasse d'eau chaude.

83 **Accro à la caféine ?** Essayez d'éviter les excitants comme le café, et stimulez plutôt votre corps avec des asanas et des pranayamas. Si vous ne pouvez pas faire sans, efforcez-vous de vous limiter à une tasse par jour.

84 **Faciliter le transit** *Samana prana* est « l'air vital » ou la force énergétique de l'abdomen, qui équilibre la digestion (*sama* signifie « égal » ou « droit ») et transporte les nutriments vitaux dans tout le corps. Le stress pouvant perturber son fonctionnement, veillez à prendre un petit déjeuner au calme plutôt que sur la route du travail.

85 **Méditation gastronomique** Mangez lentement et consciemment : savourez chaque bouchée de tous vos sens au lieu de l'engloutir. Les yogis recommandent de mâcher chaque bouchée 20 à 30 fois avant de l'avaler, afin de permettre au corps de bénéficier de l'énergie vitale des aliments.

86 **Les trois S** Bâtissez-vous un état d'esprit yogique pour la journée en vous accordant à un des trois S qui forment les *yamas* (préceptes) et *niyamas* (observances personnelles ; voir p.14) : *saucha*, **la pureté intérieure (87)** ; *santosha*, **le contentement (88)** ; et *satya*, **la recherche de la vérité (89)**.

87 **La pureté intérieure** *Saucha* signifie la propreté aussi bien de l'esprit que du corps. Démarrez la journée en vous lavant avec un savon aux odeurs qui éveillent les sens : essayez les agrumes, le gingembre ou la menthe poivrée, qui vous donneront un tonus assuré.

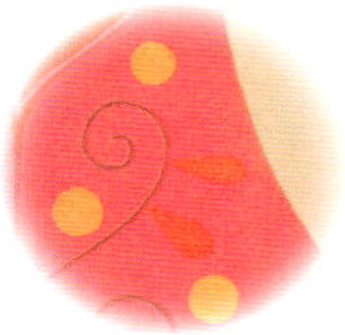

88 **Le contentement** *Santosha* est le bonheur paisible qui naît à mesure que l'on apprend à s'accepter et à s'aimer. Pour être plein de vie dès le début de la journée, remerciez la Providence pour ce que vous avez et pour la personne que vous êtes.

89 **La recherche de la vérité** *Satya* est la connaissance de sa propre vérité. Passez quelques instants chaque matin en contemplation, à vous relier avec votre sens inné de vous-même. Cela vous aidera à amorcer vos rencontres avec d'autres personnes avec une énergie authentique tout au long de la journée.

90 **Le mantra de la vérité personnelle** Le *bijâ mantra*, ou semence verbale, du chakra de la gorge, *HAM*, emplit l'esprit de vibrations qui chassent les obstacles limitant l'expression de soi. Entonnez-le doucement le matin si certaines pensées vous brident, si vous craignez la critique ou si vous avez tendance à trop analyser les résultats de vos actions.

---

91 LE BOUT DU CHEMIN

« Ton esprit sera en sécurité dans la connaissance de soi et imperturbable face aux voix de la doctrine et du rituel. Là, tu auras atteint le véritable yoga. »

BHAGAVAD-GITA (400-300 AV. J.-C.), INDE

92 **Énergie divine** Le yoga considère que l'énergie naturelle qui abonde en nous tous est d'essence divine, qu'on la croie émaner d'un être suprême ou de la nature. Toutes les formes de yoga permettent de ressentir cette énergie.

93 **Le centre vital** Le chef spirituel Osho (1931-1990) nous a enseigné que tout le monde a le potentiel, pendant une séance de yoga, de « toucher » le centre de l'existence, ce qui éveille la vitalité dans chaque partie de la personne.

---

94 ÉNERGIE INTÉRIEURE

« On n'accomplit pas le yoga en prenant la Posture du Lotus et en fixant le bout de son nez. Le yoga [...] est l'identité de la psyché avec le soi transcendantal. »

KULA ARNAVA TANTRA (1000-1400), INDE

---

95 **Énergies opposées** En vous habillant, pensez à la croyance yogique selon laquelle le côté gauche du corps représente l'énergie féminine intuitive et le côté droit, les qualités masculines logiques. Le dieu hindou Prajapati incarne ces deux pôles. Pouvez-vous reconnaître les qualités féminines et masculines en vous ?

96 **Le mudra de la connaissance de soi** *Jnana Mudra* Pour vous sentir impliqué dans les tâches à venir dès le début de la journée, asseyez-vous, dos droit et mains sur les genoux, paumes vers le haut. Écartez les doigts comme les branches d'une étoile de mer. Puis recourbez vos index pour les faire toucher le bout de vos pouces. L'index représente l'ego, le soi qui nous sépare de l'univers, et le pouce représente le soi cosmique. Imaginez le petit soi se fondant dans le grand soi et absorbant son énergie de sagesse.

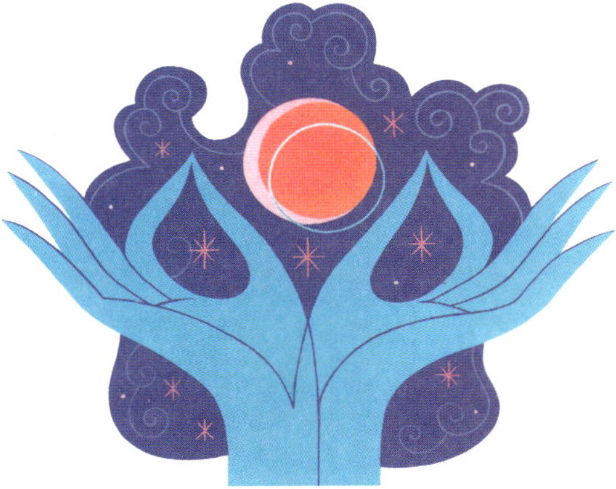

97 **Le premier instrument** Yehudi Menuhin a dit du yoga : « Réduit à son propre corps, le premier instrument, on apprend à en jouer et à en tirer une résonance et une harmonie maximales. » Lorsque vous pratiquez des asanas, figurez-vous votre corps comme une harpe et chaque mouvement comme une note jouée. Laissez l'énergie affluer dans vos cordes en harmonie.

98 **La Posture de la Chaise** *Utkatasana* Cette posture renforce et revigore la partie inférieure du corps, et peut donc s'avérer très utile le matin si vous devez passer une bonne partie de la journée assis à un bureau. Les pieds parallèles et écartés de la largeur du bassin, tenez un bloc en mousse ou un livre épais serré entre vos cuisses afin d'éveiller les « coutures » intérieures de vos jambes. Fléchissez les genoux comme pour skier, genoux au-dessus des orteils (le bloc toujours en place). Balancez vos bras en direction du ciel et prenez 5 à 10 respirations profondes en concentrant votre regard sur un point fixe devant vous. Puis relâchez. ➤ 117

99 **La Vinyasa de Posture de la Chaise** Pour vous stimuler rapidement avant de vous asseoir à un bureau pour travailler, accroupissez-vous en **Posture de la Chaise (98)** sans le bloc de mousse et pratiquez les mouvements suivants : sur une expiration, tendez les bras devant vous jusqu'à vous courber en une flexion avant ; sur une inspiration, rejetez vos bras vers le haut et revenez à la posture de la chaise. Répétez 5 fois.

100 **Bain de soleil** Allongez-vous sur le dos, respirez profondément et concentrez-vous sur votre colonne. Focalisez votre attention sur la partie gauche de votre corps et essayez d'être à l'écoute de vos sensations, puis faites de même pour le côté droit. Avez-vous la sensation qu'un côté est plus dépourvu d'énergie que l'autre ? Si oui, imaginez quelques instants ce côté baigné d'énergie dorée et rayonnante, puis rouvrez les yeux.

101 **Énergie du jour** Le yoga nous enseigne qu'il existe trois *gunas*, ou forces d'énergie, habitant toute matière. Le *râjas* est l'énergie active de début de journée, du printemps et de la jeunesse, et forme un cycle avec le *sattva*, l'équilibre, et le *tamas*, l'inertie. Imaginez comment vous pourrez bénéficier de la force active *râjas* aujourd'hui, pour lancer une nouvelle idée, par exemple, ou simplement vous sentir capable d'accomplir toute chose.

(102) Matin royal Cultivez le *tejas*, terme sanskrit signifiant « lustre » ou « majesté », avec **la Respiration victorieuse (527)**.

---

103 **BEAUTÉ INTÉRIEURE**

« De la suppression du désarroi
naît la lumière éclatante du soi. »

LES *YOGA SÛTRAS* DE PATANJALI (300-200 AV. J.-C.), INDE

ÉPOUSER LA FLUIDITÉ

104 **FORCE HYDRAULIQUE** *« Rien au monde n'est plus flexible et docile que l'eau. Pourtant, lorsqu'elle attaque ce qui est ferme et fort, nul ne peut lui résister, n'ayant aucun moyen de la changer. Alors, ce qui est flexible devient inflexible, ce qui est docile devient puissant. »*
LAOZI (V. 604-V. 531 AV. J.-C.), CHINE

105 **Le chakra sacral** Explorez le flux d'énergie du chakra sacral (voir p. 17) et de l'eau, l'élément qui lui est associé, lorsque vous trouvez l'occasion de vous asseoir ou de vous allonger pour une relaxation de milieu de matinée. Fermez simplement les yeux et imaginez un cours d'eau se déversant dans un lac profond dans votre pelvis. Ressentez la fluidité de cette énergie qui vous donne la flexibilité de réagir aux situations de manière créative et de voir le potentiel d'autrui.

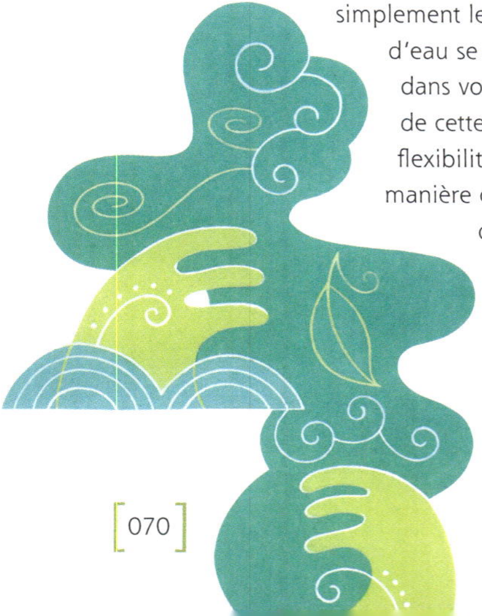

106 **Le mantra du flux** *Pantha rei*, l'aphorisme grec signifiant « Tout coule, tout change, tout est flux », peut

s'avérer un mantra utile (les mantras n'ayant pas besoin d'être d'origine sanskrite pour produire un effet). Asseyez-vous, fermez les yeux et faites rouler l'expression dans votre tête lorsque vous vous sentez bloqué par une situation ou une relation.

107 **Le mantra du chakra sacral** Le *bijâ mantra*, ou semence verbale, du chakra sacral est *VAM*. Assis le dos droit, chantez-vous ce son pour accroître votre capacité à « laisser couler » lorsque nécessaire.

108 **LE MIROIR DE L'ÂME** *« Un lac est l'élément le plus beau et le plus expressif d'un paysage. C'est l'œil de la Terre, dans lequel celui qui le contemple mesure la profondeur de sa propre nature. »*
HENRY DAVID THOREAU (1817-1862), ÉTATS-UNIS

109 **Les grandes eaux** Si le stress vous vide de l'énergie nécessaire à maintenir l'équanimité, fermez les yeux et imaginez une chute d'eau. Laissez son flux incessant vous ressourcer et chasser la tension. Chaque fois que vous en aurez l'occasion, asseyez-vous près d'une vraie chute d'eau, et inhalez ses ions négatifs qui dissipent le stress.

110 **Corps aqueux** Si vous rencontrez des situations délicates au cours de votre journée, visez à imiter les qualités positives de l'eau comme la facilité à céder à une plus grande force et à dépasser les obstacles en les contournant. Essayez d'incarner la capacité d'adaptation ainsi que la force de l'eau pour continuer d'avancer malgré les difficultés.

111 **FLUX DE VIE** *« Lorsque l'on met sa main dans un cours d'eau, on touche le dernier élément qui vient de passer et le premier de ceux à venir. »*

LÉONARD DE VINCI (1452–1519), ITALIE

112 **Le mudra de la vacuité** *Dhyani Mudra* Pour effectuer ce geste contemplatif, asseyez-vous bien droit, paumes de mains en creux l'une dans l'autre et posées sur les genoux. Amenez ensuite vos pouces l'un vers l'autre afin qu'ils se touchent légèrement. Cette position des mains signifie la vacuité et implique un état d'unité totale avec le cours de la vie.

113 **PHILOSOPHIE DE VIE** *« Utilisez au mieux ce qui est en votre pouvoir, et prenez le reste comme il vient. »*

ÉPICTÈTE (V. 50-V. 125), GRÈCE

114 **La clé de la légèreté** *Uddiyana Bandha*, ou « verrou de l'envol », est le deuxième des verrous énergétiques yogiques primaires. Il aide à développer une légèreté et une fluidité de mouvement et de pensée en éliminant la paresse dans et autour du chakra sacral (voir p. 17). Pour le pratiquer, soulevez légèrement vos muscles abdominaux tout en les rentrant en direction de votre colonne. Cela vous aidera peut-être de considérer cette action comme l'enclenchement d'une « ceinture d'énergie » autour de votre abdomen inférieur. Une fois que vous vous serez habitué à cette sensation, pratiquez cet exercice en prenant les asanas et en les tenant : vous obtiendrez un meilleur alignement du corps et protégerez votre dos en affermissant vos muscles ventraux.

115 **Centralisation** Visez à faire partir chaque mouvement que vous ferez aujourd'hui du centre de gravité de votre corps, situé entre votre nombril et votre pelvis. Cela donnera une aisance fluide et une grâce à vos mouvements.

116 **L'art de la rumination** Ne précipitez pas vos décisions inutilement. Donnez-vous le temps d'y réfléchir et de digérer les informations avant de les laisser remonter à la surface depuis votre centre de gravité.

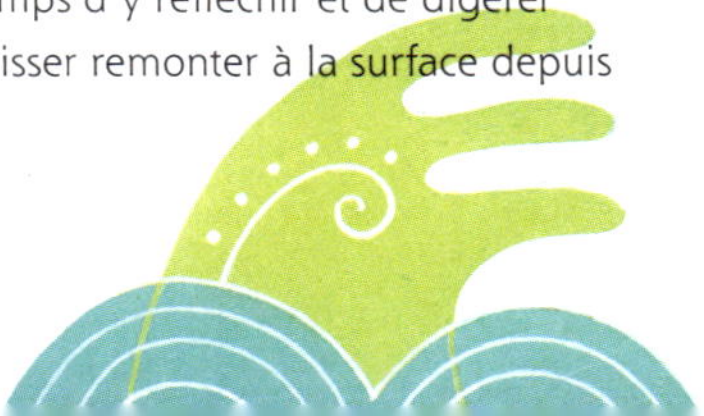

117 **La Posture du Palmier** *Tiryaki Tadasana* Pour accroître la fluidité de vos mouvements, tenez-vous debout pieds écartés de la largeur du bassin, genoux légèrement fléchis et pieds bien ancrés au sol. Commencez à balancer les bras autour du corps en les laissant s'enrouler doucement autour de vous, comme des rubans autour d'un mât. Gardez le dos bien droit, la tête haute, et tournez-vous avec fluidité et en respirant naturellement. Fermez les yeux et découvrez la sensation de libération dans tout votre corps. Puis relâchez. ➤ 127

118 **Pratique intérieure** Si les événements de la matinée vous rendent stressé et tendu, des flexions avant comme **la Posture de l'Étirement de l'ouest (683)** et des inversions comme **la Chandelle (843)** vous aideront à vous remettre en contact avec votre moi intérieur et avec autrui.

119 **VUE SUR L'OCÉAN**

« Bien que loin dans les terres,
Nos âmes ont vue sur cette immortelle mer
Qui nous amena jusqu'ici. »

WILLIAM WORDSWORTH (1770-1850), ANGLETERRE

ÉTABLIR DE BONNES ONDES

120 **Autosuggestion** Afin de vous inciter à relever des défis qui correspondent à vos capacités, créez un *sankalpa* (une ferme résolution au présent) et répétez-le avec conviction, 3 fois avant de sortir de chez vous. Par exemple : « J'atteins mes buts sans peine. »

---

121 **UNE INFINITÉ DE POSSIBILITÉS**

« On peut devenir ce que l'on veut être si l'on contemple constamment l'objet du désir avec foi. »

BHAGAVAD-GITA (400-300 AV. J.-C.), INDE

---

122 **Nettoyage cérébral** *Kapalbhati* Cette technique de respiration opère un nettoyage de printemps dans la tête (*kapala* signifie « crâne », et *bhati* « faire reluire ») : elle renouvelle l'oxygène du cerveau et ôte la fatigue, et nous laisse la sensation d'être vibrant de vie. Il est mieux de la pratiquer le matin à jeun. Asseyez-vous le dos bien droit et prenez une inspiration en dilatant votre ventre. Pour expirer, forcez l'air à sortir de votre nez en rentrant exagérément votre ventre en direction de votre colonne. Laissez la prochaine inspiration remplir vos poumons naturellement. Répétez sur 10 à 20 respirations si vous le souhaitez. Il est important d'apprendre d'abord cette technique avec un professeur.

123 **MAÎTRISER SON ESPRIT**
« Le yoga signifie le contrôle du contenu de l'esprit. »
LES *YOGA SÛTRAS* DE PATANJALI (300-200 AV. J.-C.), INDE

---

124 **Pensée positive** Le yoga enseigne ce fait : on est ce que l'on pense ; par conséquent, si l'on parle ou que l'on agit avec un esprit trouble, le chaos s'ensuivra, tout comme le chariot suivra les chevaux sauvages qui le tirent. Avant de prendre toute décision aujourd'hui, prenez quelques instants pour vous rapprocher de la vérité (satya) et d'une attitude positive.

125 **AU CŒUR DU SUJET** *« Descendez en votre sein ; Frappez à la porte de votre cœur et demandez-lui ce qu'il sait… »*
WILLIAM SHAKESPEARE (1564-1616), *MESURE POUR MESURE*, ANGLETERRE

126 **Le mantra du bonheur** Il nous arrive à tous de gaspiller beaucoup d'énergie en « mauvaises ondes », engendrées par le désir de biens matériels, d'un mode de vie ou même d'un état d'esprit que nous ne possédons tout simplement pas. La voie yogique est d'être satisfait de ce que l'on a. Si vous vous surprenez à faire un blocage sur des désirs, répétez le mantra : « Le bonheur c'est être heureux de ce qui arrive. » Aussi simple que cela vous paraisse, cette phrase vous aidera à mieux accepter et apprécier le moment et le lieu présents.

LA POSTURE DU CAVALIER

Asvatasana

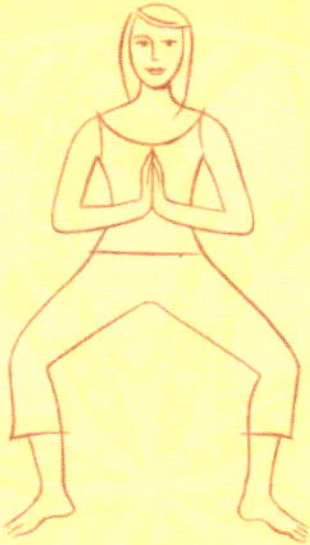

Les chevaux (*asva*) étaient révérés en Inde ancienne, comme le rapporte le conte épique *Ramayana*. Cette posture assurée et ancrée rappelle la position des cavaliers et la noble démarche des chevaux.

Tenez-vous debout, pieds écartés d'environ 1 m. Tournez vos pieds vers l'extérieur à un angle de 45 degrés, comme pour entamer un plié. Joignez les paumes de mains au centre de votre poitrine dans le **mudra de la prière (524)** et fléchissez les genoux parallèlement à vos orteils, pour les placer directement au-dessus de vos chevilles. Inspirez de l'énergie positive, puis relâchez. ➤ 128

128 **Variation de la Posture du Cavalier** Les jambes installées en **Posture du Cavalier (127)**, placez une paume de main au-dessus de l'autre devant votre poitrine, comme si vous teniez un ballon invisible entre la paume (gauche) du bas et la paume (droite) du haut. Sur une inspiration, allongez votre colonne. Sur l'expiration, penchez-vous sur la droite de manière à avoir une sensation d'étirement dans votre flanc gauche. Tout en vous étirant, faites tourner le ballon invisible en bougeant vos paumes. Sur une inspiration, revenez au centre. Sur une expiration, penchez-vous sur la gauche et faites de nouveau tourner le ballon, et sentez l'étirement dans votre flanc droit. Répétez 5 fois. Puis relâchez. ➤ 156

129 **La Vinyasa de Posture du Cavalier** Prenez la **Posture du Cavalier (127)**, paumes de mains jointes en **mudra de la prière (524)**. Sur une inspiration, tendez les jambes tout en levant les mains le long de la ligne médiane du corps. Sur une expiration, fléchissez légèrement les jambes, séparez vos mains et amenez-les sur les côtés puis en direction du sol en exécutant des cercles ; continuez ensuite le mouvement de cercle vers le haut en imaginant que vous amassez des étoiles dans vos paumes ouvertes. Puis, sans interrompre vos mouvements, joignez à nouveau les mains sur la prochaine inspiration et levez-les le long de la médiane du corps, tout en tendant les jambes. Poursuivez ce cycle en vinyasa ou série de mouvements liés, afin d'apporter des ondes positives et une ouverture dans la région du cœur.

130 **ENTIÈRETÉ** *« Mettez votre cœur, votre esprit, votre intelligence et votre âme même dans les plus petits de vos actes. »*

SWAMI SIVANANDA (1887-1963), INDE

131 **Libérer sa vie** Se libérer de sa propre identité individuelle apporte *jivanmukti*, la délivrance dans la vie même, qui est l'état mental et émotionnel le plus favorable que l'on puisse atteindre. On y parvient en s'identifiant avec l'entité spatiale divine de la pratique du yoga, qu'on la nomme Dieu, Brahma, Bouddha, le tao ou tout autre nom. En tenant une asana, ressentez le point d'immobilité à la fin de chaque expiration, et laissez votre esprit s'attarder sur les notions de divinité, de vacuité ou d'essence créative de l'existence. D'autres pensées interrompront peut-être cette communion ; ramenez simplement votre attention dans le droit chemin chaque fois que vous vous rendez compte qu'elle dérive.

132 **LE YOGA PERSONNIFIÉ**

« Il est le soi intérieur de tous, caché comme une petite flamme dans le cœur. Il ne peut être connu que par un esprit immobile. Ceux qui l'accomplissent deviennent immortels. »

SHVETASHVATARA UPANISHAD (800-400 AV. J.-C.), INDE

LA PRÉPARATION : LA CLÉ

133 **CONSEIL SOMMAIRE** *« Soyons prêts. Voilà tout. »*

WILLIAM SHAKESPEARE (1564-1616), *HAMLET*, ANGLETERRE

134 **Agir comme Bouddha** Lorsque le prince Siddharta Gautama, qui allait un jour devenir Bouddha, entreprit d'atteindre l'illumination, il resta assis sous le figuier des Banyans à Bodhgaya, en Inde, jusqu'à devenir un être totalement accompli. Bien que sa détermination fût tentée par les démons, ce qui est le lot de tous les êtres en quête spirituelle, le prince Siddharta demeura enraciné, mais néanmoins ouvert et prêt à recevoir la conscience transcendante. Dans la méditation, nous nous efforçons tous d'adopter cet état d'anticipation, qui nous prépare à tout ce que la vie peut nous apporter au quotidien.

135 **Le mudra de l'illumination** *Bhumisparsha Mudra* Ce geste de la main fut adopté par le « Bouddha-en-attente » comme signe d'ancrage et d'ouverture. Assis le dos droit, posez la main gauche sur le genou gauche, les doigts dirigés vers le sol. Posez la main droite sur le genou droit, paume en haut comme une coupe ouverte pour signifier la réceptivité. Vous incarnez à présent la loi des forces opposées et êtes donc préparé à tout, comme le prince Siddharta.

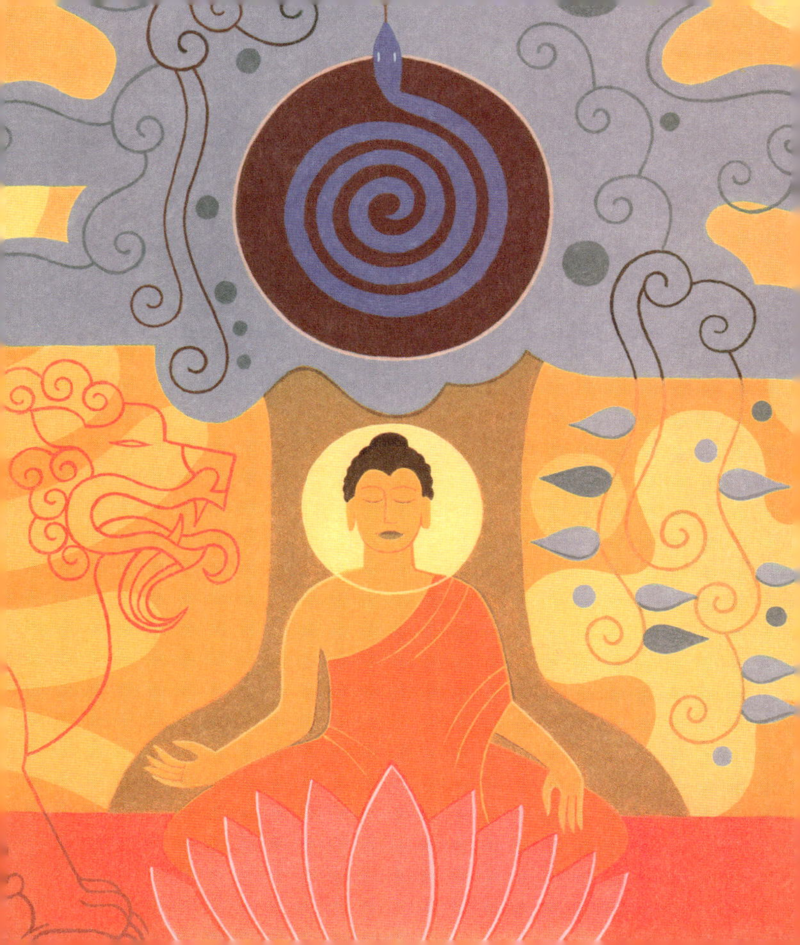

136 **Opportunités** Le terme « gourou » (voir la transcription en sanskrit ci-contre) signifie « enseignant spirituel »; il est dérivé des mots sanskrits *gu*, signifiant « obscurité » et *ru*, « lumière ». Un gourou est donc quelqu'un qui vous tend une torche dans l'obscurité. Soyez attentif tout au long de votre journée, et cherchez toujours le *gourou*, ou le porteur de lumière, en la personne d'autrui.

गुरु

137 **Bénédiction matinale** Avant de sortir de chez vous ou de commencer votre pratique quotidienne du yoga, ouvrez-vous à ce que cette journée à venir peut vous apporter en répétant la bénédiction sanskrite de paix qui suit : *Loka samasta sukhino bhavantu*, « Que la paix soit sur le monde ».

138 **Prêt à braver la tempête** Tout comme chaque journée comporte ses hauts et ses bas et que l'on ne peut s'attendre à exulter de joie dans tout ce que l'on fait, soyez prêt à rencontrer un rythme semblable dans votre pratique du yoga. Les asanas que vous avez trouvées faciles hier seront peut-être extrêmement difficiles aujourd'hui ; armez-vous de patience et efforcez-vous d'accepter tout ce que la journée vous réserve.

139 **LA VALEUR DE L'ATTENTE** *« As-tu la patience d'attendre que la vase se dépose et que l'eau soit limpide ? Peux-tu attendre que l'action voulue s'élève par elle-même ?*
LAOZI (V. 604-V. 531 AV. J.-C.), CHINE

140 **La force de la pensée** La philosophie yogique affirme qu'une personne devient précisément ce sur quoi son esprit se fixe avec intensité et détermination ; soyez donc vigilant quant à ce que vous pensez et souhaitez la plupart du temps !

141 **Voyage intérieur** Soyez conscient du fait que vous ne pouvez mettre les événements de la journée en perspective que par un voyage intérieur.

Amour-propre (142) Tirez parti de la sagesse de saint Augustin : *« Les hommes s'en vont admirer les cimes des montagnes, les vagues déferlantes de la mer, le long cours des fleuves, la vaste étendue de l'océan, les révolutions des astres… et passent à côté d'eux-mêmes sans s'émerveiller. »*

143 **ICI ET MAINTENANT**
« Si tu désires un avenir glorieux, transforme le présent. Il n'y a en réalité pas d'autre choix. »
LES *YOGA SÛTRAS* DE PATANJALI (300-200 AV. J.-C.), INDE

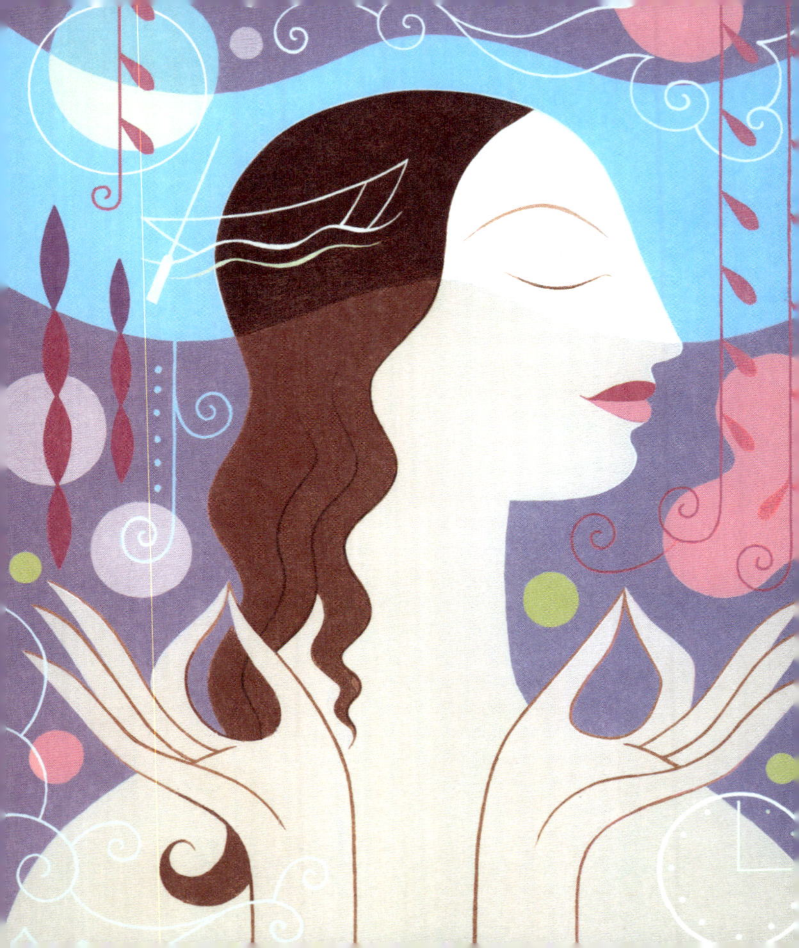

LA JOURNÉE DE TRAVAIL

ACCROÎTRE SON ÉNERGIE

144 **VOULOIR, C'EST POUVOIR** *« L'énergie et la persévérance peuvent changer toutes choses. »*
BENJAMIN FRANKLIN (1706-1790), ÉTATS-UNIS

145 **Incitation à l'action** Dans la *Bhagavad-Gita*, le seigneur Krishna nous enseigne que l'on apprend le mieux lorsque l'on se voit forcé de puiser dans nos réserves profondes d'énergie pour affronter des défis. Il nous exhorte à *« faire [notre] devoir, car l'action est de loin supérieure à l'inaction »*.

146 **Pauses salutaires** Pour nombre d'entre nous, le travail implique d'être assis à un bureau. Les yogis estiment que cela restreint le mouvement naturel dans le bas du dos, le bassin, l'arrière des cuisses et les mollets, ce qui empêche l'énergie de circuler librement dans le corps. Stimulez ces zones en faisant des pauses régulières pour étirer et dégourdir vos jambes.

147 **Ne pas s'emmêler les pieds** Croiser les jambes en position assise provoque des contraintes de posture qui interrompent les flux d'énergie. Posez vos deux pieds à plat sur le sol lorsque c'est possible, et gardez la colonne bien droite et étirée.

148 **Stimuler ses articulations** Lorsque votre corps se fatigue, délassez vos articulations au niveau des épaules par des roulements de tête et d'épaules (voir p. 24).

149 **Danse sur chaise** Le fait de stimuler votre appareil digestif peut vous aider à vous réapprovisionner en énergie vitale lorsque vous sentez qu'elle diminue. Pour faire cela tout en restant à votre bureau, essayez ces torsions yogiques assises : asseyez-vous de guingois sur votre siège, pieds à plat sur le sol, et tournez-vous vers l'arrière de la chaise en plaçant vos mains vers le dos du siège. Prenez 5 à 10 respirations. Puis revenez au centre et répétez l'exercice dans la direction opposée.

150 **Respirer, éliminer** Lorsque vous rencontrez une baisse d'énergie, étirez vos bras vers le haut, entrelacez vos doigts et tournez vos paumes vers le ciel. Inspirez profondément, puis expirez lentement en imaginant les toxines quittant votre corps. Répétez cela jusqu'à vous sentir moins amorphe.

151 **Renaissance oculaire** Pendant une courte pause, assis le dos bien droit, fermez les yeux et placez-vous face au soleil. Laissez filtrer la lumière dans vos yeux clos (ne regardez jamais directement le soleil), puis frottez vigoureusement vos mains ensemble jusqu'à ce qu'elles soient chaudes. Placez vos mains devant vos yeux toujours clos et imaginez la chaleur qui les recharge. Répétez 2 ou 3 fois.

152 **Économies d'énergie** Le souci inutile épuise les réserves d'énergie. Suivez le conseil de la *Bhagavad-Gita* : faites votre travail avec intégrité, puis reposez-vous et défaites-vous de l'angoisse des résultats de ce travail.

153 **Écoute énergétique** Souvent, lorsque l'énergie mentale faiblit après trop d'efforts, le bon réflexe consiste à laisser son travail de côté un instant et à se mettre à l'écoute de son « énergie corporelle ». Étirez-vous vers le haut dans la **Posture de la Montagne soulevée (156)** et observez votre inspiration et votre expiration.

154 **Se déconnecter du monde** Quand les tâches deviennent vraiment écrasantes, faites une « sieste énergétique » de 5 ou 10 minutes, en couvrant vos yeux d'un cache-yeux ou d'un foulard et en vous mettant des bouchons dans les oreilles pour empêcher les sons de vous atteindre. Cela donnera à votre esprit l'espace nécessaire pour enregistrer les informations, et vous reviendrez à votre travail avec les idées beaucoup plus claires.

155 **Tout près du maître** Les *Upanishad*, textes védiques les plus anciens du yoga, doivent leur nom à la racine sanskrite *upa*, signifiant « tout près », et *nishat*, « s'asseoir ». Ainsi, la lecture de ces écrits équivaut à recevoir les enseignements de la bouche du maître. Emportez-en une copie avec vous et plongez-vous dans ces textes pendant vos pauses au travail afin de relever votre enthousiasme.

156 **La Posture de la Montagne soulevée** *Hasta Tadasana* Cette posture recharge les batteries corporelles et spirituelles en permettant à l'énergie d'affluer librement tout le long de la colonne. Debout, pieds écartés de la largeur du bassin, fixez votre regard sur un point devant vous, puis levez-vous sur vos pointes de pieds. En respirant régulièrement, levez les bras au-dessus de la tête, paumes face à face, et étirez tout votre corps. Prenez 10 respirations tout en imaginant l'énergie positive rechargeant vos cellules. Puis relâchez. ➤ 178

157 **C'est l'intention qui compte** L'intention que l'on place dans le yoga est aussi importante et stimulante que les postures elles-mêmes. Lorsque vous pratiquez vos asanas, veillez à ce que vos objectifs façonnent chaque mouvement que vous faites afin que chaque étirement et chaque flexion contiennent toutes vos bonnes intentions.

158 **INSUFFLER L'INTENTION** *« Sans l'intention, toutes ces postures, tous ces exercices de respiration, ces méditations ne sont guère que des gestes inefficaces. Animés par l'intention, en revanche, le moindre mouvement, la plus brève méditations, et le contenu d'une seule respiration sont investis de pouvoir. »*

DONNA FARHI (NÉE EN 1959), NOUVELLE-ZÉLANDE

159 **L'influence de la lune** Dans la nature, l'énergie augmente à mesure que la lune croît et se dissipe à mesure qu'elle décroît. Observez la lune ou étudiez un calendrier lunaire sur une période d'un mois pour essayer d'identifier vos flux et reflux d'énergie selon les phases de la lune. Durant les pics d'énergie, tirez profit de **la force créatrice** de la lune **(160)**, et lorsque l'énergie est basse, allez-y **en douceur (161)**.

160 **La force créatrice** *Râjas*, la qualité ou guna yogique de mûrissement, est assimilée à l'énergie de la lune montante. Tirez profit de l'énergie *râjasique* dans votre programme mensuel au travail pour émettre des idées, lancer des initiatives et guider des projets de réalisation en période de lune montante. Pour ce qui est du yoga, cette période est sans doute un moment propice pour une pratique ambitieuse.

161 **En douceur** Lorsque la lune décroît, il se peut que vous ressentiez le besoin d'adopter une approche plus douce à la fois au travail et dans votre pratique du yoga afin de nourrir, plutôt que d'assécher, vos réserves d'énergie.

162 **L'exercice juste** Efforcez-vous toujours de suivre votre instinct quand il s'agit de besoins et de réserves d'énergie, qui varient constamment ; soyez en accord avec la théorie yogique d'exercice juste (voir p. 23).

163 **Ne pas s'emballer** Mieux vaut faire preuve de prudence à la pleine lune. Ne forcez pas les activités au travail en cette période d'émotions et d'énergie très intenses ; préférez peut-être la méditation à la pratique d'asanas.

164 **Nourriture de l'esprit** Lorsque vous avez une petite faim au travail ou un coup de barre l'après-midi, évitez les en-cas caloriques et lourds, et grignotez plutôt des aliments sattviques énergétiques : des fruits frais, des noix et des graines fournissent un mélange de protéines, de vitamines, de minéraux et d'acides gras très stimulants pour le cerveau.

165 **Échelonner ses repas** Afin d'avoir toujours des niveaux d'énergie élevés, de nombreux yogis mangent peu mais souvent au cours de la journée, au lieu de faire un seul repas trop copieux.

166 **Jeûne partiel** Deux fois par an, faites un régime d'un mois excluant un aliment mauvais pour la santé que vous consommez quotidiennement d'habitude, comme le sucre, l'alcool ou la caféine. Ce *tapas*, pratique disciplinée ou « austérité », stimulera vos ressources.

अहिंसा

167 **Régime yogique** De nombreux yogis suivent un régime végétarien. Essayez d'inclure dans votre consommation des protéines non issues de la viande, comme les œufs, le soja, les noix, les légumes secs et les graines. Outre un regain de santé, elles encourageront en vous l'*ahimsa*, ou non-violence (voir transcription sanskrite ci-dessus).

168 **CONSEIL D'ÉTAT**

« Il n'y a pas de mal à manger de la viande ou boire du vin, mais l'abstention [...] procure de nombreux bienfaits. »

LES LOIS DE MANU (1500 AV. J.-C.), INDE

169 **La voie du milieu** Suivre un juste milieu, en ne refusant pas catégoriquement les plaisirs de la vie mais en ne s'y abandonnant pas complètement, est une discipline formidablement stimulante. Rappelez-vous, pour vous sentir inspiré, que c'est la voie qu'emprunta Bouddha.

170 **La force de continuer** Une pratique régulière du yoga fournit l'énergie permettant de respecter les engagements que nous avons pris dans la vie, et apporte la discipline, ou *tapas*, nécessaire pour puiser dans les réserves profondes en cas de faiblesse.

ASSEOIR SA CONFIANCE EN SOI

171 **FUSION DIVINE** *« Le but de la pratique religieuse orientale est le même que celui du mysticisme occidental : le déplacement du centre de gravité de l'ego au soi, de l'homme à Dieu. Cela signifie que l'ego se fond dans le soi, et que l'homme est Dieu. »*
CARL JUNG (1875-1961), SUISSE

172 **Ego tantrique** Être yogi ne signifie pas forcément supprimer son ego. Il est vital d'avoir un sens fort de sa personnalité et une confiance saine en ses propres capacités. Développez toute votre personne en visant à vous défaire d'idées reçues sur vous-même ; instruisez-vous quant au sentier octuple (voir pp. 14-15) ; enfin, fiez-vous à toute sensation de perspicacité obtenue lors de votre pratique des asanas et de la méditation.

173 **Reprendre confiance en soi** Se « réancrer » au sol afin de tirer la « sève de la terre » à différents moments de la journée vous aidera à stabiliser votre sens de la personnalité et donc votre confiance en vous. Pour ce faire, pratiquez certaines postures debout en dynamique, en synchronisant souffle et mouvements. Commencez avec la **Posture de la Montagne (57)**, que vous étirerez en **Posture de la Montagne soulevée (156)**, sur laquelle vous enchaînerez la **Posture de la Chaise (98)**. Répétez 3 fois.

174 **BON EMPLOI** « *On aura beau l'écarter mille fois, la notion de "moi" reviendra pour sûr encore et encore. On aura beau couper aujourd'hui les branches d'un figuier, on verra demain de nouveaux bourgeons apparaître. [...] Si cette notion de "moi" refuse de partir, alors laissez-la rester en tant que servante de Dieu.* »

SRI RAMAKRISHNA PARAMAHAMSA (1836-1886), INDE

175 **Climat de confiance** Des étirements latéraux debout, comme la **Posture de la Demi-Lune (386)** et la **Posture du Triangle (534)**, ainsi que des flexions arrière comme la **Posture du Chameau (447)** aident à augmenter l'amour-propre : ils donnent un ancrage au corps et ouvrent les muscles respiratoires, augmentant ainsi l'apport en air et stimulant sainement la circulation du prana.

176 **Remontant express** Lorsque vous avez besoin d'un regain d'énergie immédiat, faites une pause de 5 minutes au travail et pratiquez la **Posture de la Montagne (57)** suivie de la **Posture du Guerrier I (178)**.

---

177 **ESPRIT CONQUÉRANT**

« *Sois un guerrier et lève-toi, grand guerrier, lève-toi.* »

BHAGAVAD-GITA (400-300 AV. J.-C.), INDE

LA POSTURE DU GUERRIER I

Virabhadrasana I

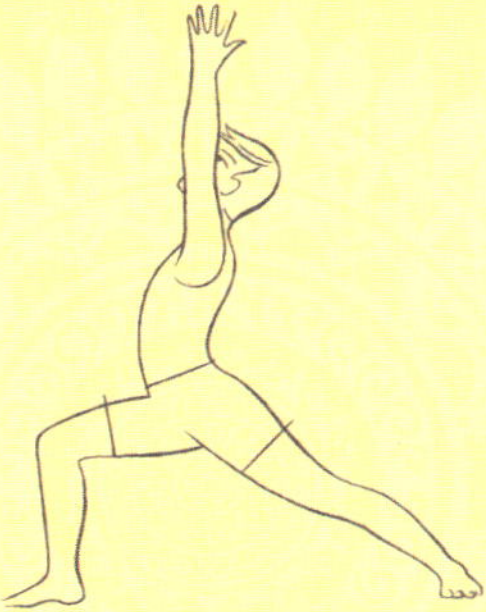

Tirant son nom du sage-guerrier Virabhadra, cette posture et sa position du bras en épée célèbrent le guerrier spirituel en chacun et augmentent la confiance en soi.

Debout, pieds écartés de plus de 1 m, tendez les bras sur les côtés. Rentrez le pied gauche légèrement vers l'intérieur et tournez le pied droit vers l'extérieur à 90 degrés, en alignant le mouvement de vos jambes sur vos pieds. Sur une inspiration, soulevez la poitrine et étirez les bras au-dessus de la tête. Sur une expiration, fléchissez votre genou droit jusqu'à ce qu'il se trouve juste au-dessus de votre cheville droite. Tenez la posture pendant 10 respirations, répétez à gauche, puis relâchez. ➤ 204

179 **FIDÈLE À SOI-MÊME** *« Être soi-même dans un monde qui tente sans cesse de faire de vous autre chose est le plus grand exploit qui soit. »*

RALPH WALDO EMERSON (1803-1882), ÉTATS-UNIS

180 **La respiration juste** La philosophie yogique nous enseigne que la façon dont nous respirons reflète notre état le plus intime. Ainsi, une respiration constamment espacée et détendue reflète une personne posée et sûre d'elle. Rappelez-vous cela dans les moments où vous doutez de vous-même, et respirez plus lentement et plus profondément.

---

181 **LA FORCE DE LA SUBJECTIVITÉ**

« Si tu es noble, tu trouveras que le monde est noble. »

PROVERBE INDIEN

---

182 **Une vague de bien-être** Le yoga nous enseigne que la vague vivifiante de chaque respiration est l'inspiration, ou *puraka*, qui signifie « emplir ». Laissez chaque inspiration vous ancrer plus solidement dans votre moi, et chaque expiration vous débarrasser de vos soucis et de vos incertitudes.

Balancement des bras (183) Pour accroître la sensation ci-dessus, prenez la **Posture du Cavalier (127)** et balancez vos bras d'avant en arrière et d'arrière en avant en dessinant des cercles.

184 QUI SUIS-JE ?

« Je ne suis pas mon corps
Je ne suis pas mon esprit
Je ne suis pas mes émotions
Qui suis-je donc ? »

QUESTION VÉDIQUE

---

185 **La respiration krama** Signifiant « pas », « étape », la respiration *krama* divise l'inspiration en trois parties et encourage le sens du moi en remplissant lentement et graduellement le corps de prana (énergie vitale) frais. Assis, le dos droit, concentrez votre attention sur votre coccyx. Prenez le premier tiers de votre inspiration depuis votre coccyx jusqu'au-dessus de votre pelvis, puis retenez votre respiration. Dans la deuxième phase d'inspiration, essayez de sentir votre souffle se déplacer du dessus de votre pelvis à l'espace se trouvant derrière votre cœur, puis retenez votre respiration. Dans la troisième partie de l'inspiration, essayez de sentir votre souffle se déplacer de votre cœur au sommet de votre tête, puis retenez votre respiration. Expirez en relâchant votre souffle dans une vague du sommet de votre tête à votre coccyx. Répétez 3 fois. Ne retenez pas votre souffle si vous ressentez quelque inconfort pendant l'exercice.

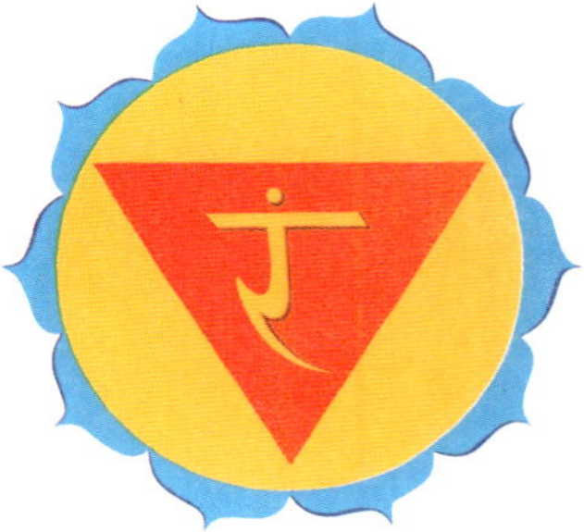

186 **Ressentir le chakra du plexus solaire** Le troisième chakra, ou *manipûra chakra* (voir p.17), lié à l'énergie personnelle, à la motivation et à l'ambition, est situé au niveau du nombril. Le fait de se concentrer sur son *yantra* ou représentation visuelle (voir ci-contre) aide à nourrir son centre d'énergie. Imaginez la chaleur de la couleur jaune et le feu de la couleur rouge émanant de ses dix pétales et vous rechargeant en énergie nouvelle.

187 **Le mantra de la définition de soi** Le *bijâ mantra*, ou semence verbale, du chakra du plexus solaire est *RAM*. Répétez ce son en silence lorsque vous avez besoin de croire en vous pour accomplir une tâche. Lorsque c'est possible, laissez vos yeux s'attarder sur la forme sanskrite de ce mantra en le scandant. Cette transcription vous est présentée ci-dessus, au centre du *yantra*, ou représentation visuelle, de ce chakra.

188 **Brûlures d'estomac** Le mot japonais *hara*, signifiant « ventre », décrit le centre d'amour-propre du corps. Fermez les yeux et imaginez un feu dans la région de votre nombril qui active tout votre être.

189 **Attiser sa flamme** Des postures debout fortes comme les deux **Postures du Guerrier (178)** et **(227)** ainsi que des torsions comme la **Torsion vertébrale assise (737)** apportent de l'énergie vibrante et génératrice de confiance dans le centre du corps. Prenez le temps de pratiquer ces postures lorsque vous vous sentez intimidé ou peu sûr de vous.

190 **Feu sacré** Faire travailler correctement ses jambes lors de la pratique d'asanas, ou même simplement en marchant au cours de la journée, attise le « feu du ventre » qui encourage notamment la digestion, mais aussi l'assimilation d'idées nouvelles et la joie de vivre.

191 **Maîtriser l'incendie** Si vous trouvez que votre sens du moi devient si fort qu'il commence à vous isoler des autres, efforcez-vous de voir plus loin que vous-même et de revenir aux concepts éthiques qui constituent la fondation du hatha-yoga, notamment les cinq *yamas*, ou retenues, de la première branche de la pratique (voir p.14).

192 **ÊTRE SOI-MÊME** *« Lorsque tu seras content d'être simplement toi-même, sans désir de compétition ni d'affrontement, alors tu gagneras le respect véritable. »*

LAOZI (V. 604-V. 531 AV. J.-C.), CHINE

FAIRE FACE AU STRESS

193 LA SOLUTION AU STRESS

« Le yoga est sérénité. »

BHAGAVAD-GITA (400-300 AV. J.-C.), INDE

---

194 **Espace sacré** Créez votre espace personnel libre de toute distraction pour la méditation et la pratique d'asanas chez vous. Faites-en un lieu où vous pourrez vous réfugier et vous « couper » complètement du monde. Le mieux est de choisir un endroit près d'une fenêtre, si vous en avez la possibilité, de sorte à pouvoir méditer sur la nature.

195 **Dresser un autel** Disposez dans votre espace sacré une bougie, des fleurs ou une image qui vous inspire sur une table basse, sur lesquelles vous pourrez vous concentrer dans votre contemplation.

196 **Méditation symbolique** Choisissez un symbole spirituel qui ait un sens à vos yeux et sur lequel vous concentrer et méditer en période de stress. Un papillon, par exemple, peut symboliser la capacité de l'âme à transcender les difficultés, ou la lumière dorée d'une bougie, représenter l'énergie positive.

197 **Le corbeau de la mousson** Swami Satyananda Saraswati a souligné l'importance de symboles pour la méditation à travers l'histoire d'un corbeau endormi dans un arbre pendant une tempête

de la mousson. Durant la nuit, l'arbre est déraciné et emmené par les flots à la mer. Lorsqu'il se réveille sur sa branche flottante, le corbeau ne voit aucune terre. Il s'envole vers l'est. Il n'y a pas de terre. Puis vers l'ouest. Aucune terre. Au nord et au sud, il n'y a pas de terre non plus. Puis, se rendant compte qu'il a besoin de repos, il retourne à sa branche. Une fois reposé, il se remet en quête de terre, mais cette fois retourne à sa branche entre chaque vol ; elle devient un endroit de repos et de référence jusqu'à ce qu'il trouve enfin la terre ferme. Dans la méditation, et notamment en période de stress, un symbole fournit une ancre semblable et un endroit où se reposer lorsque l'on explore son esprit.

198 **Le mantra apaisant** Lorsque vous êtes surmené, asseyez-vous calmement, dos bien droit, et chantez le *bijâ mantra* ou semence verbale *SOM* afin d'apaiser votre système nerveux.

199 **TRANQUILLISANT YOGIQUE** « *Aujourd'hui plus que jamais dans l'histoire de l'humanité, les Occidentaux doivent faire face à du stress et des tensions hors de leur contrôle. [...] Le yoga, la plus ancienne science de vie, peut vous apprendre à dompter le stress, non seulement sur le plan physique, mais sur les plans mental et spirituel également.* »

SWAMI VISHNU DEVANANDA (1927-1993), INDE

200 **Connaître son système nerveux** Lorsque l'on se sent calme, le système nerveux parasympathique est celui qui régit le corps, et les systèmes corporels comme la respiration, la digestion et l'élimination fonctionnent sans problème. Mais lorsque l'on est stressé, le système nerveux sympathique prend le relais et met en place la « réaction de lutte ou de fuite », ce qui entraîne des symptômes de stress comme la respiration superficielle et des battements accélérés du cœur.

Dérouler le tapis (201) La pratique d'asanas en ce moment de stress encourage le système parasympathique à neutraliser cette « réaction de lutte ou de fuite » et restaure un climat de détente dans le corps et l'esprit.

202 **Neutraliser le stress** Une certaine quantité de stress peut renforcer le système immunitaire, du moment qu'il est contrebalancé par un temps de repos adéquat qu'est l'introspection et, même mieux, la méditation. Lorsque vous vivez une période particulièrement stressante, pratiquez une méditation quotidienne afin de rester équilibré (choisissez dans le « menu » en p. 375).

203 **Un petit effort** C'est dans les périodes de stress que l'on a le plus besoin du yoga, qui nous permet d'apaiser la tension. Pourtant, c'est aussi à ce moment que l'on a le plus de mal à pratiquer. Soyez assuré(e) du fait que vous n'êtes pas le seul à avoir du mal à vous motiver, et essayez donc, sans vous faire violence, de vous convaincre de faire ne serait-ce qu'une séance de 10 minutes.

FLEXION AVANT DEBOUT JAMBES ÉCARTÉES

Prasarita Padottanasana

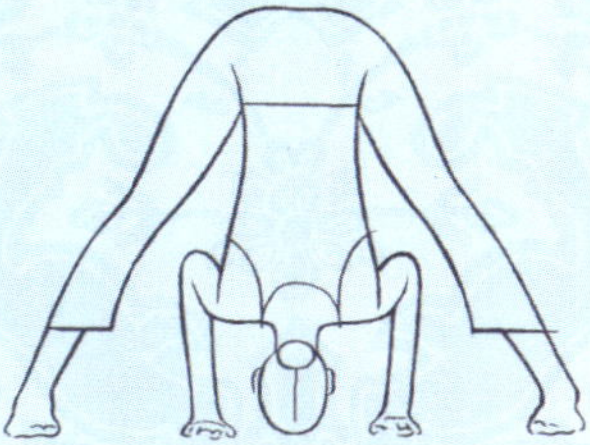

Cette posture semi-inversée stimule la circulation dans le buste et le cerveau, apaise le système nerveux et atténue le stress. Elle constitue une occasion d'explorer les propriétés d'harmonie et de perspicacité de *sattva* (l'énergie équilibrée).

La prochaine fois que vous vous sentez vraiment exaspéré, dénichez un endroit au calme et installez-vous en position debout, pieds écartés de 1 m et parallèles entre eux. Prenez une grande inspiration en soulevant votre poitrine. Sur l'expiration, abaissez-vous en flexion avant et posez vos mains sur le sol de chaque côté de votre tête. Relâchez votre nuque pour laisser tomber votre tête. Tenez la posture pendant 10 respirations. Remontez lentement pour défaire la posture. ➤ 227

205 **PLUS FORT QUE LA DOULEUR**

« Le yoga est le destructeur de la douleur. »

BHAGAVAD-GITA (400-300 AV. J.-C.), INDE

---

206 **Le mudra Ganesh** Le dieu éléphant hindou Ganesh a le pouvoir de désintégrer les obstacles matériels et spirituels. De nombreux yogis recourent à lui pour la résolution de problèmes, qu'ils soient professionnels ou personnels. Pour lui demander de l'aide, placez le dos de votre main gauche, doigts recourbés, devant votre cœur. Placez votre main droite devant la gauche, paume face à votre cœur, et assemblez vos deux mains recourbées comme deux crochets.

Sur une expiration, tirez fortement sur chaque main comme pour les séparer mais en ne lâchant pas prise avec vos doigts, afin de créer une tension dans votre poitrine et dans vos bras. Répétez 6 fois, puis posez vos mains sur votre poitrine pour y sentir des sentiments nouveaux de force intérieure. Inversez la position des mains puis répétez.

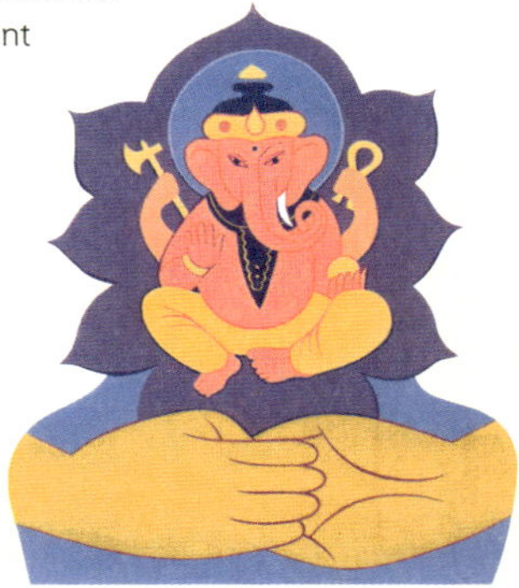

207 **Cycles de stress** Les yogis croient au fait que tout dans la nature se meut selon des cycles, y compris nous. Lorsque votre corps est en phase de stress, ne cherchez pas à être au mieux de vos capacités, car cela ne fait que mener à plus de stress. Évitez les asanas éprouvantes et insistez davantage sur la méditation.

208 **Exercice pour évacuer la tension** Si vous vous sentez crispé, allongez-vous 5 minutes sur le dos dans un endroit calme. Sur une inspiration, tendez les pieds, raidissez les muscles des cuisses et contractez les fessiers. Relâchez sur l'expiration. Puis sur une inspiration, contractez vos bras et vos mains en soulevant les épaules en direction des oreilles. Relâchez sur l'expiration. Ensuite, sur une inspiration, durcissez votre abdomen et votre poitrine. Relâchez sur l'expiration. Enfin, contractez votre corps tout entier, y compris votre visage, et retenez votre souffle. Expirez comme un ballon qui se dégonfle, puis terminez en vous tournant sur le côté avant de vous relever doucement et de boire un verre d'eau.

209 **Réserves pour l'hiver** Assis ou couché en relaxation après l'**Exercice pour évacuer la tension (208)**, fermez les yeux et concentrez votre esprit sur un bon moment passé, par exemple vos meilleurs souvenirs du dernier été. Imprégnez-vous des sentiments réconfortants évoqués par ces souvenirs et emmagasinez cette énergie, dans laquelle vous pourrez puiser ultérieurement lorsque vous aurez besoin de soutien moral.

210 **Le souffle et l'esprit** Le sage Patanjali a suggéré qu'une respiration irrégulière était la cause fondamentale de discordance psychologique.

Une respiration lente et profonde (211) est d'une importance capitale pour la santé ; n'oubliez donc pas, en période de stress, d'observer votre souffle et de vous efforcer de garder chaque respiration régulière et longue. Cela vous placera dans l'instant présent, où vous serez libéré du stress du passé ou du futur.

212 **Rééquilibrage de souffle** Pour calmer le système nerveux et apaiser un esprit stressé, asseyez-vous confortablement avec vos mains en *Jnana Mudra*, en joignant les bouts de vos pouces et ceux de vos index **(96)**. Puis pratiquez la **Respiration par narines alternées (69)**. Prenez 12 respirations (6 de chaque côté). Ne ressentez-vous pas une sensation de retour au calme ?

213 **Se ménager** Ne forcez pas trop en période de stress : plutôt que de passer vos trajets quotidiens dans les transports en commun à travailler, plongez-vous dans un bon livre.

214 **BOUGEOTTE** *« Toutes les difficultés de l'homme viennent de son incapacité à s'asseoir tranquillement dans une pièce en sa seule compagnie. »*

BLAISE PASCAL (1623-1662), FRANCE

215 **La leçon de la tortue** Dans la fable d'Ésope *Le Lièvre et la Tortue*, le lièvre court comme un dératé, mais son esprit est dispersé, et, tel un travailleur stressé, il oublie ce qui est en jeu. La tortue parcourt le chemin calmement et méthodiquement, et arrive à destination avant le lièvre, sans avoir dépensé toute son énergie qui plus est ! La tortue symbolise ici les mérites de l'introspection et du ménagement de soi en période de stress ; prenez donc exemple sur elle.

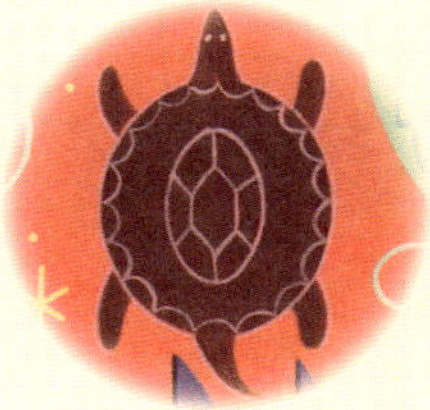

---

216 **CLÉ DU PARADIS TERRESTRE**

« Le yoga est le secret suprême de la vie. »

BHAGAVAD-GITA (400-300 AV. J.-C.), INDE

---

217 **Savoir se replier** Pour survivre à une journée stressante, il est important de se créer du temps pour se retirer grâce au pratyahara, l'art du repli en soi, cinquième branche du yoga (voir p.15). Encouragez ce réflexe en vous exerçant à des postures telles que la **Posture de l'Étirement de l'ouest (683)**, appelée aussi Pince ou Posture de l'Étirement du dos, qui vous aidera à vous détendre.

SE MOTIVER DAVANTAGE

218 **Qu'est-ce qui vous fait avancer ?** Quand votre motivation s'étiole, trouvez un moment de calme pour vous demander ce qui vous incite à vous lever, à travailler, à entretenir des relations avec autrui... Le yoga nous exhorte à continuer à nous poser les bonnes questions et à puiser dans notre force motivante innée.

219 **RAISON D'ÊTRE**

« Pour qui marches-tu ? »

FORMULE AMÉRINDIENNE

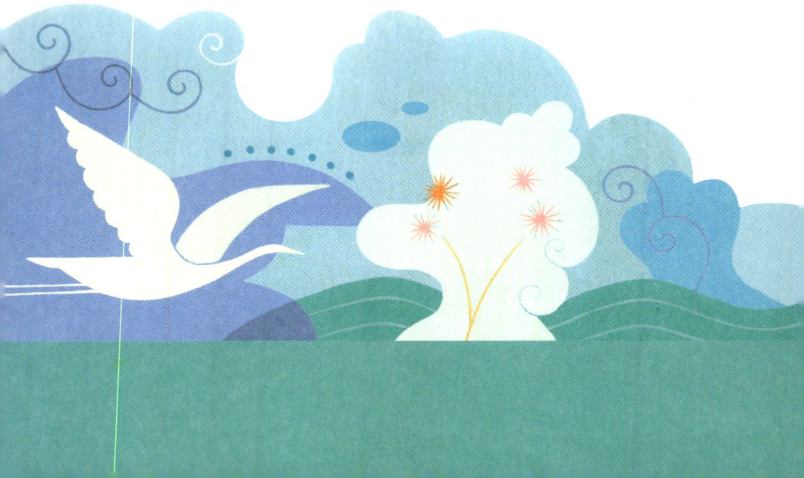

220 **Visualisation de la motivation** Lorsque vous vous sentez particulièrement démotivé ou léthargique, asseyez-vous tranquillement les yeux fermés et imaginez un serpent enroulé tenant sa queue dans la gueule. Cette image symbolise le circuit fermé et sans fin de notre énergie motivante innée, connue sous le nom de *kundalini*, que l'on dépeint souvent dormant à la base de la colonne vertébrale. La pratique d'asanas, du pranayama, de mantras et de la méditation de manière engagée constitue la clé permettant de libérer cette puissance latente.

221 **CORPS DIVIN** *« C'est le corps qui nous fait comprendre que nous sommes une étincelle de divinité. »*

B.K.S. IYENGAR (NÉ EN 1918), INDE

222 **La source en soi** Que nous le sachions ou non, le yoga nous fait prendre conscience de notre motivation humaine cachée, qui est de revenir à la source de toute vie en éveillant une étincelle divine au plus profond de nous-même. Les *Upanishad* emploient l'image d'un cygne pour décrire le désir de l'âme envers cet inconnu mystique. Sillonnant les océans en quête de lui-même, le cygne se rend finalement compte que « Dieu » a toujours été là, en lui-même.

223 **S'en remettre à une force supérieure** Trop souvent, on est tellement obnubilé par ses propres motivations et désirs que l'on néglige les besoins et les désirs de ses proches. La prochaine fois que vous vous sentez pris dans vos propres soucis, efforcez-vous de placer votre confiance en une force supérieure, ce qui libérera en vous du temps et de l'énergie, que vous pourrez alors consacrer à autrui.

224 **Accueillir l'inattendu** Votre porte est-elle ouverte aux sources d'inspiration provenant de directions inattendues, au-delà de votre expérience quotidienne ? Les yogis s'habituent à voir le monde à l'envers et sens dessus dessous dans leur pratique d'asanas. Efforcez-vous de garder ce point de vue nouveau même après avoir quitté votre tapis de yoga.

225 **INTOUCHABLE** *« Sois audacieux, sois sans peur et ne crains pas que l'on te critique ou que l'on se rie de toi. Si ton ego n'est pas impliqué, personne ne peut te blesser. »*

MAHALA PUNATEER (NÉ EN 1965), INDE

226 **Concentration guerrière** Pour vous insuffler la motivation d'un noble guerrier lorsque vous en ressentez le besoin, répétez cette affirmation : « Je suis fort. Je suis centré. J'atteins mes buts. »

LA POSTURE DU GUERRIER II

Virabhadrasana II

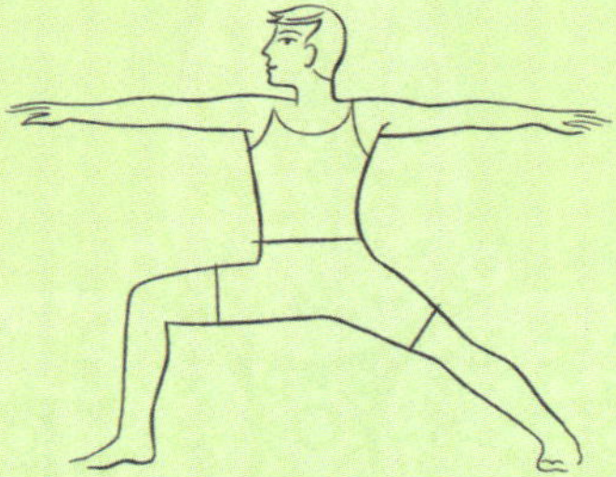

L'intrépide guerrier Virabhadra, qui a donné son nom à cette posture, est connu pour avoir vaincu ses ennemis avec mille bras. Canalisez sa force et sa détermination dans cette variante de la Posture du Guerrier.

Tenez-vous debout, pieds écartés de plus de 1 m, bras tendus sur les côtés. Rentrez légèrement votre pied gauche vers l'intérieur, et tournez votre pied droit vers l'extérieur, à 90 degrés. Inspirez, puis, sur l'expiration, fléchissez votre genou droit à 90 degrés jusqu'à ce qu'il se trouve juste au-dessus de votre cheville. Répartissez votre poids également sur vos deux pieds. Prenez 10 respirations profondes. Puis, sortez de la posture et répétez de l'autre côté. ➤ 235

228 **Don de soi** *Karma* signifie littéralement « action » (en sanskrit ci-contre) ; de fait, le karma yoga est une voie d'action désintéressée qui considère le travail comme une pratique spirituelle. Pour exploiter cette approche, donnez-vous entièrement à une tâche ou à votre travail.

कर्म

229 **CONTRIBUTION MODESTE** *« Faites ce que vous pouvez, avec ce que vous avez, là où vous êtes. »*
THEODORE ROOSEVELT (1858-1919), ÉTATS-UNIS

230 **Garder la tête froide** Le yoga apprend à garder une détermination robuste au travail. On y parvient en détachant ses émotions et ses motivations des résultats visés et en se concentrant plutôt sur le processus de réalisation.

---

231 **MOTIVATION DÉTACHÉE**
« Le yoga est l'équanimité dans la réussite et l'échec. »
BHAGAVAD-GITA (400-300 AV. J.-C.), INDE

---

232 **Un peu moins de sérieux** Si vous avez trop de motivation, vous risquez d'adopter une approche implacable au travail.

Apporter en revanche un peu de légèreté sur votre lieu de travail diminuera la pression qui pèse sur tous et montrera que vous suivez la voie du milieu, recommandée par Bouddha.

233 **PARTIR SUR SON LEST** *« Me sentant léger dedans, je marche. »*
FORMULE AMÉRINDIENNE

234 **Zeste vital** Les asanas et le pranayama visent à rééquilibrer la joie de vivre corporelle, ou *pran vayu*, qui réside dans la poitrine. C'est là l'une des cinq formes de prana du corps.

235 **Flexion arrière avec soutien** Pour augmenter votre *prana vayu* ou énergie vitale et d'accroître votre motivation, couchez-vous par terre et placez un traversin mou sous la partie supérieure de votre colonne afin de lui donner une courbe convexe. Détendez-vous en respirant régulièrement pendant 5 minutes, et appréciez l'étirement qui ouvre votre poitrine et soulève la région du cœur.
> 250

236 **S'habituer à la Flexion arrière** La Flexion arrière peut procurer la sensation d'être exposé, puisqu'elle ouvre la poitrine. Pour vaincre ces inquiétudes, répétez un *sankalpa* ou affirmation positive au présent tout en tenant cette posture ; par exemple : « Je fais face à chaque événement sans peur. »

237 **GRANDES DÉCOUVERTES** *« Votre travail est de découvrir votre monde puis de vous y donner de tout votre cœur. »*
BOUDDHA (V. 563-V. 483 AV. J.-C.), INDE

238 **Et la lumière fuse** Dans les moments où vous doutez de vous-même, fermez les yeux et imaginez la lumière se répandant dans les cellules de votre corps lorsque vous inhalez. Laissez-la renforcer votre détermination et éveiller votre motivation.

239 **Une bouffée d'air pur** Si la vie citadine érode votre joie de vivre, échappez-vous régulièrement dans un espace vert pour y pratiquer des techniques de pranayama (choisissez dans le « menu » p. 375). L'air frais stimule l'envie de bouger.

240 **Nouvel angle à terre** Lorsque vous avez besoin de voir les choses sous un angle nouveau, essayez de vous allonger par terre en regardant le ciel, les jambes levées contre un arbre, afin d'observer le monde d'un autre point de vue. Vous pouvez aussi pratiquer **la Chandelle (843)**.

241 **COMMENCER PAR SOI** *« Tu dois être le changement que tu voudrais voir dans le monde. »*
LE MAHATMA GANDHI (1869-1948), INDE

RESTER CONCENTRÉ

242 **Équilibre et concentration** Toutes les postures d'équilibre font travailler la concentration, que ce soit l'équilibre sur une jambe comme dans la **Posture de l'Aigle (321)**, sur les bras comme dans la **Posture du Héron (415)**, ou simplement l'apprentissage d'une bonne posture debout sur les deux pieds dans la **Posture de la Montagne (57)**. Si vous êtes stable sur vos pieds, vous serez beaucoup plus susceptible de vous concentrer de manière soutenue.

243 **Méditation en équilibre** Afin de tenir un équilibre comme la **Posture du Danseur (283)** avec aplomb et concentration, essayez simplement « d'être » dans l'instant : ne faites rien excepté observer votre respiration.

244 **PENSÉE FORMATRICE** *« La pensée est le sculpteur qui peut créer la personne que l'on veut être. »*
HENRY THOREAU (1817-1862), ÉTATS-UNIS

245 **Le regard d'infini** Pour augmenter votre concentration au travail ou lors d'asanas, fixez votre regard sur un point immobile devant vous. Adoucissez votre regard (ou *drishti*, « vision ») pour qu'il devienne méditatif et liquide : c'est ce qu'on appelle le regard d'infini.

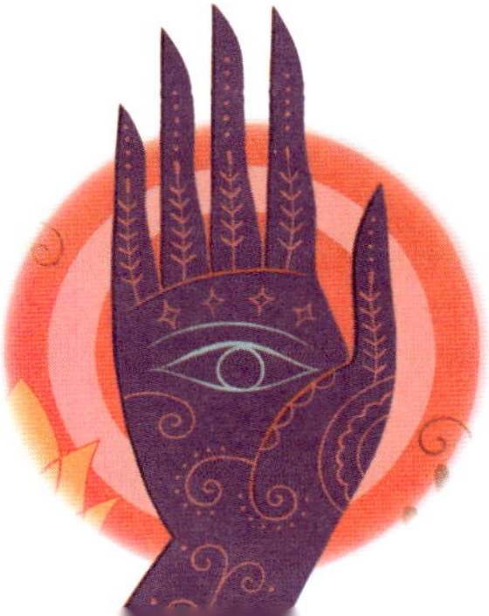

246 **L'ÉTERNITÉ DU YOGA**
« Le yoga est constance et équilibre, un endroit qui reste toujours le même. »
BHAGAVAD-GITA (400-300 AV. J.-C.), INDE

---

247 **Garde-fou** Quand vous ressentez un manque de concentration au travail, pensez aux propriétés stabilisatrices des asanas debout. Vous imaginer dans l'une des **Postures du Guerrier (178 ou 227)** vous aidera à rétablir votre concentration pour le reste de la journée.

248 **DANS LE DROIT CHEMIN** *« Poursuivant ma tâche de la vie quotidienne, je marche sur la voie ancienne. Je ne suis pas découragé dans le vide abrutissant. »*
CHIKAN ZENJI (IXE SIÈCLE), CHINE

249 **De l'espace pour l'esprit** Faites une pause de temps à autre pour pratiquer une posture debout comme la **Posture de l'Arbre (250)**. Fixez vos yeux sur un point immobile devant vous, puis élargissez légèrement votre « mise au point » et voyez comme cela ouvre votre pensée. Observez l'éventuelle apparition d'idées originales, que vous pourrez alors utiliser dans votre journée de travail.

250

LA POSTURE DE L'ARBRE

Vriksasana

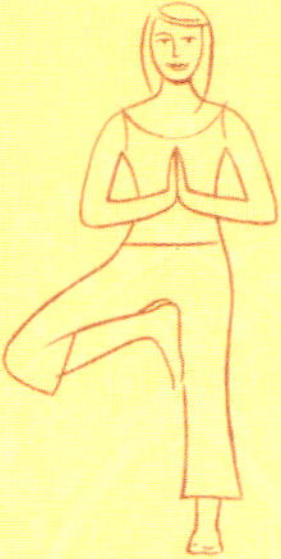

Vriksa signifie « arbre » en sanskrit, et dans cette posture vous imitez l'équilibre parfait et la concentration verticale d'un arbre solidement enraciné dans le sol mais qui grandit vers le soleil.

Tenez-vous debout, les pieds droits. Levez un pied, dont vous appuierez la plante sur l'intérieur de la cuisse (ou du mollet) de l'autre jambe, en ouvrant votre bassin. Soulevez votre poitrine, ancrez votre coccyx et étirez votre colonne. Joignez les paumes de mains en **mudra de la prière (524)**. Prenez 5 respirations profondes. Si vous le pouvez, étirez vos bras au-dessus de la tête. Répétez de l'autre côté, puis relâchez. ➤ 283

251 **Œil de lynx** Asseyez-vous, le dos bien droit, à un endroit où vous pouvez voir l'horizon ou avoir une belle vue. Fixez d'abord votre regard sur le bout de votre nez, puis déplacez-le vers la ligne d'horizon ou le point le plus éloigné que vous puissiez distinguer. Revenez à votre nez, puis à nouveau au point éloigné. Répétez cet exercice de déplacement de regard aussi souvent que possible (sans insister s'il occasionne quelque gêne), puis fermez les yeux. Cet exercice renforce les muscles oculaires en modifiant la distance focale du cristallin de l'œil.

252 **Concentration pure** Ne négligez pas la pratique de *dharana*, ou concentration, la sixième branche du yoga (voir p. 15), et effectuez des exercices qui fixent votre esprit sur un point immobile, comme **la Focalisation sur une bougie (254)**. La concentration conduit tout naturellement l'esprit à la méditation, et de là à l'état d'esprit équilibré de *samadhi*, ou béatitude.

253 **CONCENTRATION EXCLUSIVE** « *L'esprit absorbe en général plusieurs objets, rencontre toutes sortes de choses : c'est l'état inférieur. Il existe un état supérieur de l'esprit, lorsque celui-ci absorbe un seul objet et exclut tous les autres.* »

SWAMI VIVEKANANDA (1863-1902), INDE

254 **Focalisation sur une bougie** *Tratak* Cet exercice utilise un objet comme centre d'attention afin de tranquilliser l'esprit, d'approfondir la pratique du yoga et de vous aider à rester concentré. Asseyez-vous dans un endroit calme face à une bougie allumée (à environ 1 m). Redressez votre colonne et soyez attentif à votre souffle, puis concentrez-vous sur la flamme en la fixant intensément jusqu'à ce que vos yeux deviennent légèrement larmoyants. Puis fermez les yeux et imaginez la flamme dans votre esprit pendant 2 minutes afin de développer une concentration intérieure. Ouvrez à peine les yeux pour prendre conscience d'une concentration intérieure et extérieure simultanée. Enfin, ouvrez les yeux complètement.

255 **RÉVEIL INTERNE** *« Qui regarde au-dehors rêve.*
Qui regarde au-dedans s'éveille. »
CARL JUNG (1875-1961), SUISSE

256 **Reposer ses yeux** Après un exercice de concentration yogique comme la **Focalisation sur une bougie (254)** ou un long moment passé sur l'ordinateur, réchauffez les paumes de vos mains en les frottant vivement, puis posez-les sur vos paupières closes et placez votre regard au plus profond de l'« antre de l'esprit » afin d'apaiser vos yeux.

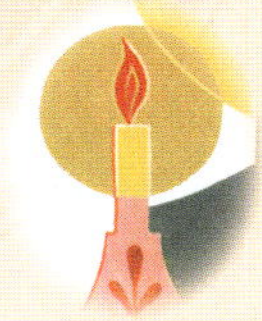

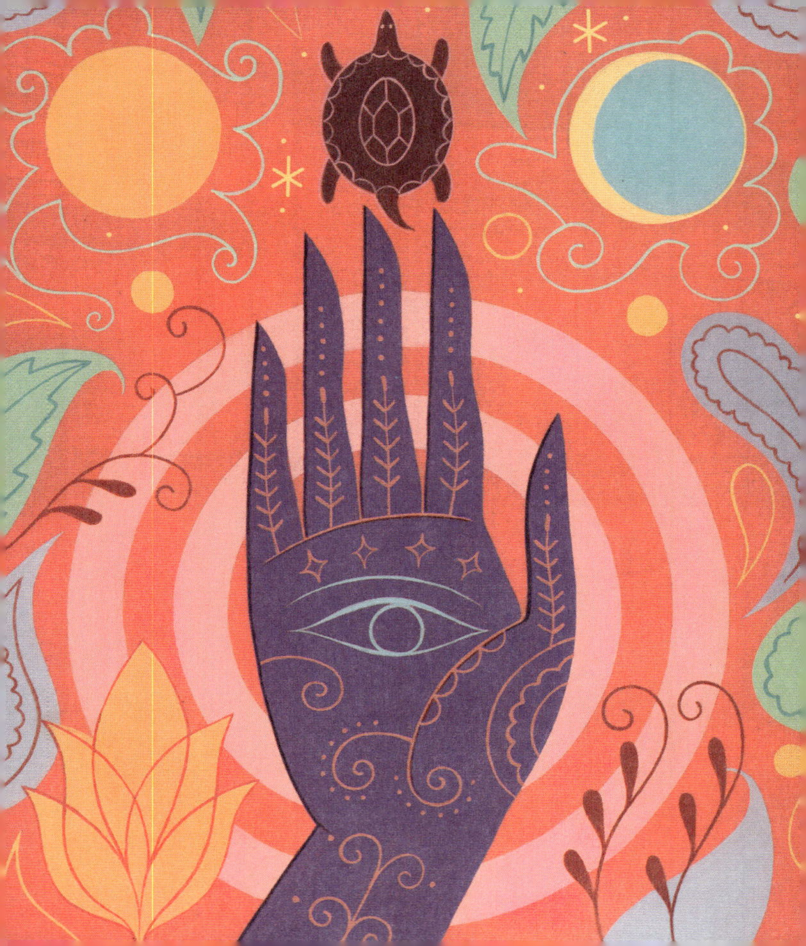

257 **DE L'ŒIL AU CŒUR** *« Il est une route qui va de l'œil au cœur sans passer par l'intellect. »*

GILBERT KEITH CHESTERTON (1874-1936), ANGLETERRE

258 **Concentration intérieure** Le sixième chakra, âjnâ chakra, est le lieu de vision intérieure (source potentielle de perception extrasensorielle). Connu sous le nom de « troisième œil », ce centre d'énergie intuitive est relié selon les yogis à la glande pinéale ou épiphyse du cerveau, lieu supposé de sécrétion de l'hormone de la mélatonine, qui aide à réguler les rythmes d'énergie naturels du corps. Pour concentrer votre regard « yogique » et stimuler la production de mélatonine, il est bon de méditer régulièrement sur ce chakra en fixant du regard son *yantra, ou* représentation visuelle **(973)**. Les yogis ont remarqué que stimuler ce chakra par la méditation peut aider à « tenir » pendant une longue journée, surtout si les rythmes de sommeil ont été perturbés par des heures de coucher tardives, des insomnies ou un décalage horaire.

259 **VISION CORRIGÉE** *« Si les portes de la perception étaient limpides, toute chose apparaîtrait à l'homme telle qu'elle est, infinie. »*

WILLIAM BLAKE (1757-1827), ANGLETERRE

260 **SAVOIR VOIR** *« Ce n'est pas ce que l'on regarde qui importe, c'est* ce *que l'on voit. »*

HENRY THOREAU (1817-1862), ÉTATS-UNIS

261 **Recentrer l'œil intérieur** Au travail, servez-vous de votre œil intérieur de discernement pour vous concentrer sur les informations susceptibles de vous sustenter et censurer celles qui ne le sont pas. Être distrait par des commérages au distributeur de boissons, par exemple, peut concentrer vos pensées sur des *samskaras* ou « sillons de pensée » peu utiles, comme le jugement d'autrui, qui entrave le développement personnel.

262 **Sous vos yeux** *Sangham* signifie « se rassembler » et concerne la recherche d'une communauté. Avivez votre concentration pour refouler le monde de futilités de la télévision et éveillez-vous à ce qui se passe dans votre rue. Pourquoi ne pas réfléchir à la manière dont vous pouvez contribuer à votre voisinage ?

263 **L'antre du lion** Si votre attention est détournée par des personnes négatives sur votre lieu de travail ou par des pensées négatives dans votre propre esprit, retirez-vous de votre poste de travail pendant 10 minutes pour pratiquer la **Posture du Lion (27)** purificatrice 5 fois.

264 **Relaxation, non relâchement** La relaxation yogique n'équivaut pas à l'endormissement ! L'idée est d'acquérir un tel calme et une telle concentration que l'on se sente ensuite revigoré et prêt à se remettre au travail avec une concentration nouvelle. Efforcez-vous de vous détendre ainsi 10 minutes par jour. Cela vous aidera sans doute d'écouter de la musique calme ; sinon, vous pouvez aussi préférer le silence total, qui constitue la meilleure pratique d'entre toutes, selon les *Veda*.

265 **Outils de relaxation** Il peut être judicieux de créer vos propres outils de relaxation si vous avez du mal à vous « déconnecter ». Par exemple, vous pouvez 1) vous harmoniser au rythme de votre souffle, 2) détecter la présence de *samskaras*, modes de pensée négatifs qui peuvent perturber l'attention, 3) trouver et répéter une affirmation positive concernant ces *samskaras*.

266 **Pensées vagabondes** Sachez aussi apprécier des phases d'attention relâchée, en remettant par exemple de l'ordre sur votre bureau ou dans vos tiroirs, et respectez toute impulsion faisant surface dans ces moments. Les yogis voient ces impulsions comme des occasions d'illumination intérieure.

267 **Vigilance sans répression** En méditant, rassemblez votre esprit dispersé de manière douce, par la conscience détendue : prenez simplement conscience de votre esprit distrait plutôt que de réprimer les pensées qui vous viennent.

COMMUNIQUER CLAIREMENT

268 **MOTS DOUX** *« Ne dis que la vérité qui est douce. »*
SRI K. PATTABHI JOIS (NÉ EN 1915), INDE

269 **Chaque mot compte** Les yogis s'efforcent de ne pas gaspiller les mots, en puisant la vérité de l'intérieur (*satya*) avant de parler.

270 **ANALYSE PRÉALABLE** *« Avant de parler, demande-toi : est-ce gentil, est-ce nécessaire, est-ce vrai, est-ce mieux que le silence ? »*
SRI SATHYA SAI BABA (NÉ EN 1926), INDE

271 **Méditer pour mieux communiquer** Parler avec son cœur requiert du courage et de la lucidité, qui sont des qualités associées aux chakras au-dessus et au-dessous du cœur (la gorge et le nombril, voir pp.16-18). Pour affiner vos capacités de communication, asseyez-vous dans le calme, fermez les yeux et concentrez-vous sur la région de votre gorge puis sur celle de votre nombril.

272 **Dompter l'océan intérieur** Figurez-vous la méditation comme un bateau sur lequel vous pouvez effectuer un voyage intérieur en quête d'opinions dignes d'être communiquées. Sans ce véhicule, vous risquez de vous trouver confiné à la ligne de marée ou de perdre pied en allant vers le large.

273 **Le mudra Lotus** Ce geste, qui crée une forme de fleur de lotus devant le chakra du cœur, encourage la communication sincère. Placez vos mains devant votre cœur en faisant se toucher les bases de vos paumes, vos pouces et vos auriculaires entre eux. Écartez vos autres doigts comme des pétales. Prenez 4 respirations profondes, puis refermez la fleur en un bouton en joignant tous vos doigts.

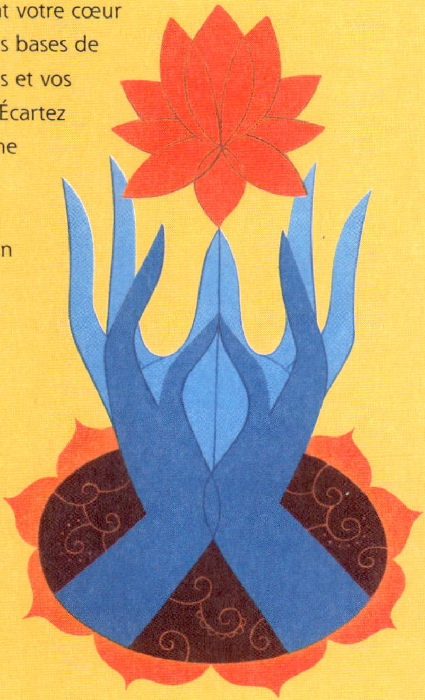

274 **La contre-posture au mudra Lotus** Ce geste peut s'avérer utile après le **mudra Lotus (273)** pour procurer une sensation d'enracinement des pensées avant leur expression. Fermez vos deux mains ensemble en un bouton de fleur, puis retournez-les afin de faire se toucher leur dos, les doigts dirigés vers la terre, comme les racines profondes d'une fleur de lotus. Assurez-vous que vos avant-bras restent parallèles au sol et que vous ressentez un étirement sur la face extérieure de vos poignets. Répétez ce geste plusieurs fois avant une réunion importante et il vous aidera à exprimer plus clairement ce que vous voulez dire.

275 **La danse de la communication** Le dieu hindou Shiva communique en dansant les rythmes de l'univers. Il se tient debout et sans peur au milieu du cercle des forces créatrices : la génération, l'organisation et la destruction. Il a occis le tigre de l'ambition, dompté le serpent de la passion et écrasé le lutin de l'ego.

276 **Introduction à la danse indienne** La tradition de *Bharatnatyam*, danse classique indienne, est inspirée de la danse créatrice du dieu Shiva. Pour explorer cet art ancien de communication, soyez à l'affût de cours ou de spectacles de danse indienne dans votre ville ou votre secteur.

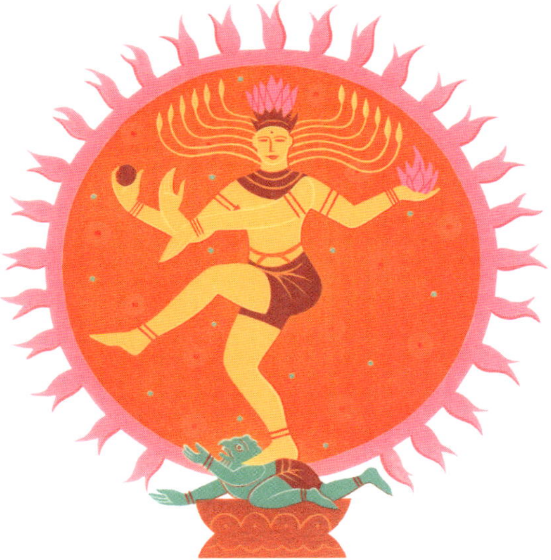

277 **L'inspiration de Shiva** Le dieu hindou Shiva est une source d'inspiration non seulement pour la danse yogique et indienne, mais aussi pour la sculpture. Faites l'acquisition d'une figurine de Shiva dans son rôle de Nataraja, ou danseur cosmique (dans la posture ci-dessus), que vous placerez là où vous avez le plus besoin d'aide quant à vos capacités de communication, peut-être sur votre bureau ou près du téléphone. Laissez ensuite Shiva vous encourager à surmonter les obstacles de la vie en dansant.

278 **TEMPS DE PAROLE** *« L'homme possède deux oreilles et une bouche, de sorte à pouvoir écouter deux fois plus qu'il ne parle. »*
ÉPICTÈTE (V. 50-V. 125), GRÈCE

279 **Apprendre à écouter** Appuyez sur votre « bouton pause » métaphorique lorsque vous écoutez parler les autres, afin de vraiment absorber ce qu'ils ont à dire. Efforcez-vous de mettre en pratique ce réflexe dans vos réunions de travail, et surveillez-vous afin de ne pas interrompre les autres soit pour contrôler une conversation, soit pour y mettre fin.

280 **Corps sage** Lorsque vous passez d'une asana à l'autre, imaginez que votre corps vous parle. Que dit-il ? Peut-il vous enseigner quelque chose ? Mettez-vous sur la fréquence de votre corps dès que vous ressentez le besoin d'accéder à sa sagesse innée.

281 **SAVOIR SE TAIRE** *« Ceux qui savent ne parlent pas, ceux qui parlent ne savent pas. »*
LAOZI (V. 604-V. 531 AV. J.-C.), CHINE

282 **Annoncer la couleur** Portez au travail un vêtement ou un accessoire qui exprime votre personnalité, ne serait-ce que des chaussettes de couleur vive ou une doublure de veste à motifs.

283

LA POSTURE DU DANSEUR

Natarajasana

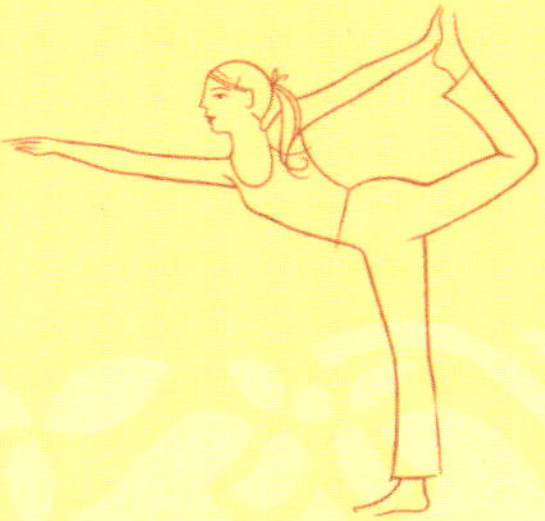

Nataraja signifie « roi des danseurs » en sanskrit, et cette posture vous aidera à utiliser grâce et équilibre plutôt que des mots pour communiquer des idées.

Tenez-vous debout en **Posture de la Montagne (57)**, le souffle profond et régulier. Fixez vos yeux sur un point devant vous tout en gardant un regard souple. Levez le pied gauche derrière vous et saisissez-le de votre main gauche. Veillez à bien garder les hanches alignées. Levez le bras droit devant vous, parallèle au sol. Arquez légèrement le dos, levez la jambe gauche derrière vous, ouvrez la poitrine et prenez 10 respirations. Défaites la posture, répétez à droite, puis relâchez. ➤ 302

284 **Méditation d'écoute** *Antar Mouna* Cet exercice aiguise le sens de l'ouïe. Assis le dos droit ou allongé sur le dos, fermez les yeux. Mettez-vous à l'écoute des sons qui vous entourent. Choisissez d'abord un son lointain, que vous isolerez dans votre esprit et écouterez pendant un moment. Ensuite, faites de même avec un son proche, puis avec un son à mi-distance entre les deux premiers. Enfin, détendez-vous et laissez tous les sons rouler sur vous comme une seule vague, sans vous laisser distraire par aucun en particulier. Ouvrez les yeux et revenez lentement à vos activités normales, fort d'une conscience accrue de tous ces sons qui vous entourent.

285 **Le son du souffle** Si vous avez tendance à être distrait par un bureau encombré, fermez les yeux et concentrez-vous sur le son de votre souffle. Écouter les vagues d'inspirations et d'expirations déferler en vous régénérera votre ouïe et votre capacité de concentration.

286 **Communication directe** Les messages transmis de personne en personne ont tendance à se déformer selon le principe du « téléphone arabe ». Évitez les informations indirectes en vous acquittant de vos propres messages et en demandant à les recevoir directement.

287 **RAFRAÎCHISSEMENT SPIRITUEL** *« Alors elle déversa pour lui la musique liquide de sa voix pour étancher la soif de son esprit. »*
NATHANIEL HAWTHORNE (1804-1864), ÉTATS-UNIS

288 **En chanson** Échauffez vos « muscles communicatifs » avant de faire une présentation ou un discours, en fredonnant ou en chantant. Laissez les vibrations nourrir vos cordes vocales ; vous pouvez même inventer des paroles à votre chanson pour exprimer la vérité que vous ressentez, ou *satya*.

289 **DON DE VOIX** *« La communication est une offrande. »*
BOUDDHA (V. 563-V. 483 AV. J.-C.), INDE

290 **Mantra purificateur de la gorge** *HAM* est le *bijâ mantra*, ou semence verbale, associé au chakra de la gorge, qui gouverne la communication (voir p.18). Avant une réunion, scandez ce son plusieurs fois et laissez ses vibrations vous fortifier.

291 **Lavage de gorge** Pour acquérir la confiance nécessaire pour parler sincèrement, asseyez-vous en vous grandissant, fermez les yeux et imaginez votre gorge comme un pilier de jade que la lumière turquoise « lave », ou purifie, doucement.

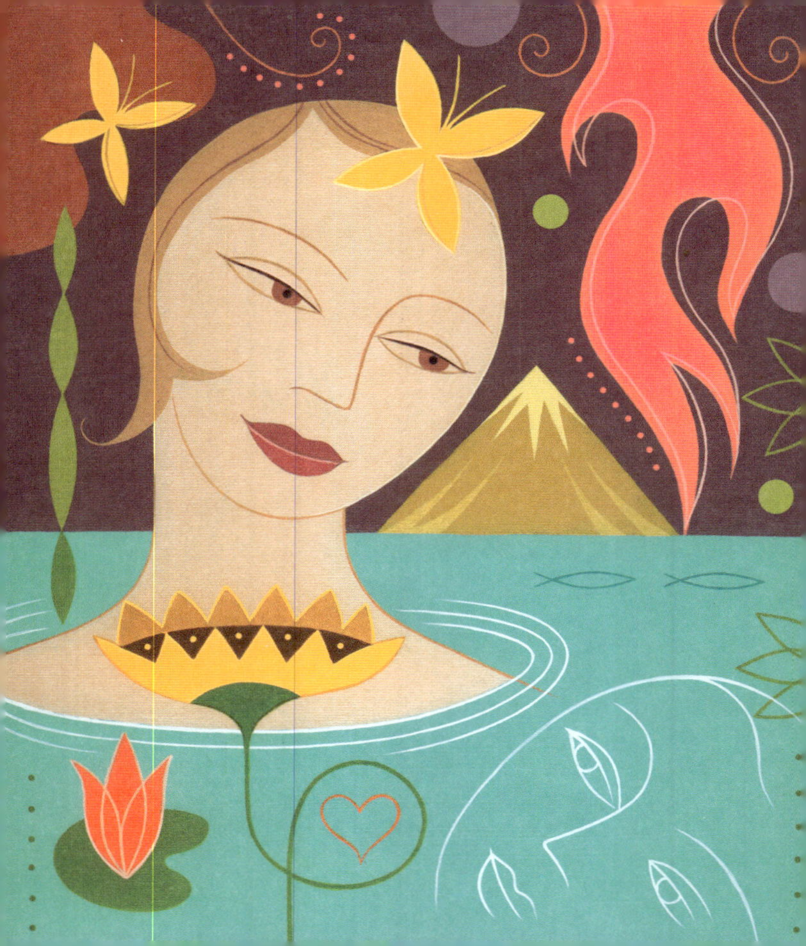

DU TEMPS POUR SOI

SE TOURNER VERS L'INTÉRIEUR

292 **Voyage initiatique** Depuis les temps anciens, les yogis ont choisi de se détourner de la stimulation sensorielle du monde extérieur pour se concentrer sur l'intérieur. Les *Upanishad* enseignent qu'on émerge d'un voyage d'exploration en soi-même avec plus d'assurance et de confiance en soi.

---

293 **CHOISIR SA VOIE**

« Une voie mène au-dehors et l'autre, au-dedans. Tu peux emprunter le chemin extérieur ,qui mène au plaisir ou le chemin intérieur qui mène à la grâce. »

KATHA UPANISHAD (800-400 AV. J.-C), INDE

---

294 **Le vrai soi en soi** Le pratyahara constitue la cinquième des huit branches, ou observances, du hatha-yoga (voir p.15). Signifiant « retrait des sens », cette pratique concentrée sur l'intérieur implique d'écarter toute distraction extérieure, ce qui permet d'entrer en contact plus étroit avec le soi intérieur.

Regard intérieur (295) Une méthode simple pour commencer l'exploration du pratyahara est de trouver un endroit calme et confortable et de s'y asseoir 5 minutes les yeux fermés de temps à autre.

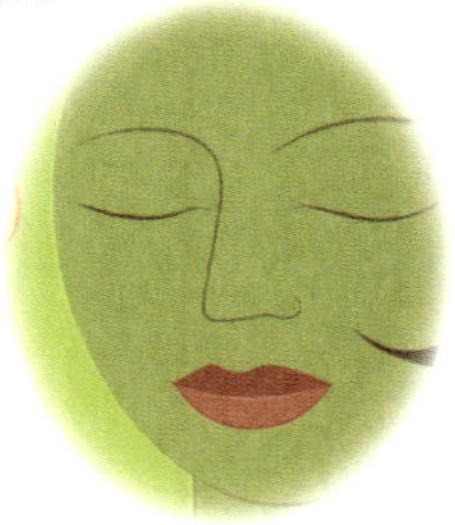

296 **Le mudra de l'écoute de soi** *Sanmukhi Mudra* Également appelé « visage sain », ce mudra de retrait des sens offre un espace calme et apaisant en soi lorsqu'on en a le plus besoin. Assis, le dos droit, placez vos index sur vos sourcils, vos majeurs sur vos paupières closes, vos annulaires sur les ailes de votre nez et vos auriculaires au coin de vos lèvres. Puis fermez les tragus de vos oreilles afin de les boucher avec vos pouces. Reposez-vous ainsi pendant 30 respirations, puis relâchez. (À éviter si vous souffrez de dépression.)

297 **Postures protectrices** Si vous vous sentez vulnérable après une pratique de pratyahara comme le **mudra de l'écoute de soi (296)**, effectuez des flexions avant assises comme la **Posture de la Tête au genou (480)** ou la **Posture de l'Étirement de l'ouest (683)** pour la sensation de sécurité qu'elles procurent.

298 **Concentration sur l'antre de l'esprit** Cet exercice aide à trouver refuge loin du monde extérieur. Fermez les yeux et concentrez-vous sur l'espace expansif derrière votre troisième œil, vers l'arrière de votre tête. Dirigez également votre regard vers l'espace situé devant vos yeux fermés, le *citta kash* ou « antre de l'esprit ». Attendez-vous à voir apparaître des images qui feront appel à votre attention ; laissez-les passer. Rouvrez les yeux après quelques minutes.

299 **Flexion intérieure** Des flexions avant comme la **Flexion avant debout jambes écartées (204)** et la **Posture Intense (302)** encouragent le pratyahara (retrait des sens) en « fermant » le devant du corps (où résident les organes sensoriels) à la stimulation sensorielle. Placer la tête plus bas que le cœur apporte du sang nouveau au cerveau et aide à débrouiller les pensées.

---

300 **ASSIDUITÉ**

« La pratique constante est le seul secret de la réussite. »

HATHA-YOGA PRADIPIKA (XVE SIÈCLE), INDE

---

301 **Indulgence envers soi** Les flexions avant peuvent être difficiles car elles étirent l'arrière du corps de façon intense, ce qui peut entraîner une attitude trop ambitieuse, voire agressive. Il est donc plus important que jamais, lorsque vous effectuez des asanas comme la **Posture Intense (302)**, de maintenir une approche d'*ahimsa*, ou non-violence, envers vous-même. Vous forcer de quelque façon ne ferait que risquer de perturber votre pratique du retrait des sens. Soyez « tendre » envers vous-même en assouplissant vos genoux et vos épaules, et en vous échappant du monde extérieur avec votre souffle, vers le silence.

LA POSTURE INTENSE

Uttanasana

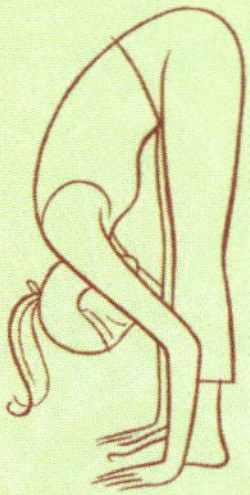

Ut signifie « intense » en sanskrit, et *tan*, étendre. En se pliant au niveau du bassin dans cette posture, le corps opère une flexion sur lui-même dans un étirement introverti intense.

Debout, pieds écartés de la largeur du bassin, étirez votre colonne. Sur une inspiration, posez les mains sur les hanches. Sur une expiration, pliez-vous en deux au niveau du bassin et approchez votre ventre de vos cuisses. N'arrondissez pas le haut de votre dos ; si vous sentez quelque inconfort, fléchissez à peine les genoux. Visez à poser vos paumes de mains sur le sol, de chaque côté de vos pieds. Prenez 10 respirations en relâchant la tension dans votre nuque. Arrondissez doucement le dos pour remonter et défaire la posture ; relâchez. ➤ 321

303 **Contemplation de la langue à l'écoute** La langue est considérée par les yogis comme le plancher du cerveau ; ainsi, en gardant le silence, ou une « langue à l'écoute », on retire son esprit du monde extérieur. Pour vous y essayer, asseyez-vous dans un lieu calme et laissez votre langue reposer sur le fond de votre bouche, puis mettez-vous « à l'écoute » du silence. Que vous dit-il ? Les textes védiques anciens affirment que le silence apporte *shanti*, ou la paix (en sanskrit ci-contre).

शान्ति

304 **MISSION POSSIBLE** « *Une seule tâche à effectuer ici : trouver qui tu es. Comment trouve-t-on qui l'on est ? Plonge dans le silence et vois.* »
SIVA YOGASWAMI (1872-1964), INDE

305 **Le mantra du calme intérieur** Si vous avez des difficultés à vous déconnecter de tous les sons du monde extérieur durant vos séances de yoga, focalisez votre attention sur votre cœur. Lorsque vous vous sentez prêt, chantez le son *SOM*, le *bijâ mantra* ou semence verbale qui calme l'esprit, jusqu'à ce qu'il résonne dans votre cœur et que le calme grandisse en vous.

306 **Point d'ancrage** Il est naturel d'être distrait lorsque l'on commence à essayer de calmer son esprit. Cela peut aider d'avoir un symbole rassurant auquel renvoyer son esprit en ces moments d'hésitation. Vous pouvez imaginer, par exemple, une flamme de bougie vibrante ; considérez cet objet de concentration comme un « roc » qui vous stabilise dans les moments où vous vous sentez perdu ou distrait.

307 **Retour aux sources** Lorsque vous vous sentez submergé par le monde et que vous ressentez un besoin d'auto-encouragement, prenez la **Posture de l'Enfant (864)**, une asana profondément réconfortante qui reproduit la courbe de l'embryon primaire. Détendez-vous dans cette position le temps de quelques respirations régulières et profondes.

308 **Devenir poète** Après chaque séance de yoga, couchez sur papier toutes les pensées qui font surface. Vous vous plairez peut-être à les exprimer dans un style poétique ou créatif qui relate votre voyage intérieur.

---

309 LE FARDEAU DES PENSÉES

« Si tu peux renoncer à toutes tes pensées, tu atteindras ici et maintenant l'accomplissement de l'unité avec toutes choses. »

RAMAYANA (500-100 AV. J.-C.), INDE

310 **La paix gagne la guerre** Lorsque l'on fait régulièrement l'effort de détourner ses sens de l'assaut du monde extérieur, on se rend compte petit à petit de la paix qu'acquiert l'esprit à mesure que les nombreuses pensées perturbées commencent à s'apaiser.

---

311 **VOIR LE SOI, ÊTRE LE SOI**

« Qui voit le soi devient le soi. »

KATHA UPANISHAD (800-400 AV. J.-C.), INDE

---

312 **Dépasser l'espace-temps** Une pratique régulière de pratyahara mène au dharana, ou concentration (la sixième des huit branches du yoga, voir p.15), puis à une expérience de dhyana, ou méditation (la septième branche), jusqu'à ce que l'esprit se dissolve finalement en ce que les yogis appellent une « conscience océanique », samadhi, le huitième et ultime état d'éveil.

313 **Éveil spirituel** Toutes les grandes traditions religieuses préconisent des moments de retraite solitaire comme moyen d'éveiller l'esprit. Jésus a montré l'exemple en passant quarante jours dans le désert, et Bouddha est resté patiemment assis à méditer sous le figuier des Banyans, prêt à recevoir l'illumination.

Il n'est cependant pas nécessaire de vous retirer dans le désert ni dans aucun autre endroit lointain : votre retraite peut prendre la forme d'une heure passée dans un temple, un jardin ou une église, ou à rester chez vous, télévision éteinte, dans le silence.

314 **SOIF SPIRITUELLE** *« Ô Amon, doux Puits pour qui a soif dans le désert [...]. Lorsque vient celui qui est silencieux, alors il trouve le Puits. »*

PRIÈRE ÉGYPTIENNE (V. 1200 AV. J.-C.)

315 **Retraite spirituelle** Lorsque vous vous retirez du monde, cherchez ce que les yogis appellent une « flamme divine » : l'étincelle qui vous motive dans la vie. Méditez sur les paroles de Bouddha : *« Regarde en toi, tu es le Bouddha »*, ou le message de Jésus : « *Le royaume des Cieux est en vous.* »

316 **Vacances yogiques** De temps à autre, vous trouverez peut-être bon d'effectuer une retraite avec un professeur qui vous soutienne durant votre parcours yogique. Cela vous donnera l'occasion de partager vos expériences et vos découvertes avec d'autres personnes de même sensibilité si vous le désirez.

LA FORCE ET LA CONFIANCE

317 **La force des piliers** Pour rester fort mentalement, physiquement et émotionnellement, assurez-vous que vous accordez une attention égale aux cinq piliers du yoga recommandés par Swami Sivananda : l'exercice, la respiration, la pensée, l'alimentation et la relaxation justes (voir p. 23).

318 **La stabilité fait la force** La sage Patanjali a déclaré que la pratique d'asanas devait incarner *sthiram sukham*, la stabilité et l'aise. Si vous établissez une stabilité corporelle en pratiquant des postures, une stabilité mentale s'ensuivra, et vous développerez la force intérieure et la confiance en vous nécessaires pour relever des défis physiques et mentaux.

319 **Racines solides** Vous tirerez une grande force de postures debout comme la **Posture de la Montagne (57)** et la **Posture de l'Aigle (321)**, mais seulement si vous les exécutez de manière stable, en vous « ancrant » au sol par les articulations intérieures de votre gros orteil et l'extérieur de vos talons, avant de laisser votre corps répondre au soulèvement de votre poitrine.

320 **CIEL ET TERRE** *« Il existe deux façons d'exercer sa force : l'une en poussant vers le bas, l'autre en tirant vers le haut. »*
BOOKER T. WASHINGTON (1856-1915), ÉTATS-UNIS

321

LA POSTURE DE L'AIGLE

Garudasana

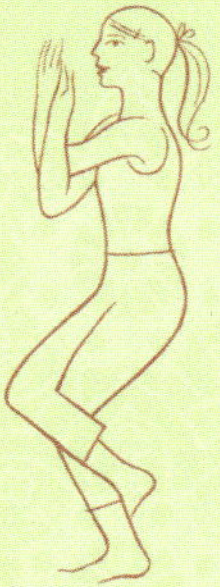

L'aigle (*garuda*) symbolise le triomphe de l'esprit sur l'intellect. Lorsque l'on trouve son équilibre dans cette posture, elle apporte une grande force de concentration.

Debout, pieds écartés de la largeur du bassin, fléchissez les genoux et enroulez votre jambe droite autour de votre gauche, en visant à caler votre pied droit sur votre mollet gauche. Levez les bras devant vous, coudes fléchis, paumes de mains face à face. Passez votre bras droit sous votre bras gauche pour venir l'envelopper, puis cherchez à joindre vos paumes en abaissant les coudes. Tenez la pose pendant 10 à 15 respirations, avec un regard aussi perçant que celui d'un aigle. Répétez de l'autre côté, puis défaites la posture. ➤ 337

322 **CONCENTRÉ DE FORCE**

« La concentration est le secret de la force. »

RALPH WALDO EMERSON (1803-1882), ÉTATS-UNIS

323 **Suivre son instinct** Le *manipûra chakra* (voir p. 17), situé derrière le nombril, gouverne le sentiment de sécurité que l'on a par rapport au sens du soi, qui aide à établir un niveau d'ambition dans la vie. Pour faire de ce centre du nombril ou du ventre votre « gouvernail » personnel, soyez attentif tout au long de la journée à vos réactions instinctives et ayez le courage de les suivre. Toutes les formes de yoga vous aideront à vous fier à ces instincts et à augmenter votre sensation de paix intérieure.

324 **Le mantra de la force** Si vous manquez de confiance en vous, tournez-vous vers le *bijâ mantra* ou semence verbale *RAM*, associé au chakra du plexus solaire, le centre de votre corps (voir p. 17). Assis le dos droit, observez votre souffle. Guidez l'œil de votre esprit jusqu'au centre de votre nombril : sentez votre ventre se dilater lorsque vous inspirez et se contracter lorsque vous expirez. Puis entonnez le mantra *RAM* en le répétant à chaque expiration jusqu'à vous sentir plus fort.

325 **Nourrir sa force** Une alimentation saine est l'un des cinq piliers de la pratique yogique (voir p. 23). Observez comment l'ajout de nombreux aliments frais et de saison à votre régime aide à stabiliser votre humeur, rendre votre esprit plus fort et ainsi renforcer votre fibre morale.

326 **Enveloppe renforcée** La philosophie yogique voit le corps comme un ensemble de cinq enveloppes contenant chacune une densité d'énergie différente (voir p.19). L'enveloppe extérieure, celle que l'on voit, est l'*annamaya kosha*, ou « veste faite de nourriture ». Des postures de yoga bien exécutées renforcent cette enveloppe extérieure.

327 **Visualisation du centre du Soleil** Lorsque vous souffrez d'un manque d'amour-propre, prenez la **Posture du Diamant** (voir p.33), yeux clos. Imaginez qu'un magnifique tournesol éclatant pousse dans votre *manipûra chakra*, sous votre nombril. Observez sa teinte dorée qui fait écho à l'énergie puissante du soleil. Avec chaque inspiration, inhalez l'énergie dorée, chaude et revigorante de ce tournesol jusqu'à ce que vous sentiez sa force animer votre esprit.

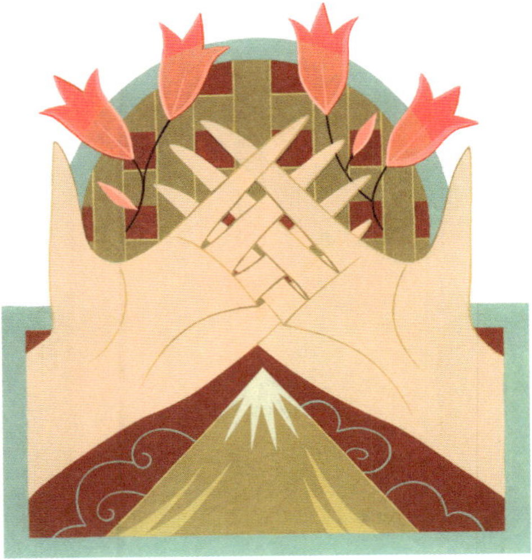

328 Le Geste de la Confiance inébranlable *Vajrapradama Mudra*
Dans les moments où vous doutez de vous-même, ce geste vous aidera à vous fier à votre force intérieure. Placez vos paumes de mains devant votre poitrine, doigts et pouces écartés. Entrelacez vos doigts pour créer un motif en treillis, puis ouvrez vos paumes et vos pouces devant votre cœur. Restez immobile et observez votre souffle pendant plusieurs respirations. Puis relâchez.

329 **Répétition persuasive** Pour renforcer l'effet du **Geste de la Confiance inébranlable (328)**, répétez plusieurs fois dans votre tête un *sankalpa*, affirmation positive formulée au présent, tout en tenant le mudra. Par exemple, vous pouvez dire : « Je suis très puissant et je canalise bien ma force. »

330 **Esprit volontaire** Prêtez attention aux mots que vous utilisez habituellement : dites-vous souvent « je dois » ou « je devrais » ? Dopez votre amour-propre en vous efforcez d'employer des termes reflétant plutôt l'initiative personnelle, tels que « je vais faire », « je choisis de faire » chaque fois que vous le pouvez. Le discours juste suit la pensée juste (voir p. 23).

331 **Mise en perspective** *Ishwara pranidhana*, ou l'admiration pour la nature, est le dernier des niyamas, codes de conduite de Patanjali (voir p.14). Portez sur vous un objet qui représente la force de la nature, peut-être une pierre particulière ou un talisman en forme de cœur, et laissez-le vous rappeler que vous faites partie d'un vaste univers.

332 **MYSTÈRES UNIVERSELS** *« Deux choses remplissent l'esprit d'admiration et de crainte incessantes : le ciel étoilé au-dessus de moi et la loi morale en moi. »*

EMMANUEL KANT (1724-1804), ALLEMAGNE

333 **Le yoga du cœur** Inspirez-vous de gens comme Mère Teresa ou le Mahatma Gandhi, qui ont consacré leur vie à aider les autres et à promouvoir la paix dans le monde. De telles manifestations de force intérieure sont typiques du karma yoga (le service désintéressé, voir p. 13). Renforcez votre cœur en accomplissant un acte désintéressé chaque jour.

334 **BATAILLE DE CŒUR** *« Les seuls démons de ce monde sont ceux qui grouillent dans notre propre cœur, et c'est là qu'il faut mener toutes nos batailles. »*

LE MAHATMA GANDHI (1869-1948), INDE

335 **Équilibre dynamique** Outre augmenter la force mentale et physique, les postures d'équilibre sur les bras aident à développer une grande confiance en soi. Essayez la **Préparation à l'Équilibre sur les mains (337)**, puis passez à la **Posture du Héron (415)**. Vous confronter à la crainte de la difficulté de ces postures renforcera votre détermination.

336 **SECRET DE LA FORCE INTÉRIEURE** *« Il n'est rien de tel que l'accomplissement pour accroître la confiance en soi et l'amour-propre. »*

THOMAS CARLYLE (1795-1881), ÉCOSSE

337 **La Préparation à l'Équilibre sur les mains** N'essayez cette posture renforçante que si vous parvenez à maintenir sans inconfort une ligne diagonale de la face extérieure de vos poignets à vos hanches dans la **Posture du Chien tête en bas (481)**. Commencez en Posture du Chien tête en bas, talons au mur. Montez vos pieds sur le mur avec précaution jusqu'à ce que vos jambes soient parallèles au sol et que vos bras et votre buste soient verticaux. Tenez la position pendant 10 respirations, redescendez vos pieds au bas du mur et reposez-vous sur le sol. ➤ 357

338 **Un jeu d'enfants** Observez à présent comment les enfants font des équilibres sur les mains en jouant. Pour devenir aussi intrépide et naturellement confiant qu'un enfant dans de telles postures inversées, dopez d'abord votre estime de vous-même en pratiquant la **Visualisation du centre du Soleil (327).**

339 **Force de l'intellect** Si vous vous nourrissez de défis intellectuels, il vous serait sans doute bénéfique de vous intéresser au jnana yoga, la voie du questionnement et de la connaissance yogiques (voir p.13), par opposition à la dévotion ou à l'action yogiques.

340 **Lecteur admiratif** La lecture de textes yogiques (voir p.11) cultive non seulement la force intellectuelle, mais aussi un sens de l'admiration, *ishwara pranidhana*, qui incite à placer sa confiance en une force supérieure.

L'INSPIRATION ET LA CRÉATIVITÉ

341 **VISION SUBJECTIVE** *« Le monde n'est qu'un tableau de l'imagination. »*

HENRY THOREAU (1817-1862), ÉTATS-UNIS

342 **Tout est possible** Le yoga peut être un moyen de se mettre en rapport avec sa propre créativité : toutes ses formes, des pratiques de postures aux exercices de respiration en passant par la méditation, offrent des aperçus au-delà des habitudes de pensées, au plus profond de soi-même, là où tout est possible.

343 **Source d'inspiration** D'où vient l'inspiration ? Des profondeurs du subconscient. Les textes spirituels emploient souvent la métaphore de la pêche pour décrire les parcours méditatifs dans l'esprit : on jette un hameçon dans la « mer de l'être », après quoi on attend de voir ce qu'on peut en retirer.

344 **PÊCHE À L'INSPIRATION** *« Avancez en pleine eau, et jetez vos filets pour pêcher. »*

ÉVANGILE SELON SAINT LUC, V, 4

345 **Non-avidité** Il est important de pratiquer *aparigraha*, ou « non-avidité » (voir p.14), dans toute poursuite créative, y compris le yoga.

346 **Un esprit sans distractions** Une fois que vous aurez libéré votre esprit des distractions extérieures par la méditation, vous aurez non seulement un plus grand accès à votre créativité, mais vous aurez aussi l'énergie de l'exprimer de quelque façon que vous choisirez. Entamez le processus de filtrage de la distraction en pratiquant cette technique calmante qu'est **l'Inspiration inspirée (347)**.

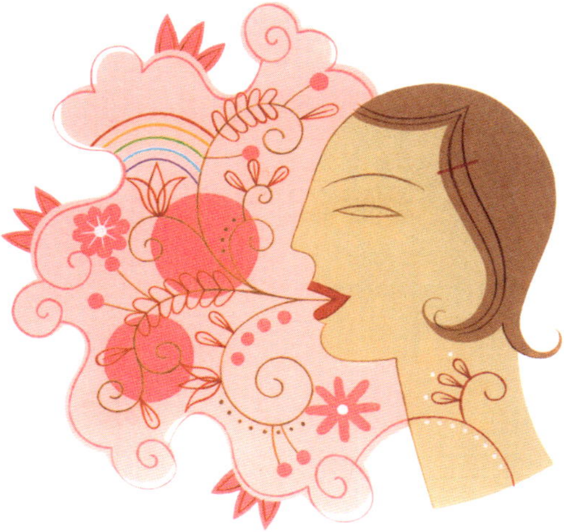

347 **L'Inspiration inspirée** Chaque bouffée d'air que vous prenez apporte avec elle une vague d'énergie renouvelante et inspirante désignée par le terme de *brahmana*. Prenez le temps au cours de votre journée de vous concentrer sur cette énergie, qui tire son nom de Brahma, dieu hindou de la Création et de l'Inspiration.

348 **INSPIRER L'ESPRIT** *« Inspire, et Dieu t'approche. »*
SRI TIRUMALAI KRISHNAMACHARYA (1888-1989), INDE

349 **Flexion, inspiration** Quand vous vous sentez particulièrement en manque d'inspiration, ajoutez à votre pratique d'asanas des flexions arrière, pour relever votre moral. En tenant l'une d'entre elles comme la **Posture du Chameau (447)** ou la **Posture du Pont (506)**, portez votre attention sur chaque inspiration et sentez comme elle inspire littéralement de nouveau votre façon de penser et de ressentir les choses.

350 **Respiration en règle** *Asteya*, la « non-appropriation » ou le principe de ne pas voler, est un *yama* préconisé par le code moral du yoga (voir p.14), que l'on peut appliquer au pranayama en maintenant des inspirations et des expirations régulières et égales, sans rien « voler » à l'une ou à l'autre. Selon les yogis, pour qui le souffle reflète l'esprit, cette respiration égale crée un état intérieur de calme et d'équilibre et rend donc plus susceptible de générer

des idées nouvelles. Comptez simplement jusqu'à 4 en inspirant et à nouveau en expirant, et comptez de plus en plus loin à mesure que vous acquerrez de la pratique.

351 **La place aux idées** Le fait d'expirer laisse la place à l'arrivée de nouveau prana, la force de vie qui afflue lorsque l'on inspire. Concentrez-vous sur chaque expiration quand vous ressentez le besoin de laisser plus d'espace de circulation à des pensées créatives.

352 **DÉSENCOMBREMENT** *« L'expiration [...] libère ce qui est superflu et ôte ce qui deviendrait sinon des obstacles à la libre circulation du prana à l'intérieur. »*

B.K.S. IYENGAR (NÉ EN 1918), INDE

353 **Le Soufflet de forgeron** *Bhastrika* est une pratique revigorante qui utilise les poumons comme un soufflet et engendre une pensée claire et créative. Assis confortablement le dos droit, respirez régulièrement. Inspirez lentement par le nez, puis expulsez l'air par le nez par à-coups, en approchant votre abdomen de votre colonne vertébrale, comme si vous fermiez brusquement un soufflet pour attiser un feu. Laissez votre abdomen se dilater naturellement sur la prochaine inspiration. Répétez plusieurs fois si l'exercice est confortable.

354 **Le plaisir de la pratique** Ne tombez pas dans le piège qui consiste à trop forcer en effectuant les asanas. Une pratique trop râjasique (impliquant trop d'efforts et de zèle) nuit à l'expression créative. Essayez donc plutôt de ne pas trop vous attacher aux résultats des postures, que ce soit un ventre sculpté ou le désir de parvenir à la « posture finale ». Cette attitude de détachement rendra votre pratique créative et vous apportera une inspiration nouvelle à chaque mouvement, et c'est aussi un bon modèle d'approche de la vie en général, qui consiste à vivre pleinement chaque instant.

355 **Essorer son ego** Les postures de torsion créent un effet « essorant » qui revigore les organes, les muscles et les nerfs en les débarrassant de leur nonchalance et en leur apportant une énergie inspirante et renouvelante. Incluez des torsions telles que la **Posture du Triangle en torsion (357)** et la **Torsion vertébrale assise (737)** à chaque séance.

356 **Torsions sans danger** Pour des torsions efficaces, il est important de comprendre comment bouge la colonne vertébrale. La partie lombaire (bas du dos) est conçue pour être non pas tordue mais fléchie en avant et en arrière. Stabilisez-la en faisant participer vos muscles abdominaux centraux, puis opérez la torsion au niveau de la partie thoracique de votre colonne (l'arrière de la cage thoracique) et de sa partie cervicale (la nuque).

LA POSTURE DU TRIANGLE EN TORSION

Parivrtta Trikonasana

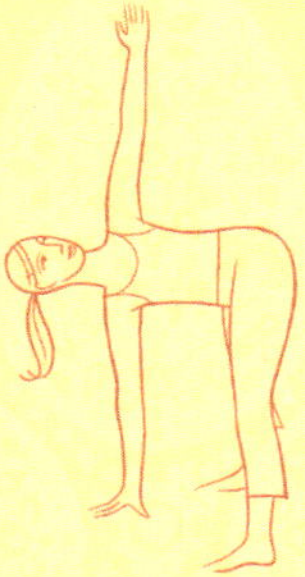

Dans cette posture de torsion, le corps est à la fois solide du fait de la position jambes écartées ancrée au sol, et fluide dans la rotation libératrice du buste. Cet équilibre de mouvement permet de s'ouvrir au *shakti* (énergie créatrice).

Debout, pieds parallèles écartés de 1 m, tendez les bras parallèlement au sol sur les côtés. Sur une inspiration, soulevez votre poitrine ; sur l'expiration, posez votre main droite par terre devant vous afin de créer une forme de triangle au sol, vos pieds formant les angles de base. Tournez votre buste vers la gauche jusqu'à aligner verticalement votre épaule gauche avec la droite. Étirez le bras gauche vers le haut. Prenez 5 respirations, répétez de l'autre côté, puis défaites la posture. ➤ 386

358 **Apprendre des enfants** Pour encourager votre propre créativité, passez du temps avec de jeunes enfants et observez-les lorsqu'ils jouent ; pourquoi ne pas leur montrer comment effectuer des asanas amusantes comme la **Posture du Lion (27)** ou la **Posture du Chien tête en bas (481)** ? Regardez comme ils explorent ces postures sans s'attacher à un but, et voyez si vous pouvez adopter cette même attitude dans votre propre pratique d'asanas.

359 **PRENDRE LE JEU AU SÉRIEUX** *« L'homme est au plus proche de lui-même lorsqu'il atteint le sérieux d'un enfant qui joue. »*
HÉRACLITE (V. 550-V. 480 AV. J.-C.), GRÈCE

360 **Pratique ludique** La pratique d'asanas peut être ressentie comme une expression de l'individualité si l'on voit les parties du corps comme les pièces d'un puzzle, qui peuvent être assemblées de diverses façons afin de former ces puzzles différents que sont les postures. Dans chaque position initiale, adoptez une curiosité d'enfant quant aux moyens d'arriver à la prochaine étape de la posture : peut-être trouverez-vous votre propre manière, différente de la manière conventionnelle. Laissez les rênes libres au poids de votre corps et à votre instinct. En vous débarrassant de toute attente ou supposition, vous vous ouvrirez à de nouvelles façons de relier les différentes parties de votre corps et à de nouveaux modes de pensée ; votre pratique deviendra véritablement sincère.

361 **BIG-BANG** *« Il faut encore porter le chaos en soi pour être capable de donner naissance à une étoile dansante. »*

FRIEDRICH NIETZSCHE (1844-1900), ALLEMAGNE

362 **Esprit de non-compétition** Si vous commencez le yoga, vous avez peut-être tendance à vous montrer compétitif, ce qui risque d'étouffer votre créativité. La voie yogique consiste à s'inspirer non de ceux qui nous entourent mais du corps et de l'esprit individuels tels qu'ils sont aujourd'hui, et qui varient en fonction du jour et de la personne.

363 **Yoga chez soi** Si vous sentez des inhibitions entraver votre pratique du yoga dans un cours, pratiquez-le donc à la maison sur de la musique qui vous touche et vous fait bouger du plus profond de vous-même. Vous pouvez aussi pratiquer le yoga dehors et laisser les arbres, les nuages et les oiseaux vous inspirer.

364 **Pause créative** Appréciez pleinement les vacances, les week-ends et les jours fériés, où vous pouvez vous extraire des vêtements, rôles et associations qui définissent votre vie au travail. Dans ces moments, vous pouvez recouvrer votre côté créatif et vivre selon satya, votre véritable façon d'être.

365 **LA CRÉATIVITÉ FAIT LE BONHEUR** *« Avoir le sens de l'activité créative est le plus grand bonheur et la plus grande preuve d'être vivant. »*

MATTHEW ARNOLD (1822-1888), ANGLETERRE

366 **Le mudra de la créativité** *Agochari Mudra* C'est un regard yogique qui, accompagné d'un geste de la main, calme les nerfs et la concentration tout en stimulant le potentiel de créativité. Asseyez-vous, dos droit et mains en *Jnana Mudra*, en faisant se toucher le bout de vos index et de vos pouces **(96)**. Concentrez votre regard sur le bout de votre nez, prenez plusieurs respirations, puis relâchez.

367 **Les lignes d'énergie yogique** La philosophie yogique nous enseigne que la force de vie, prana, circule dans tout notre corps en empruntant des milliers de lignes d'énergie appelées nadis (le radical sanskrit *nad* signifie « flux », « courant »). Les techniques d'asanas et de pranayama purifient les nadis de toute obstruction d'énergie et permettent au prana de circuler plus librement. Outre un meilleur état de santé général, le résultat est une création de réserves d'énergie créative et vibrante.

368 **DÉFIER LES LOIS DE LA PESANTEUR** *« Les fontaines des rivières sacrées s'écoulent vers l'amont. »*

EURIPIDE (480-406 AV. J.-C.), GRÈCE

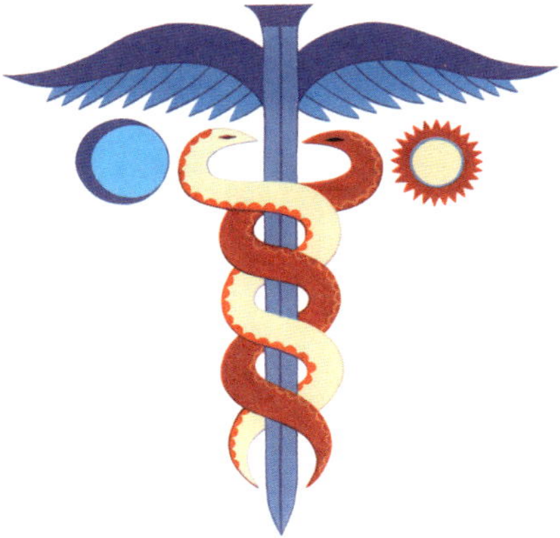

369 **Canaux d'énergie** Le caducée (représenté ci-dessus) symbolise les trois principaux nadis, ou canaux d'énergie subtile, du corps humain. Le canal gauche ou lunaire, ida, gouverne l'énergie féminine réparatrice, tandis que le canal droit ou solaire, pingala, gouverne l'énergie mâle active. Les asanas et le pranayama équilibrent ces énergies, en éveillant l'énergie latente, ou kundalini, de la base de la colonne et en la faisant s'élever le long du canal central (sushumna) pour libérer votre créativité.

370 **SOURCE CRÉATRICE** *« La créativité vient de ce que nous éveillons et dirigeons notre nature supérieure, qui trouve son origine dans les profondeurs primaires de l'univers et que les Cieux ont fixée. »*

I CHING (V. IXe SIÈCLE AV. J.-C.), CHINE

371 **Le yoga, j'adore** Le bhakti yoga, voie yogique du culte et de la dévotion (voir p.13), met l'accent sur la prière, le chant, les paroles sacrées et la méditation. Si vous êtes inspiré par cet abandon de soi à une force spirituelle supérieure, essayez de scander le **mantra de la Lumière inspiratrice (372).**

372 **Le mantra de la Lumière inspiratrice** *Gayatri Mantra*, l'un des mantras hindous les plus sacrés qui soient, est un chant de louange à la lumière rayonnante ou à l'énergie divine sous une forme féminine. C'est aussi un hymne à l'inspiration apportée par cette énergie divine. Le chanter inspire, protège, éveille l'intuition et illumine l'esprit. Chaque syllabe est chargée d'une signification si puissante qu'il est mieux de la scander en sanskrit en prononçant chaque son clairement et distinctement :

« Om Bhur Bhuvah Svaha
Tat Savitur Vareenyam
Bhargo devasya Dhimami
Dhiyo yo nah prachodayat. »

373 **LUMIÈRE INTÉRIEURE**
« La lumière qui brille dans les cieux, qui pénètre tous les espaces, partout, en bas et jusque dans les étendues les plus lointaines des mondes, cette lumière est celle qui brille en l'être humain. »
CHANDOGYA UPANISHAD (800-400 AV. J.-C.), INDE

374 **Débrancher** Être bombardé d'informations 24 h/24 peut saper votre esprit créatif à la longue. Éteignez la télé quand vous le pouvez et ayez plutôt des lectures qui nourrissent l'esprit. Dans le sentier octuple du yoga (voir pp.14-15), cette attitude cultive *saucha*, la « propreté », et *santosha*, le « contentement ».

375 **LA TENTATION DU MAL** *« Le poison intellectuel, qui prend la forme de journaux bon marché et de mauvais livres, peut malheureusement parfois être attirant. »*
LÉON TOLSTOÏ (1828-1910), RUSSIE

376 **JOYEUSE ÉNERGIE** « *La joie d'un esprit est la mesure de sa puissance.* »

NINON DE LENCLOS (1616-1705), FRANCE

377 **Honneur à la spontanéité** Un maître zen s'apprêtait à donner un sermon, quand un oiseau commença à chanter à la fenêtre. Le maître resta silencieux et tous ceux qui étaient présents écoutèrent cet accès spontané de chant d'oiseau joyeux. Lorsque l'oiseau eut terminé, le maître se contenta de sourire avant de prononcer son sermon puis de sortir de la salle.

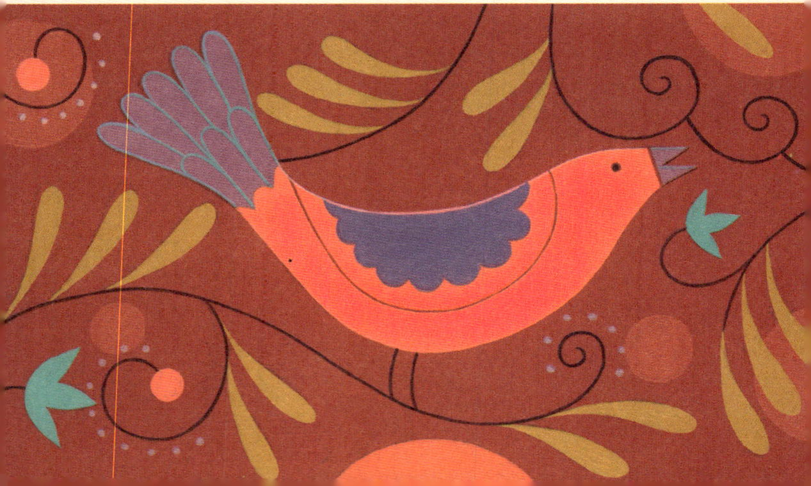

378 **Cueillir l'instant** Si l'on parvient à « être » dans le présent, on trouve du plaisir et de la joie dans les activités les plus banales. Trop souvent, l'esprit est distrait par l'avenir ou le passé, qui limitent notre capacité à apprécier le présent. Toutes les formes de yoga visent à révéler la joie de l'instant.

379 **Un monde parfait** Bouddha a dit un jour : *« Quand vous comprendrez à quel point tout est parfait, vous renverserez la tête en arrière et rirez aux cieux. »* Adoptez cette attitude de vie consistant à célébrer le monde et considérer tout comme un miracle, et vous ressentirez chaque moment comme un joyau précieux.

380 **Là où la joie demeure** Le terme sanskrit *buddhi* signifie « celui ou celle qui est conscient, éveillé » et fait référence à une qualité d'esprit pure, comme celle d'un nouveau-né. Le yoga nous enseigne qu'on ne peut être pleinement présent et spontanément joyeux qu'en reproduisant cette conscience parfaite.

381 **Aperçu de joie** Pour avoir un aperçu fugace de l'état de joie d'un *buddhi*, trouvez un endroit confortable où vous allonger à l'extérieur. Regardez le ciel et ne faites rien excepté observer votre souffle.

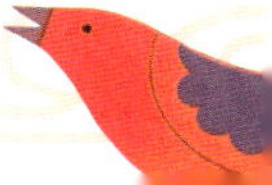

382 **La légèreté de l'être** L'ayurvéda, le système ancien de guérison indienne, définit la santé comme une « absence de corps » : si le corps est sain, toute la journée se passe sans efforts, et l'on a la sensation de flotter de joie. Visez à ressentir cette légèreté d'être pendant votre prochaine séance de yoga.

383 **PLAISIR D'AGIR** *« L'âme du plaisir est dans la recherche même. »*
WILLIAM SHAKESPEARE (1564-1616), *TROÏLUS ET CRESSIDA*, ANGLETERRE

384 **Postures énergétiques** Les asanas qui donnent une sensation de légèreté, d'agilité et d'énergie cultivent la joie qui naît de l'émerveillement pour le corps humain. Essayez des flexions arrière comme la **Posture du Chameau (447)**, des équilibres debout comme la **Posture de la Demi-Lune (386)**, des équilibres sur les bras tels que la **Préparation à l'Équilibre sur les mains (337)** et la séquence dynamique de la Salutation au Soleil (voir pp. 28-31). Savourez la joyeuse énergie créée par ces postures.

385 **Postures inversées** Si vous ressentez un manque de joie de vivre, changez-vous les idées sur le monde en effectuant des postures inversées comme la **Posture du Chien tête en bas (481)** et la **Chandelle (843)**. Il est mieux de se mettre en jambes au préalable avec des exercices d'échauffement et 3 à 5 répétitions de la Salutation au Soleil (voir pp. 28-31).

386

LA POSTURE DE LA DEMI-LUNE

Ardha Chandrasana

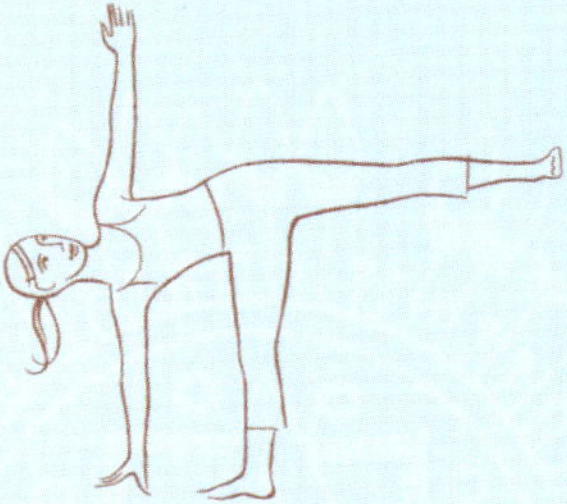

En s'étirant dans cette posture, le corps dessine l'arc d'un croissant de lune (*chandra*). Vous devrez vous exercer consciencieusement, mais lorsque vous arriverez enfin à rester en équilibre sans crainte, ce sera une prouesse à fêter.

Commencez avec un écart de 1 m entre vos pieds. Rentrez légèrement le pied gauche vers l'intérieur et tournez votre pied droit à 90 degrés vers l'extérieur. Fléchissez le genou droit et posez votre main au sol, ou sur un bloc, près de votre pied droit. Déplacez votre poids sur votre main et votre pied droits, tendez la jambe droite, levez la jambe gauche jusqu'à ce qu'elle soit parallèle au sol et le bras gauche vers le ciel, dans la continuité du bras droit. Prenez quelques respirations, baissez la jambe, répétez de l'autre côté, puis relâchez. ➤ 415

387 **Postures de torsion** Les asanas qui font tourner et se tordre le corps, comme la **Posture du Triangle en torsion (357)**, prodiguent un massage qui expulse les toxines non seulement corporelles, mais aussi mentales (sous forme de pensées négatives), suscitant ainsi un tempérament plus joyeux.

388 **Savourer sa pose** Lorsque vous pratiquez des asanas, prenez le temps après chaque posture d'observer les changements éventuels de votre corps ou de votre état d'esprit. Observez quelles poses vous soulagent, lesquelles vous revigorent et lesquelles cultivent une joie en vous, puis adaptez vos séances à vos besoins changeants.

389 **Le temps de souffler** C'est un sentiment libérateur que de sentir son souffle circuler parfaitement. Laissez-vous du temps supplémentaire, 10 minutes si possible, à la fin de chaque séance de yoga pour vous exercer à des techniques de respiration, comme la **respiration krama (185)**.

390 **Retenir son souffle** Les yogis se sont aperçus qu'une rétention du souffle contrôlée, ou *kumbhaka*, peut apporter joie et sérénité. Inspirez par le nez en comptant jusqu'à 5, puis faites de même pour l'expiration. Répétez plusieurs fois. Puis, après une expiration, retenez votre respiration en comptant jusqu'à 5,

si c'est confortable, avant d'inspirer à nouveau. Continuez de cette façon : inspiration, 5, expiration, 5, rétention, 5, le tout pendant 1 minute, puis revenez à votre respiration naturelle.

391 **Le sésame du cœur** Pour donner à votre cœur une sensation de chaleur et de joie, prenez des inspirations particulièrement lentes et profondes tout en tenant des postures qui ouvrent en douceur l'avant du corps, où se situe le chakra du cœur, comme la **Posture du Pont (506)** et la **Posture de l'Étirement de l'ouest (683)**.

392 **Respirer la joie de vivre** Respirez profondément non seulement lors de vos séances de yoga, mais tout au long de la journée. Maximaliser l'apport d'oxygène dans les poumons et les toxines expulsées augmente la joie de vivre à tout moment.

393 **Purification de l'esprit** Quand vous n'avez pas le moral, asseyez-vous calmement, yeux clos, et observez votre esprit pendant environ 5 minutes. Chaque fois qu'un « débris » ou « bavardage mental », c'est-à-dire toute pensée ou émotion qui distrait votre attention, vient s'échouer dans votre tête, observez cet intrus sans pour autant le laisser interférer avec votre esprit. Cet exercice allège l'esprit de tout ce qui l'encombre, et éclaircit la manière de penser.

394 **À répéter par cœur** Lorsque vous avez besoin d'un petit remontant, la répétition intérieure (*japa*) d'un son ou d'une formule peut vous rendre plus joyeux. Pensez à un *sankalpa*, ou affirmation positive au présent, qui vous inspire, comme : « La joie monte en moi. » Répétez-le dans votre tête tout au long de votre journée jusqu'à ce que les événements démontrent qu'il est devenu vrai.

395 **Tomber le masque** Donnez un petit coup de pouce à votre moral lorsque vous vous sentez fatigué ou surmené, grâce à ce « déridage » naturel. Sur une inspiration, fermez les yeux et contractez tous les muscles de votre visage pour le rendre aussi ridé qu'un pruneau. Puis, sur une expiration, détendez votre visage et sentez-le qui s'illumine d'une soudaine éclaircie.

---

396 JOIE DE LA CRÉATION

« De la joie naît toute création, qui par la joie est maintenue, vers la joie s'avance, et à la joie retourne. »

MUNDAKA UPANISHAD (800-400 AV. J.-C.), INDE

---

397 **Le mantra de la félicité** Nous aspirons tous à un état d'esprit de félicité. Scander les mots sanskrits *sat,hit, ananda* (« vérité, esprit, félicité ») peut mener à cet état en dissolvant les samskaras, modes de pensée et d'action habituels qui nous limitent.

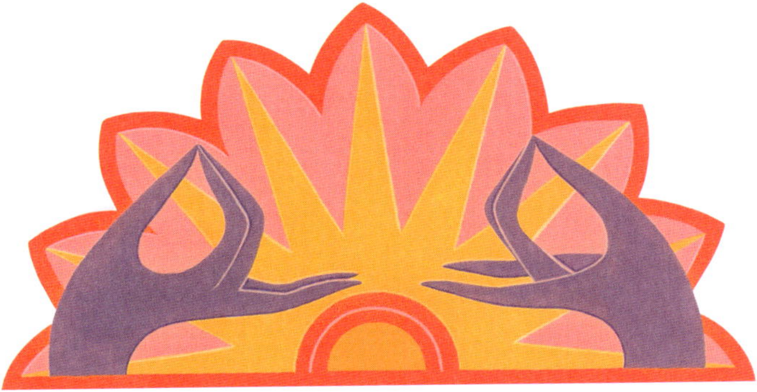

398 **Le mudra de la joie** *Pushan Mudra* Dédié au Dieu-Soleil hindou Pushan, ce geste symbolique emplit de l'énergie nécessaire pour donner et recevoir avec joie. Sur votre main droite, touchez votre pouce du bout de votre index et de votre majeur, et déployez votre annulaire et votre auriculaire. Sur votre main gauche, touchez votre pouce du bout de votre majeur et de votre annulaire, et déployez votre index et votre auriculaire. Pratiquez cela pendant 5 minutes jusqu'à 4 fois par jour, dès que vous ressentez le besoin d'un afflux d'énergie plus joyeuse.

TROUVER L'ÉQUILIBRE

399 **ÉQUILIBRE DANS L'UNITÉ**
« Unifié je suis, totalement indivisé je suis, dans mon entièreté. »
ATHARVA DEVA (1200 AV. J.-C.), INDE

---

400 **Équilibre en tous points** Le yoga nous enseigne que l'équilibre physique rend plus entier, car il permet aux systèmes corporels de coexister en harmonie et de fonctionner à un niveau optimal. Vous devriez non seulement vous assurer que chacune des asanas que vous effectuez est stable, mais également que votre pratique globale du yoga équilibre le travail des postures avec la respiration et la méditation.

401 **POINT DE CONVERGENCE** *« Sois véritablement entier, et toutes choses retourneront à toi. »*
LAOZI (V. 604-V. 531 AV. J.-C.), CHINE

402 **Découverte de soi** Passer régulièrement du temps seul et en silence à pratiquer asanas et pranayama donne l'occasion d'en apprendre plus sur ses propres motivations et de découvrir des solutions aux problèmes, de sorte à rendre l'esprit exempt de conflit. Dans ce sens, le yoga permet de se rapprocher d'un équilibre non seulement physique, mais aussi mental et émotionnel.

403 **Bien pesé** Figurez-vous une balance. Sur un plateau se trouve *tamas* (la force d'inertie), et sur l'autre, *râjas* (la force d'activité). Au centre se trouve *sattva* (en sanskrit ci-dessous), une synthèse de ces deux opposés. Visez à vous rapprocher de cette façon d'être équilibrée en maintenant une combinaison saine de *tamas* et de *râjas* dans votre pratique d'asanas et dans la vie de tous les jours.

सत्त्व

404 **Le juste milieu** Pour parvenir à un état d'équilibre dans votre vie, essayez de prévoir quelques soirées sans sortir si vous avez habituellement une vie sociale très remplie, ou ménagez-vous du temps de repos lors d'une journée de travail chargée.

405 **Deux sinon rien** Un disciple dit à son maître : « Pour s'éveiller complètement, on doit se concentrer et prier sans cesse jusqu'à entrevoir la transcendance. » Le maître lui répondit : « Tu as raison. » Un deuxième disciple dit : « Mais on ne peut lutter pour voir ce qui est inconnu : on doit s'abandonner pour accueillir le don de la grâce. » Ce à quoi le maître répondit : « Tu as raison également. » Un troisième disciple dit : « N'a-t-on pas besoin des deux ; s'efforcer de comprendre, et s'abandonner à l'inconnaissable ? » Alors le maître répondit : « Et toi aussi, tu as raison ! »

406 **Doser les éléments** La philosophie yogique nous enseigne que nous sommes, comme toute autre chose, constitués de terre, d'eau, de feu, d'air et d'éther. Vivre selon la voie à huit branches de Patanjali (voir pp. 14-15) aide à équilibrer ces éléments en nous, et nous conduit à *santosha*, la satisfaction véritable par rapport à ce que l'on a et à ce que l'on est dans la vie. Une fois que l'on se sent soi-même équilibré, le monde extérieur apparaît lui aussi équilibré.

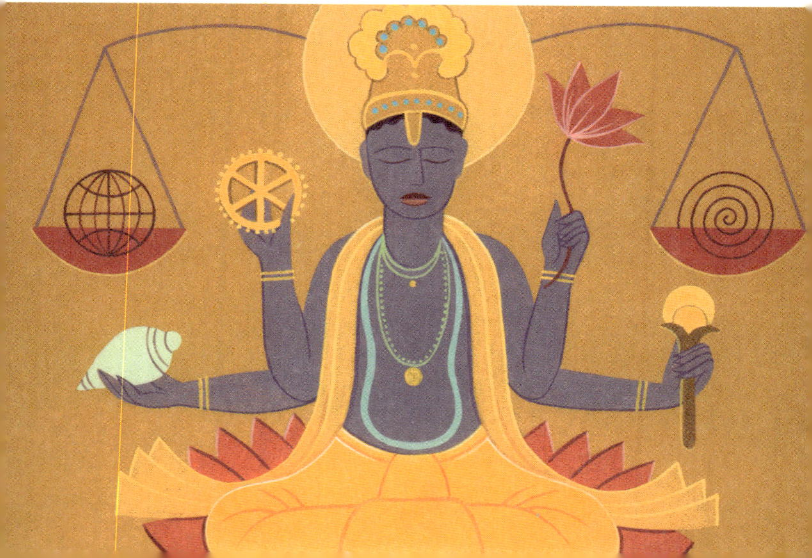

407 **QUESTION D'ÉQUILIBRE** *« Le monde sera équilibré quand nous serons équilibrés. »*
TARTHANG TULKU (NÉ EN 1935), TIBET

408 **Évolution dynamique** Il est bon de voir la pratique du yoga comme une exploration constante, un voyage vers l'équilibre. Lorsque vous vous apprêtez à effectuer des postures familières, considérez-les non comme des formes statiques, mais comme des processus évoluant continuellement et qui varient en fonction de vos états physique, mental et émotionnel changeants.

409 **Équilibre sous-jacent** Le sage Patanjali recommandait d'équilibrer, dans la pratique d'asanas, l'intensité et la concentration avec le relâchement et l'abandon. Si l'on prend en compte ces forces opposées dans la prise, la tenue et le relâchement d'une posture, non seulement on évite de se blesser, mais la pratique du yoga devient une forme de méditation mouvante, et l'on commence à incarner l'équilibre à un niveau plus profond.

410 **Tout en équilibre** Considérez toute asana, qu'elle soit debout, assise, en torsion ou inversée, comme un équilibre. Sentez comment elle vous apprend à établir une fondation stable et à distribuer le poids de votre corps de façon égale sur cette base.

411 **Stabilité égale** Lorsque vous effectuez une posture stable comme la **Posture de la Montagne (57)**, il est important de vous concentrer sur une distribution équitable du poids et de l'énergie sur vos deux pieds. En ajustant votre équilibre, ayez à l'esprit l'autre nom de la Posture de la Montagne : *sama-stithi*, qui signifie « stabilité égale ».

412 **PAS DE CHARRUE AVANT LES BŒUFS** *« Veux-tu t'élever ? Commence par descendre. Tu projettes de construire une tour qui percera les nuages ? Pose d'abord les fondations de l'humilité. »*
SAINT AUGUSTIN (354-430), AFRIQUE DU NORD

413 **Défier la gravité** Imaginez, à chaque posture de yoga, que le sommet de votre crâne et votre sternum sont équipés d'un système neutralisant la gravité et qui vous tire vers le haut. Laissez ensuite le bas de votre corps s'abandonner à la gravité, en particulier les points d'ancrage situés sur les voûtes plantaires et les phalanges de vos gros orteils.

414 **Prière accroupie** Pour mettre en place la **Posture du Héron (415)**, écartez vos pieds de la largeur de votre bassin et accroupissez-vous en abaissant votre pelvis. Joignez vos paumes en **mudra de la prière (524)** et inclinez vos genoux vers les côtés.

415

LA POSTURE DU HÉRON

Bakasana

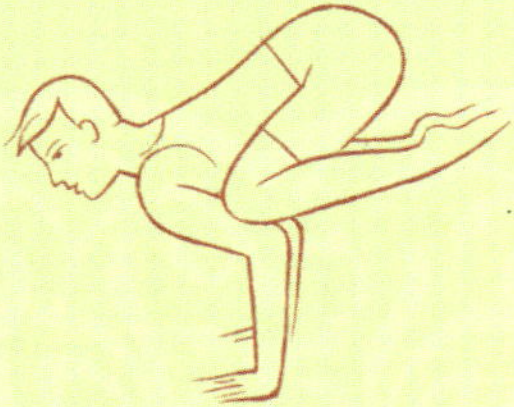

Cet équilibre intense sur les bras évoque la pose élégante d'un héron ou d'une grue (*baka*) debout dans l'eau. Essayez-la lorsque vous avez besoin de vous concentrer.

Fléchissez les genoux et posez les mains sur le sol entre vos jambes, écartées de la largeur de votre buste. Déployez vos doigts, puis fléchissez les coudes pour faire un « replat » avec la partie supérieure de vos bras. Arrondissez le dos, rentrez votre nombril et essayez de poser vos tibias sur la partie supérieure de vos bras en guidant vos genoux en direction de vos aisselles. Soulevez vos pieds très progressivement si vous le pouvez et regardez droit devant vous ; restez en équilibre sur vos bras pendant plusieurs respirations. Puis relâchez en prenant la **Posture de l'Enfant (864)**. ➤ 447

416 **Lois de gravité** L'art de l'équilibre implique de mettre en position et de garder son pivot, ou centre de gravité du corps, au-dessus des points de fondation. Dans des postures d'équilibre debout, comme la **Posture de l'Arbre (250)** ou la **Posture du Danseur (283)**, le pivot est au niveau du pelvis, et les points d'ancrage sont les pieds. Cela vous aidera peut-être de vous figurer votre pelvis comme un point central fixe.

417 **RECENTRAGE NATUREL** *« L'aiguille d'une balance retourne toujours au centre. »*

GUSTAV MAHLER (1860-1911), AUTRICHE

418 **Mouvement central** Dans toutes les postures qui impliquent un équilibre, que ce soit sur les pieds ou les mains, faites participer intensément vos muscles centraux de l'abdomen et faites naître le mouvement de ce centre.

419 **Organisation de l'espace** Si une posture debout est bien équilibrée, elle fournit à chaque organe de la structure corporelle un espace suffisant dans lequel fonctionner (contrairement à lorsqu'on s'avachit ou que l'on affaisse les épaules). Pour maintenir cet espace dans les torsions ou les rotations, pensez à vos os en mouvement et figurez-les-vous comme une cage protectrice autour de vos organes.

420 **NORD INTÉRIEUR** « *L'aiguille magnétique indique toujours le nord, et c'est ainsi que le vaisseau qui vogue ne perd pas sa direction.* »
SRI RAMAKRISHNA PARAMAHAMSA (1836-1886), INDE

421 **Garder le cap** Les yogis recherchent la paix que l'on obtient en équilibrant les enveloppes (koshas) de la conscience : le corps, l'esprit, l'énergie et les émotions. Gardez à l'esprit que ce qui importe n'est pas d'arriver à destination, mais de ne jamais perdre la bonne direction. Peut-être n'y a-t-il aucune destination arrêtée !

422 **Rééquilibrer son temps** Pour maintenir un équilibre intérieur, prenez du temps pour vous pendant la journée. Asseyez-vous dans un lieu calme pendant 10 minutes après une relaxation ou une méditation que vous aurez choisie dans le « menu » p. 375.

---

423 **ÉQUILIBRE INTÉRIEUR**
« *Laisse les cinq sens et l'esprit qu'ils servent s'immobiliser. Laisse la conscience elle-même cesser toute activité et deviens vigilant. Alors, tu commenceras ton voyage sur la voie la plus haute.* »
KATHA UPANISHAD (800-400 AV. J.-C.), INDE

424 **Symétrie du souffle** Parvenir à une symétrie des inspirations et des expirations aide à rééquilibrer les énergies pour une équanimité d'esprit. Allongez-vous sur le dos dans un endroit confortable et observez votre nombril se soulever et s'affaisser à chaque respiration, puis visez à équilibrer la longueur de chaque inspiration et expiration.

425 **SOUFFLE DE PAIX** « *Une paix complète règne équitablement entre deux vagues mentales.* »

SWAMI SIVANANDA (1887-1963), INDE

426 **Respiration rééquilibrante tibétaine** Pour égaliser votre souffle et ainsi calmer votre esprit, asseyez-vous bien droite et posez les mains sur les cuisses ou les genoux en *Jnana Mudra* **(96)**. Prenez plusieurs respirations. Puis, sur une inspiration, levez le bras gauche au ciel dans un mouvement d'arc de cercle, fléchissez le coude et, au summum de l'inspiration, fermez votre narine gauche en appuyant sur l'aile avec le pouce gauche. Expirez régulièrement par la narine droite. À la fin de l'expiration, reposez votre main gauche en *Jnana Mudra*. Répétez le mouvement du côté droit. Travaillez chaque côté jusqu'à 6 fois (12 respirations en tout). Puis relâchez ; vous devriez vous sentir bien plus équilibré.

427 **Méditation de clair de lune** Lorsqu'un afflux de pensées perturbe votre équilibre intérieur, asseyez-vous bien droite, fermez les yeux et figurez-vous votre esprit comme un lac immobile la nuit. Observez vos pensées se déplacer doucement comme des vagues sur la surface de ce lac calme éclairé par la lune. Lorsqu'une pensée devient plus qu'une simple vague et perturbe l'eau stagnante, concentrez-vous sur le rayon de lune qui l'éclaire et retrouvez votre attention en faisant mentalement le chemin jusqu'à la source de la lumière, la lune mystique. Laissez sa lueur apaisante s'infiltrer en votre être et vous apporter une sensation de calme profond.

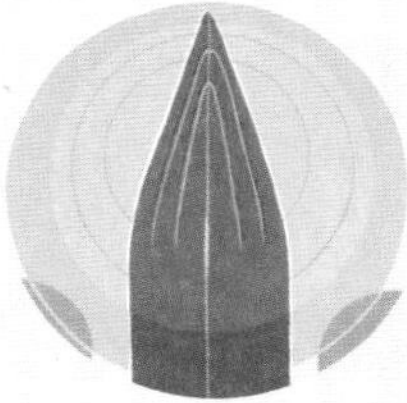

428 **Prière équilibrante** Quand vous ne vous sentez physiquement et émotionnellement pas en phase, joignez vos paumes quelques instants en **mudra de la prière (524)**, un geste d'harmonie intérieure qui rétablira votre équilibre.

429 **DONNANT, DONNANT** *« Je t'offre la paix. Je t'offre l'amour. Je t'offre l'amitié. Je vois ta beauté. J'entends tes besoins. Je ressens tes sentiments. »*

LE MAHATMA GANDHI (1869-1948), INDE

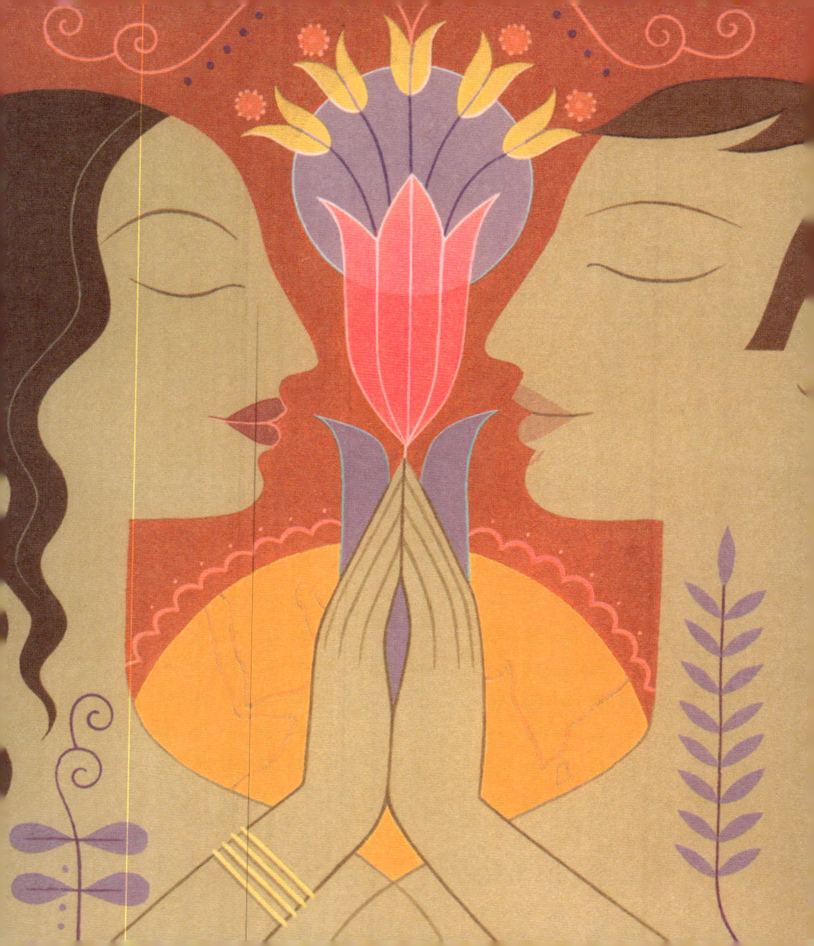

LES RAPPORTS À AUTRUI

L'AMOUR ET LA COMPASSION

430 AMOUR-PROPRE JUSTIFIÉ

« Toi-même, tout autant que quiconque dans l'univers tout entier, mérites ton amour et ton affection. »

BOUDDHA (V. 563-V. 483 AV. J.-C.), INDE

---

431 **Assumer son narcissisme** La philosophie yogique affirme que le désir de l'âme de se lier à autrui provient d'un désir de se lier avec elle-même. Entretenez votre « autre » intérieur en méditant quotidiennement à l'aide de l'exercice **Ressentir son chakra du cœur (448)**.

432 **NOSCE TE IPSUM** *« Si tu veux une relation avec autrui qui soit profondément intime, prends d'abord conscience de qui tu es. »*

WILLIAM HAUGH (1922-2007), ANGLETERRE

433 **Synchronisation** Utiliser votre souffle comme guide rythmique lors de la pratique d'asanas donnera à votre yoga plus de naturel et de fluidité, ce qui permettra à son tour un flux plus naturel des émotions. Pour ce faire, visez avec chaque respiration à intensifier une posture ou à initier un nouveau mouvement.

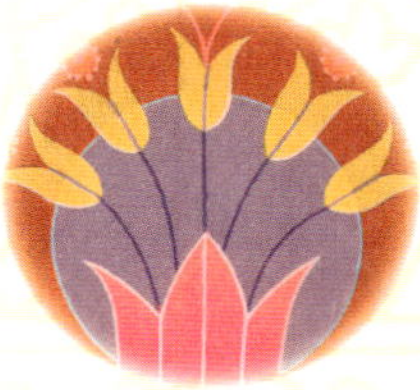

434 **UNITÉ DU CŒUR ET DE L'ESPRIT** *« Régule ta respiration, sois heureux. Relie l'esprit au Seigneur dans ton cœur. »*

SRI TIRUMALAI KRISHNAMACHARYA (1888-1989), INDE

435 **Du temps pour la compassion** *Ahamkara* signifie « créateur de soi » en sanskrit, et représente la notion d'individualité et de soi, laquelle, si l'on s'en préoccupe trop, peut interférer avec la compassion pour autrui. Pratiquez donc **l'Affirmation centrée sur le cœur (464)** pour éviter qu'*ahamkara* ne domine.

436 **Trésor méditatif** Les yogis savent que l'état d'esprit lucide et désencombré qu'apporte la méditation est le trésor potentiel le plus profond : il unifie toutes les parties éparpillées du soi, et augmente ainsi la capacité d'amour et de compassion, non seulement envers autrui, mais aussi envers soi-même.

437 **AUTRUI AVANT SOI** *« C'est seulement quand on ne veut rien pour soi-même que l'on peut voir clairement les besoins d'autrui et comprendre comment les servir. »*

LE MAHATMA GANDHI (1869-1948), INDE

438 **Douceur féminine** La philosophie yogique nous enseigne que tout, y compris nous-mêmes, est fait de forces opposées mais complémentaires, notamment l'énergie masculine et l'énergie féminine. La vie moderne a tendance à nous forcer à mettre en avant notre énergie masculine, pour nous motiver au travail ou dans notre pratique d'asanas. Mais ce réflexe peut provoquer la formation d'une carapace protectrice qui pourrait bien finir par nous isoler. Pour développer votre côté plus doux, laissez votre aspect féminin faire surface et faire fondre cette carapace. Commencez par essayer d'imprégner votre yoga d'une approche non agressive, connue sous le nom d'*ahimsa*.

439 **FONDANT À CŒUR** *« Le métal le plus dur cède lorsqu'on le chauffe suffisamment. De la même manière, le cœur le plus dur doit fondre face […] à la chaleur de la non-violence. Et il n'est pas de limite à la capacité de la non-violence à générer de la chaleur. »*

LE MAHATMA GANDHI (1869-1948), INDE

440 **SE RAFRAÎCHIR LA MÉMOIRE** *« Exerce-toi à l'amour jusqu'à te rappeler que tu es l'amour. »*

SWAMI SAI PREMANANDA (NÉ EN 1972), CANADA

441 **La tête et le cœur** Le chef spirituel Osho nous encourage à sentir avec le cœur, et non avec la tête, ce qui constitue un défi certain dans notre société actuelle, trop souvent motivée par le succès et fondée sur le savoir. Engagez-vous à sentir avec votre corps et votre cœur et à agir selon vos instincts, au lieu de prendre des décisions avec votre cerveau seul ; essayez d'abord pendant un jour, puis pendant plus longtemps, et voyez comme vous ressentez la vie différemment lorsque vous adoptez cette approche.

442 **LANGAGE DU CŒUR** *« La bouche d'un homme sage est dans son cœur. »*

BENJAMIN FRANKLIN (1706-1790), ÉTATS-UNIS

443 **Simplement sympathique** Souriez aux passants et dites bonjour aux gens que vous côtoyez au quotidien. Les petits actes de compassion sont fondamentalement yogiques et font du monde un meilleur endroit où vivre.

444 **THÉORIE ET PRATIQUE** *« Il ne suffit pas de penser avec compassion. Il faut agir aussi. »*
PROVERBE TAOÏSTE

445 **Proche d'autrui** Krishnamacharya, guide célèbre des maîtres du yoga B.K.S. Iyengar, T.K.V. Desikachar et Pattabhi Jois, avait coutume d'accueillir tous ses élèves à l'entrée du campus et de les escorter jusqu'à son école de yoga ou *shala*. Après les cours, il les raccompagnait au portail. Laissez-vous inspirer par cette pratique attentionnée pour rendre non seulement vos séances de yoga mais aussi votre vie quotidienne plus sincères et plus riches en relations.

446 **EFFET BOULE DE NEIGE** *« La pensée se manifeste par le mot. Le mot se manifeste par l'acte. L'acte se développe en habitude. Et l'habitude se durcit en caractère. Ainsi, donc, surveillez avec soin la pensée et son cheminement […]. Faites qu'elle naisse de l'amour. »*
BOUDDHA (V. 563-V. 483 AV. J.-C.), INDE

447

LA POSTURE DU CHAMEAU

Ustrasana

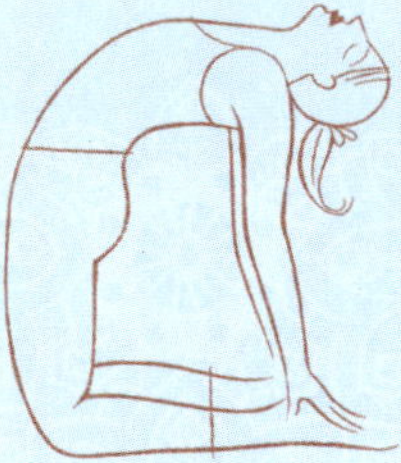

Cette posture porte le nom du chameau (*ustra* en sanskrit) du fait de la courbe de la poitrine, lors de la flexion arrière, évoquant sa bosse caractéristique. Cette flexion ouvre le cœur à l'amour et à la compassion.

Agenouillé, genoux écartés de la largeur du bassin, soulevez votre bassin, posez les mains sur les fesses en exerçant une pression vers le bas, et rapprochez vos coudes derrière vous. Soulevez la poitrine, arquez le dos et penchez-vous en arrière pour ouvrir votre poitrine. Si possible, posez les mains sur les talons, bras tendus et tête renversée en arrière (voir illustration). Prenez 10 respirations profondes, puis détendez-vous dans la **Posture de l'Enfant (864)**. > 480

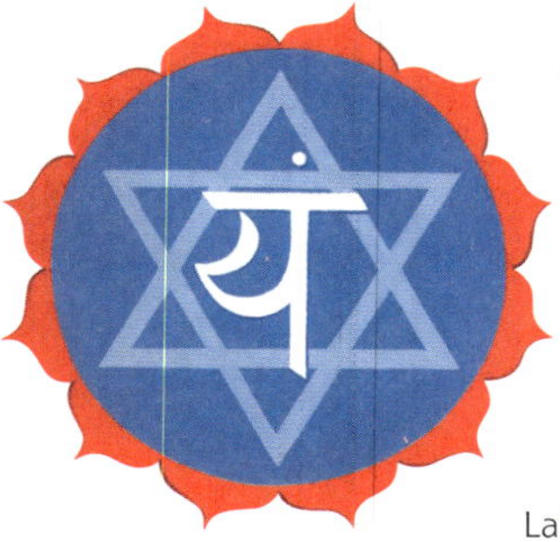

448 Ressentir son chakra du cœur Au milieu de la poitrine se trouve le centre d'énergie où l'on entre en contact avec ses émotions : l'*anahata chakra*, ou chakra du cœur. Regardez son *yantra*, ou représentation visuelle (ci-contre), et ressentez-le comme un motif énergétique dans votre poitrine. Laissez la chaleur de ses 12 pétales rouges vous fournir l'énergie nécessaire pour vivre chaque moment avec chaleur et compassion.

449 Regarder brûler sa flamme Fermez les yeux et imaginez une flamme brûlant dans une grotte au fond de votre cœur. Les yogis anciens appelaient cette flamme *jyoti*, l'étincelle divine qui provoque la vie. La contemplation de cette lumière intérieure attise son feu et nourrit le cœur et l'âme (*jyoti* signifie également « âme »).

450 Écouter son cœur Le nom sanskrit du chakra du cœur, *anâhata*, signifie « le centre du son non sonné ». Faites ce que suggère son nom : retirez-vous en vous-même, loin de vos organes sensoriels, et mettez-vous à l'écoute du silence de votre cœur.

451 **SANS VOIX** *« Mon cœur est tellement intoxiqué d'amour que je n'ai aucune envie de parler. »*

KABIR (1440-1518), INDE

452 **Flexions arrière** Lorsque vous ressentez le besoin d'ouvrir votre cœur pour entrer en contact avec le monde qui vous entoure, pratiquez des flexions arrière comme la **Posture du Chameau (447**) et la **Posture du Pont (506)**. Elles ouvrent la poitrine, le cœur et les poumons, et favorisent la circulation de la vitalité dans le corps, grâce à quoi l'on se sent davantage en phase avec le monde.

---

453 **ACCORDER SON VIOLON**

« On peut être vaste mais plein de bonté ; plein de compassion mais serein. Vis comme les cordes d'un bel instrument : ni trop tendu, ni trop lâche. »

BOUDDHA, EXTRAIT DU *ANGUTTARA NIKAYA* (V. 250 AV. J.-C.), INDE

---

454 **Contemplation aérienne** Contempler la nature expansive de l'air, élément traditionnellement associé au chakra du cœur, peut alléger votre humeur : fermez les yeux, regardez dans votre cœur et reconnaissez l'espace infini dont vous disposez pour faire prospérer l'amour.

मुद्रा

455 **Le mudra du cœur** *Hridaya Mudra* Ce geste de la main, ou mudra (en sanskrit ci-contre), redirige le flux d'énergie des mains vers la région du cœur, ce qui a pour effet de libérer les émotions refoulées. Asseyez-vous, redressez bien le dos et posez les mains sur les cuisses, paumes vers le haut. Repliez le majeur et l'annulaire jusqu'à ce qu'ils touchent le pouce, et laissez l'index et l'auriculaire tendus. Concentrez votre respiration dans la région du cœur.

456 **QUESTION YOGIQUE** *« Puis-je voir peine d'autrui sans la ressentir aussi ? Puis-je voir autrui chagrin sans lui tendre aimable main ? »*
WILLIAM BLAKE (1757-1827), ANGLETERRE

457 **La méditation metta** Lorsque vous avez du mal à accepter les actions de certains amis ou collègues ou à vous entendre avec eux, essayez cette pratique bouddhiste de bonté bienveillante, très réparatrice. Assis le dos droit, fermez les yeux, respirez profondément et placez vos mains sur vos genoux dans un geste de réceptivité. Tout d'abord, figurez-vous en train de vous envoyer des pensées d'amour, et répétez-vous : « Puissé-je

être heureux. Puissé-je être sans peur. Puissé-je être en sécurité et protégé. » À présent, figurez-vous un être aimé et envoyez-lui ces mêmes pensées positives. Puis figurez-vous une personne qui compte moins pour vous et envoyez-lui de l'amour. Enfin, essayez d'envoyer de bonnes ondes à quelqu'un que vous n'aimez pas ou avec qui vous avez des problèmes.

458 **FAIRE LE MAXIMUM** *« Fais tout le bien possible, Par tous les moyens possibles, De toutes les façons possibles, Partout où c'est possible, Chaque fois que c'est possible, À toutes les personnes possibles, Aussi longtemps que possible. »*

JOHN WESLEY (1703-1791), ANGLETERRE

459 **Le yoga de la dévotion** Faites entrer le yoga *bhakti*, ou yoga de la dévotion, dans votre vie en rendant visite à quelqu'un qui est sacré à vos yeux, ou en appréciant simplement une œuvre musicale ou poétique remarquable. Par de tels actes, vous vous sentirez lié à tout ce qui existe.

460 **AMOUR SANS DISTINCTION** *« Aime les animaux, aime les plantes, aime tout. Si tu aimes tout, tu percevras le mystère divin dans les choses. »*

FIODOR DOSTOÏEVSKI (1821-1881), RUSSIE

LE SENS DE L'ENCOURAGEMENT

461 **SOIN DU CORPS** *« Prends soin de tes yeux et de tes oreilles, puis de tes narines et de ta langue, de ton cœur, de ton estomac, de ton nombril, de ton ventre, et ainsi de chaque partie de ton corps. »*
SRI TIRUMALAI KRISHNAMACHARYA (1888-1989), INDE

462 **S'encourager d'abord** En menant son propre esprit, son propre corps et ses propres émotions à un état d'harmonie, on devient plus apte à encourager autrui. Pensez aux cinq piliers du yoga : l'exercice juste, la respiration juste, la pensée juste, l'alimentation juste et la relaxation juste (voir p. 23). Y en a-t-il parmi ces préceptes qui requièrent plus d'attention de votre part ? Si oui, prenez la résolution d'opérer les changements nécessaires. Ce peut être, par exemple, acheter plus de fruits frais chaque semaine, pratiquer le yoga 15 minutes par jour ou commencer un cours de méditation.

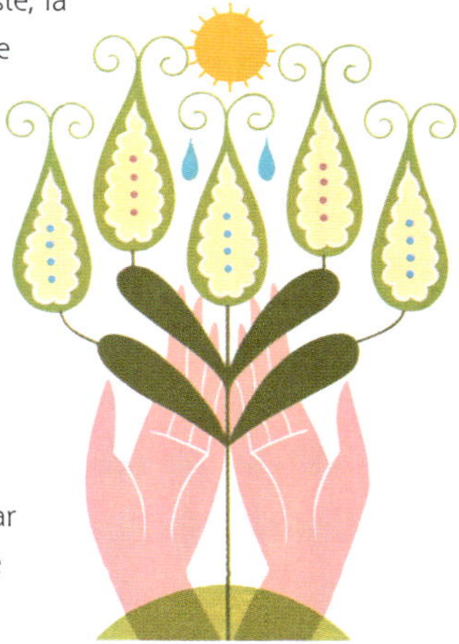

463 **À bout de souffle** Une respiration profonde et consciente augmente l'apport d'oxygène et de prana, expulse les toxines et renouvelle l'être tout entier. Dilatez vos poumons en inspirant ; lorsque vous avez la sensation qu'ils sont au maximum de leur capacité, inspirez doucement un dixième de leur capacité en air, mais sans forcer. Puis, lorsqu'ils vous semblent vides à la fin de l'expiration, expulsez encore un dixième de leur capacité en air.

464 **L'affirmation centrée sur le cœur** Effectuez le **mudra Lotus (273)**, symbole d'ouverture, puis imaginez la présence d'un bouton de fleur de lotus au milieu de votre poitrine. Sur une inspiration, voyez le bouton absorber la lumière et s'ouvrir. Pour vous encourager, répétez la formule « Je suis ouvert à la lumière transformatrice » ; expirez.

465 **Le mantra du chakra du cœur** Le *bijâ mantra* ou semence verbale du chakra du cœur est *YAM*. Chantez-le doucement lorsque vous ressentez un besoin de réconfort de l'intérieur.

466 **Bonne compagnie** Assurez-vous de prévoir régulièrement dans votre emploi du temps des moments de solitude, perçue par les yogis comme l'une des voies menant à la connaissance de soi.

467 **Un ego sain** *Ahamkara* est le terme yogique désignant l'être individuel, que la philosophie yogique n'entend pas supprimer, contrairement à ce que beaucoup de gens croient, mais encourager, car un ego solide signifie une forte notion d'identité. Considérez votre ego comme ce qu'il est : une des nombreuses facettes de votre vaste esprit.

468 **Se rassurer** Lorsque vous vous sentez vulnérable ou que vous avez besoin de réconfort, répétez un *sankalpa* (une formule courte affirmative) qui vous aide à vous sentir comme vous le souhaitez. Essayez celui-ci : « Je suis digne des autres. Ils m'acceptent comme je suis. »

469 **Bonnes conditions** Entourez-vous de gens qui vous soutiennent, et retirez-vous poliment des situations qui vous mettent mal à l'aise et dans lesquelles vous sentez rabaissé.

470 **JARDINIER DES RÊVES** *« Ne nourris pas tes rêves avec n'importe quoi. Arrose-les de peur et de souci, et tu produiras des mauvaises herbes qui étoufferont la vie de ton rêve. Arrose-le d'optimisme et de solutions, et tu cultiveras le succès. »*

LAOZI (V. 604-V. 531 AV. J.-C.), CHINE

471 **Climat favorable** Pour prospérer, une plante a besoin de la bonne quantité d'air frais, de lumière naturelle et de chaleur. L'être humain aussi ! Assurez-vous que votre environnement est sattvique, c'est-à-dire sain. Commencez par ouvrir les fenêtres, éviter la lumière trop vive et les températures trop extrêmes.

472 **Fleur de cœur** Cueillez ou achetez une seule fleur et passez quelques minutes par jour à la contempler : laissez-la vous rappeler l'amour, l'énergie et le soin dont vous avez vous-même besoin, et que vous pouvez vous offrir grâce au yoga.

473 **Pédicure yogique** Laissez-vous un peu de temps avant votre prochaine séance d'asanas pour prendre soin de vos pieds en les lavant, en les exfoliant et en les hydratant avec des produits parfumés naturellement.

474 **Fils naturels** Portez du tissu naturel pendant votre séance de yoga, comme de la soie ou du coton bio, qui laissent respirer la peau.

475 **Le corps sait** Lorsque vous effectuez des asanas, cherchez à entendre les messages de votre corps et à y répondre : il vous demandera peut-être de vous ouvrir, de vous pousser davantage, ou vous dira que vous allez trop loin. N'oubliez pas que votre corps sait ce qui est mieux pour vous.

476 **Pratique encourageante** Lorsque vous tenez une posture de yoga, figurez-vous l'énergie chaude et réconfortante qui circule dans chaque partie de votre corps.

Blocs de mousse (477) Pour rendre certaines postures assises plus encourageantes et plus accessibles, faites l'achat de quelques blocs de mousse pour yoga, que vous placerez sous vos os iliaques pour soulever et libérer votre bassin.

478 **Nourrir son buste** Si vous avez un grand besoin de réparation émotionnelle, tenez des postures dans lesquelles votre tête est plus basse que votre cœur, comme la **Posture du Chien tête en bas (481)** et la **Chandelle (843)**, afin d'imprégner votre buste de sang fraîchement oxygéné et reposer votre cœur.

479 **Amie fidèle** Pensez à la **Posture du Chien tête en bas (481)** comme à une amie de longue date qui peut vous donner de précieux conseils sur votre état d'esprit et de santé. « Habitez »-la avec une concentration consciente. Qu'incite-t-elle votre corps à vous dire aujourd'hui ?

480 **La Posture de la Tête au genou** *Janu Sirsasana* Pour nourrir votre esprit, asseyez-vous par terre, jambe gauche tendue et jambe droite fléchie, genou vers l'extérieur et talon à l'aine. Sur une expiration, couchez votre buste sur votre jambe gauche et attrapez votre pied pendant 2 à 3 minutes. Répétez de l'autre côté, puis relâchez. ➤ 481

481

LA POSTURE DU CHIEN TÊTE EN BAS

Adho Mukha Svanasana

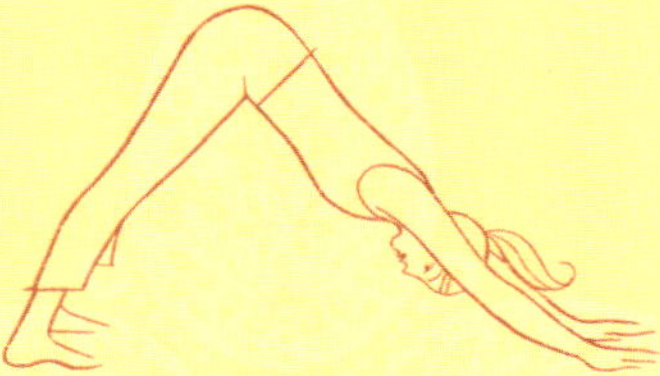

Cette posture, qui est à la fois une flexion avant et une semi-inversion, nécessite que l'on regarde vers le bas (*adho*) avec le visage (*mukha*) pour ressembler à un chien qui s'étire. C'est une posture particulièrement encourageante.

Mettez-vous en position initiale de la **Posture du Chat (45)**, repliez vos orteils sous vos pieds, et, sur une inspiration, creusez légèrement la courbure de votre dos pour lui donner un aspect concave. Sur une expiration, poussez sur vos mains, soulevez vos fessiers et tendez les jambes, afin de créer un **V** renversé. Écartez vos omoplates, soulevez votre coccyx et étirez votre ventre. Après 10 respirations, reposez-vous dans la **Posture de l'Enfant (864)**. ➤ 483

482 **Les bienfaits de l'assise** Toutes les postures assises ont un caractère méditatif que les postures debout n'ont pas. La **Torsion assise (619)** et la **Demi-Torsion vertébrale (817)** prennent également soin de votre corps de l'intérieur vers l'extérieur : elles massent les organes internes, éliminent les toxines et gorgent les viscères de sang neuf. Tenez les poses pendant plusieurs minutes.

483 **Le Geste inversé** *Viparita Karani* Pour arriver à cette posture réparatrice, placez un traversin le long d'un mur. Couchez-vous par terre en lui faisant face, les jambes levées le long de ce mur. Fléchissez les genoux, et faites glisser le traversin sous votre pelvis afin de surélever et de soutenir votre bassin. Détendez votre buste et écartez suffisamment les bras pour vous permettre de respirer facilement. Si c'est confortable, tenez la posture pendant plusieurs minutes puis relâchez-la. Cette posture vous procurera la sensation d'être reposé et revigoré. ➤ 506

484 **Repos des sens** Dans des postures où votre visage est tourné vers le ciel comme le **Geste inversé (483)** ou la **Posture du Cadavre (931)**, couvrez-vous les yeux d'un foulard ou d'un cache-yeux afin d'atteindre pratyahara, retrait des sens et cinquième branche du yoga (voir p.15).

DÉVELOPPER UNE FLEXIBILITÉ

485 **DE PAIR** *« Corps flexible, esprit flexible. »*

PROVERBE YOGIQUE

486 **Lien flexible** La flexibilité mentale et la vastitude intérieure sont au cœur du travail yogique ; elles donnent les moyens de s'engager dans des relations avec autrui et de comprendre sa place dans le monde. Un corps souple est une heureuse conséquence indirecte de ce processus.

487 **Comprendre les postures** Observez avec attention les trajets que parcourent votre corps et votre esprit pendant la pratique d'asanas. Des séances de yoga régulières non seulement étirent et détendent les muscles, mais apaisent aussi l'esprit et préparent physiquement et mentalement à l'art de la méditation, qui constitue une autre partie importante du yoga.

---

488 **BONNE VUE**

« Celui dont l'esprit est rendu immobile par la pratique du yoga voit le soi à travers l'esprit pur et se délecte du soi. »

BHAGAVAD-GITA (400-300 AV. J.-C.), INDE

489 **Souplesse physique et mentale** Le corps et l'esprit se reflètent mutuellement : la façon dont on bouge traduit des schémas de pensée et de comportement inconscients, et vice versa. Lorsqu'on rééduque le tissu conjonctif afin qu'il glisse lors des asanas au lieu d'adhérer et de tirer sur les organes, on stimule par la même occasion sa souplesse mentale. Cette capacité accrue à suivre le mouvement peut être très utile dans les relations avec autrui.

490 **QUESTION D'ONCTION** *« Huilez votre esprit et vos manières, pour leur donner la souplesse et la flexibilité nécessaires ; la force seule ne suffira pas... »*

COMTE DE CHESTERFIELD (1694-1773), ANGLETERRE

491 **Combattre la raideur** Sous la peau se trouve une couche de chair qui protège les muscles et les os. Les expériences négatives de la vie, comme les blessures physiques ou les traumatismes émotionnels, mais aussi les mauvaises habitudes de posture, peuvent déformer cette enveloppe et causer des accrocs qui restreignent le mouvement. À mesure que l'on répare ces accrocs par la pratique régulière et attentive d'asanas, cette enveloppe recouvre sa capacité de soutien, de tension et de détente comme il se doit, ce qui procure une sensation non seulement de liberté du corps mais aussi de flexibilité mentale et émotionnelle.

492 **SOUHAIT UNIVERSEL** *« Ah ! Si cette chair trop solide pouvait se fondre... »*

WILLIAM SHAKESPEARE (1564-1616), *HAMLET*, ANGLETERRE

493 **Conscience musculaire** Dans la prise, la tenue et le relâchement d'asanas, rappelez-vous que chaque mouvement n'est possible que par le résultat de muscles aux qualités de contraction et d'extension exceptionnelles. Observez comment les paires de muscles travaillent en harmonie : la musculature du corps est un système de chaînes, et en avoir conscience les incite à communiquer d'autant mieux.

494 **CONSCIENCE SOLAIRE** *« La conscience doit être comme les rayons du soleil : se propageant en toutes parts, illuminant toutes choses. »*

B.K.S. IYENGAR (NÉ EN 1918), INDE

495 **Bon départ** Un des buts des asanas est de restaurer une sensation de longueur et d'espace dans la colonne vertébrale, afin que les muscles et les organes du corps aient suffisamment de place pour se détendre et remplir leurs fonctions respectives avec facilité. La **Posture de la Montagne (57)** favorise particulièrement ce processus en mettant simplement les muscles et les os de la colonne en ordre. C'est donc la posture idéale pour commencer toute séance.

496 **Entretien musculaire** Pour garder une colonne saine et jeune, c'est-à-dire suffisamment forte pour soutenir le corps et néanmoins assez flexible pour céder à la pression sans blessure, renforcez vos muscles antigravité : les muscles érecteurs de la colonne vertébrale qui la longent de chaque côté, avec la **Posture de l'Étirement de l'est (640)** et la **Posture de la Barque (704)**.

497 **Excès de flexibilité** Ne vous emballez pas au vu de votre flexibilité dans votre pratique du yoga : l'ancrage et la structure en sont les fondations. Même les yogis extraordinairement flexibles peuvent souvent être victimes de blessures dues par exemple à une extension trop extrême des articulations ou un mauvais alignement du corps.

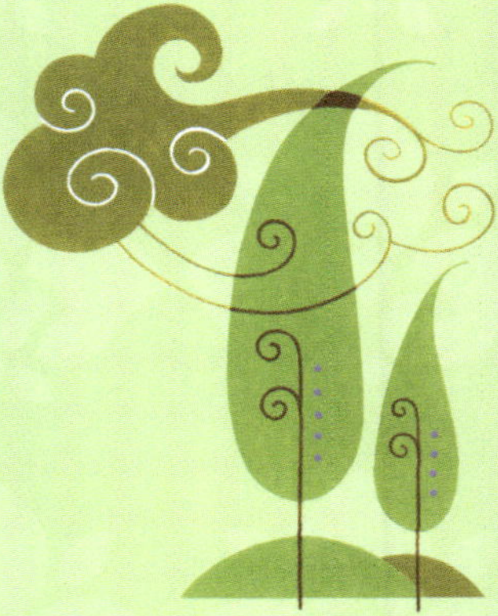

498 **LE CHÊNE ET LE ROSEAU**

« Un arbre qui ne peut plier
se cassera dans le vent.
Ainsi en a décrété la Nature
elle-même : les doux et les
modérés triomphent. »

LAOZI (V. 604-V. 531 AV. J.-C.), CHINE

499 **Varier son yoga** Trop de répétition d'un même exercice physique peut isoler les muscles et les articulations et exercer une tension au lieu de les libérer et de leur permettre de travailler en harmonie. Bien qu'il soit important de trouver une approche du yoga qui vous inspire et vous soit aussi bénéfique que possible, il est également primordial de ne pas rester embourbé dans les mêmes sentiers battus ; la variété est le piment de la vie (et du yoga !).

500 **Un corps sain pour un esprit sain** Si vous pratiquez des asanas avec soin et dévouement, vos muscles et votre tissu conjonctif finiront par se réaligner, se dégripper et envelopper vos articulations de manière modérée afin d'assurer un fonctionnement optimal. À mesure que votre structure musculaire se rééquilibrera, tout déséquilibre émotionnel sera par conséquent susceptible de se stabiliser naturellement, ce qui vous permettra d'investir davantage d'énergie dans vos relations avec autrui.

---

501 **PRENDRE LE LARGE**

« Celui qui est établi en une posture confortable tandis qu'il se concentre sur le soi intérieur s'immerge naturellement dans l'océan de bonheur du cœur. »

SIVA SÛTRAS (DÉBUT IXe SIÈCLE), INDE

502 **Posture pour novices** Si vous débutez en matière d'asanas et que vous trouvez la **Posture du Chien tête en bas (481)** trop difficile, facilitez-vous les choses : fléchissez les genoux, appuyez votre ventre sur vos cuisses et levez vos pieds sur les pointes ; cette position, que l'on pourrait appeler Posture du Chiot tête en bas, crée une vague d'énergie qui libère la poitrine et dégage les tendons du jarret.

503 **Ne pas trop en faire** Quelle que soit votre expérience en yoga, il y aura des moments où vous ressentirez une tension musculaire. Ayez la flexibilité mentale et l'humilité d'adapter vos postures en fonction de vos besoins, par exemple en fléchissant les genoux dans les flexions avant.

504 **Rouler les épaules** Les yogis voient les bras comme des leviers, qui, une fois huilés par l'activité, libèrent l'énergie de la région du cœur, endroit duquel nous initions toute relation à autrui. Après des heures passées sur un ordinateur, échauffez vos épaules (voir p. 24), puis effectuez la **Posture de l'Aigle (321)** et la **Posture de la Tête de vache (761)**.

505 **Place au souffle** Les vêtements serrés peuvent entraver la respiration ainsi que la flexibilité ; n'oubliez pas de porter une tenue plus ample pour la pratique d'asanas.

506

LA POSTURE DU PONT

Setu Bandhasana

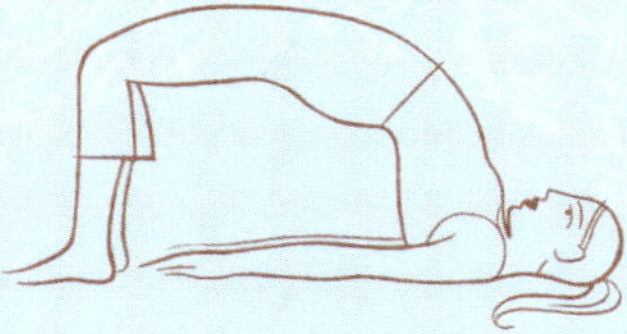

Dans cette position, le corps prend la forme d'un pont (*setu* en sanskrit), ce qui augmente la flexibilité de la colonne et l'ouverture de l'avant du corps et facilite l'afflux d'énergie dans le chakra du cœur (voir p.18).

Allongez-vous sur le dos, genoux fléchis et pieds écartés de la largeur du bassin. Inspirez profondément, soulevez votre bassin et votre poitrine et partagez le poids de votre corps entre vos épaules et vos talons. Ayez à l'esprit une élévation de votre cœur et de vos reins vers le ciel. Après plusieurs respirations, abaissez votre dos avec précaution pour défaire la posture, puis relâchez. ➤ 534

दृष्टि

507 **Les yeux doux** Vous avez sans doute déjà remarqué que votre regard est dur et fixe lorsque vous êtes tendu. La théorie du yoga explique que, selon le principe de l'extérieur qui reflète l'intérieur, un « regard dur » est lié à une tension sur l'avant du cerveau. « Adoucissez » consciemment vos yeux et élargissez votre regard, ou *drishti* (en sanskrit ci-dessus) à chaque fois que vous vous sentez stressé ; sentez alors votre esprit « s'adoucir » en même temps.

508 **Champ de vision accru** Le yoga nous enseigne que le fait de détendre ses yeux aide à cultiver un esprit observateur : on est alors plus apte à « voir » au-delà d'angles de vue métaphoriques et l'on devient plus habile dans le domaine de la communication. Ces deux qualités sont précieuses et permettent de redoubler de souplesse dans les relations avec autrui.

509 **Souplesse du diaphragme** À mesure que l'on détend et « adoucit » ses yeux, le diaphragme a lui aussi tendance à « s'adoucir ». Ce muscle de respiration primaire situé sous les poumons s'étend comme un parachute à chaque inspiration. Lorsqu'il est doux et souple, on peut respirer plus librement et plus profondément, ce qui stimule la flexibilité mentale.

510 **Jeu de paume** Dans votre main paume ouverte vers le haut, déposez une pièce. Vous n'avez pas besoin de la tenir : contentez-vous d'observer la manière dont elle est posée dans un état de « non-avidité », que l'on nomme *aparigraha*. À présent, fermez le poing et retournez la pièce vers le bas en la retenant entre vos doigts et votre paume. Remarquez la tension qui se crée ; si vous ouvrez la main pour relâcher la tension, la pièce tombera. Visez à garder un esprit aussi détendu qu'une paume ouverte, et vous pourrez recevoir ce qu'on vous offre, que ce soit un sourire, un acte de bonté ou une proposition de travail.

511 **Franchir le pont** Asseyez-vous yeux fermés et imaginez un pont ; figurez-vous son aspect, ce qui se trouve au-dessous et au-dessus, et à chaque extrémité : peut-être une activité trépidante à un bout, et une scène de vie calme et paisible de l'autre côté. Traversez-le d'un pas lent et observez les émotions qui surgissent. Cet exercice de passage d'une conscience vague à une conscience subtile cultive la flexibilité d'esprit nécessaire dans les relations avec autrui.

512 **DE PASSAGE** *« La vie est un pont. Franchis-le, mais n'y bâtis pas de maison. »*

PROVERBE INDIEN

513 **LES YEUX DU CŒUR** *« Cherche simplement avec un cœur pur ; non pas des raisons, ni des explications. De cette façon, tu briseras la boule du doute. »*

ADAGE ZEN

514 **Cœur léger** Une pratique régulière d'asanas et du pranayama aide à venir à bout d'anciens schémas physiques et mentaux qui nous desservent, et laisse ainsi la place à une perception plus lucide et non faussée par des réactions conditionnées. Apportez cet état d'esprit pur et déchargé dans vos relations avec autrui, et vous serez sûr de transformer les dynamiques personnelles, que ce soit avec vos collègues, vos amis ou votre famille.

515 **Méditation lacustre** Asseyez-vous confortablement, le dos bien droit et les yeux fermés. Imaginez votre esprit en lac profond, et figurez-vous chaque pensée qui y passe comme une vague sur la surface de l'eau. À présent, plongez sous la surface, pour gagner les profondeurs où l'eau est calme. Inspirez-en la paix et la tranquillité. Puis rouvrez les yeux et gardez à l'esprit que cet endroit de paix est toujours en vous.

516 **Pure méditation** Ce n'est qu'une fois que vous méditerez tous les jours que votre esprit commencera réellement à s'éclaircir : ménagez-vous 20 minutes chaque matin à cet effet.

517 **Un pas en arrière** La philosophie yogique prône une manière simple d'être plus pur dans ses relations à autrui : essayez toujours de prendre une distance mentale face aux événements bouleversants de votre vie. Cette technique vous permettra de rester calme et concentré et de ne pas vous laisser emporter par des vagues d'émotions.

---

518 **JETER L'ANCRE**

« Comme le vent fort balaie un navire sur l'eau, ainsi l'esprit reposant sur ne serait-ce qu'un seul des sens emporte l'intelligence. »

BHAGAVAD-GITA (400-300 AV. J.-C.), INDE

---

519 **Le paradoxe du détachement** Se retirer de ses émotions (ou le principe du détachement dans le bouddhisme) ne signifie pas, paradoxalement, durcir son cœur. Au contraire, la pratique du détachement, qui implique de ne pas porter de jugement sur les autres et leurs actions, a pour conséquence de créer une pureté de vision qui tire le cœur vers la compassion.

520 **COUP D'ŒIL** *« Car l'œil, changeant, change tout. »*

WILLIAM BLAKE (1757-1827), ANGLETERRE

521 **Circulation fluide** Un des buts du yoga est de purifier les principaux canaux d'énergie (*nadis*), pour que l'énergie vitale, ou prana, puisse monter librement par le système de chakras (voir pp. 16-18) et créer un état d'harmonie. La **Respiration par narines alternées (69)** est un des meilleurs moyens d'arriver à cela.

522 **Un manteau de lumière** Asseyez-vous bien droit et fermez les yeux. Posez les mains sur les cuisses, paumes vers le haut. Figurez-vous un pilier d'énergie lumineuse au-dessus de vous et sentez-le se déverser depuis le sommet de votre tête. Imaginez-le qui remplit votre colonne et se diffuse dans vos cellules. Puis figurez-vous ses rayons se propageant au-delà de votre corps physique pour vous envelopper confortablement dans un manteau de lumière. Laissez ce manteau vous protéger de la dureté du monde extérieur et ainsi entretenir votre harmonie intérieure.

523 **Le gourou intérieur** Les yogis insistent sur l'importance de rechercher son gourou intérieur, ou *satguru*, qui permet de voir « la vérité en dedans ». Localisez la voix cachée de ce guru et réagissez à ce qu'elle dit non seulement en pratiquant des asanas et des pranayama, mais aussi dans votre vie de tous les jours.

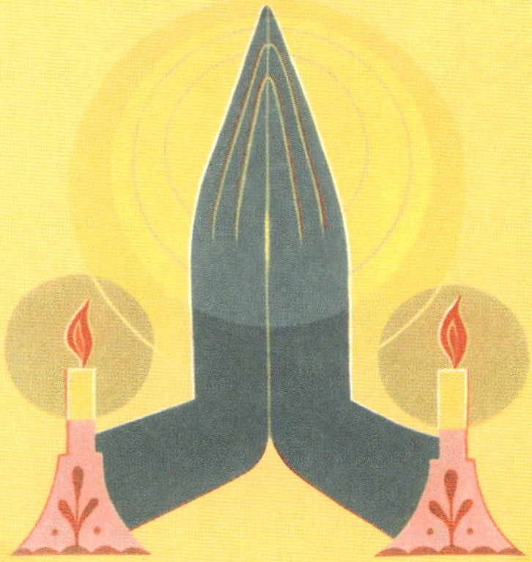

524 **Le mudra de la prière** *Atmanjali Mudra* ou *Namasté Mudra*
Joignez les paumes de vos mains au milieu de votre poitrine, les doigts dirigés vers le haut, et fermez les yeux. Offrez-vous ce geste, en prononçant la salutation *Namasté*, qui signifie « je m'incline pour te saluer ». Par ce symbole de paix et d'harmonie, on fait une révérence au *satguru*, gourou intérieur ou lumière du cœur. Offrez-le aux autres, dans votre cours de yoga ou ailleurs, pour célébrer la lumière de leur cœur, et ainsi cultiver la compassion et des rapports harmonieux.

525 **COMME L'OMBRE ET L'ESPRIT** *« Quand l'esprit est pur, la joie suit comme une ombre qui ne le quitte jamais. »*

BOUDDHA (V. 563-V. 483 AV. J.-C.), INDE

526 **Yoga d'extérieur** Lorsque vous ressentez le besoin de plus d'harmonie, essayez de pratiquer le yoga à l'extérieur. Trouvez un coin tranquille loin des perturbations superficielles, de façon à imprégner votre pratique non seulement de la sensation d'air frais sur votre peau mais aussi des sons et des images de la nature inspirant l'admiration.

527 **La Respiration victorieuse** *Ujjayi* Outre vous aider à approfondir votre pratique du yoga, cette méthode de respiration vous sera utile quand vous aurez besoin d'apaiser vos nerfs, par exemple avant un entretien professionnel. Inspirez et expirez par le nez, en contractant légèrement la glotte à l'arrière de votre gorge, afin d'entendre votre souffle. Ne forcez pas et ne serrez pas la gorge, mais créez simplement un son de respiration lente et sibilante comme les vagues de la mer.

528 **Synchronisation** Le style Ashtanga Vinyasa du hatha-yoga (voir p. 21) recommande d'utiliser la **Respiration victorieuse (527)** en

exécutant ses vinyasas, séries de mouvements synchronisés avec la respiration. Cette méthode a pour effet d'« harmoniser » les nerfs et de purifier l'esprit. La série de Salutation au Soleil (voir pp. 28-31) est un bon point de départ pour appliquer cette technique.

---

529 MER D'HUILE

« Celui qui n'est pas perturbé par l'afflux des désirs trouve la paix, tout comme l'océan, bien qu'incessamment rempli par les fleuves, demeure calme. »

BHAGAVAD-GITA (400-300 AV. J.-C.), INDE

---

530 **Méditation respiratoire** Le son de la **Respiration victorieuse (527)** invite l'esprit à se retirer vers l'intérieur, et constitue ainsi un bon terrain de concentration pour la méditation. Assis le dos droit et les yeux fermés, commencez la respiration *Ujjayi*, en suivant votre souffle jusqu'à ce qu'il apaise toute autre pensée et que votre esprit vous semble aussi vaste et pur que la mer. Après quelques minutes, revenez à une respiration normale et ouvrez les yeux. Essayez de conserver une conscience de ce calme océan intérieur en vaquant à vos occupations aujourd'hui, et retournez-y lorsque les paroles ou actions d'autrui vous rendent agité ou perturbé.

531 **Une pratique adaptée** Le yoga, comme toute autre chose, n'améliorera votre vie que si vous en choisissez une approche qui est adaptée à votre corps et à votre esprit. Si vous êtes stressé, par exemple, il serait sans doute mieux d'éviter une pratique physique trop vigoureuse, susceptible de vous énerver, et d'opter plutôt pour quelques étirements intenses, comme la **Posture du Chat (45)** et la **Torsion assise (619)**, suivies par le « sommeil yogique » **Yoga Nindra (940)**. Écoutez les conseils de votre **gourou intérieur (523)**.

---

532 **L'UNITÉ DANS LA MULTIPLICITÉ**

« Aborde la vie avec un esprit aiguisé par tes exercices, et vois l'Unité dans la multiplicité. »

UPANISHAD (800-400 AV. J.-C.), INDE

---

533 **Yoga sur mesure** Peut-être apprécierez-vous la méthode Viniyoga, née des enseignements de T. Krishnamacharya et de T.K.V. Desikachar. Cette école met l'accent sur des *vinyasas* (séries de postures et de respiration) soigneusement ajustées aux besoins individuels. Les enseignants intuitifs de cette méthode vous guideront vers une pratique très personnelle qui pourrait bien transformer votre rapport aux autres et à vous-même.

534

LA POSTURE DU TRIANGLE

Trikonasana

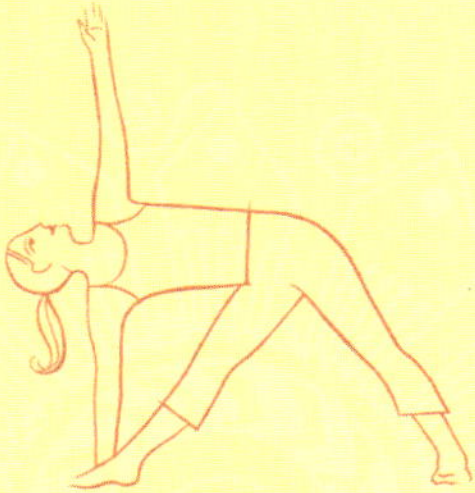

Cette posture fléchit le corps pour le faire ressembler à un triangle (*trikona* en sanskrit), ce qui a pour effet d'ouvrir tout l'avant du corps et ainsi de favoriser une circulation harmonieuse du prana.

Debout, pieds écartés de 1 m, levez et tendez les bras sur les côtés. Rentrez le pied gauche, en opérant une rotation intérieure de la cuisse. Tournez le pied droit vers l'extérieur à 90 degrés, en opérant une rotation extérieure de la cuisse. Sur une expiration, étirez-vous vers la droite et posez la main droite au sol (ou sur un bloc de yoga) près de votre petit orteil. Tendez le bras gauche vers le haut. Prenez quelques respirations. Revenez à la verticale, changez de côté, puis relâchez. ➤ 549

535 **Trésor enfoui** Assis bien droit ou allongé en **Posture du Cadavre (931)**, fermez les yeux et imaginez que vous plongez dans les profondeurs d'un océan. Au fond se trouve une couche de débris, votre réserve de souvenirs. Passez-les au crible ; ne vous laissez pas distraire par les créatures laides qui y résident, mais dirigez votre regard sur les fragments scintillants de minéraux et d'or que sont vos pensées les plus précieuses. Écartez la vase pour libérer ce trésor de pureté des débris et le laisser remonter à la surface. Laissez ensuite ces précieuses pensées illuminer vos relations avec autrui.

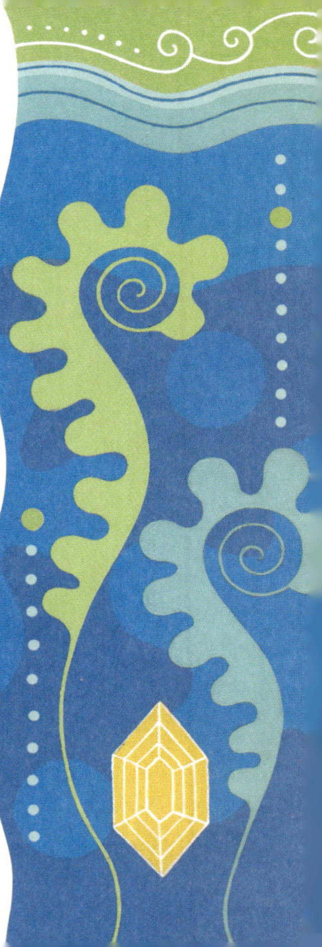

536 **Mots de cœur** Les yogis conseillent « d'écouter avec la gorge », c'est-à-dire être réceptif et ne parler que lorsque c'est utile : c'est une pratique qui se fait rare dans notre culture où règne un bavardage incessant. Dans vos échanges avec autrui, essayez de toujours parler avec une pureté de cœur et en employant des mots qui favorisent l'harmonie.

537 **Méditation de la gorge** Allongez-vous confortablement en **Posture du Cadavre (931)**, fermez les yeux et portez votre conscience sur votre gorge, qui en pensée yogique symbolise la pureté et la communication sincère. Détendez consciemment votre gorge : imaginez qu'elle tombe jusqu'à votre nuque, libre et vaste. Figurez-vous la baignant dans une lumière turquoise (la couleur du chakra de la gorge) qui vous apporte la guérison dont vous avez besoin pour vous lier plus profondément à autrui.

538 **Les voies de l'harmonie** Pour incarner la huitième branche yogique supposée mener à l'harmonie intérieure, il est important d'accorder de l'attention à l'esprit comme au corps lors de la pratique d'asanas. Il peut être utile de prendre l'habitude de clore chaque séance de yoga par une visualisation qui incite l'esprit à se poser, comme celle suggérée par **Et la lumière fuse (238)** ou la **Concentration sur l'antre de l'esprit (298)**.

L'EXPRESSION SENSUELLE

539 **Yogis et yoginis** Le yoga moderne est une voie qui n'est réservée exclusivement ni aux hommes ni aux femmes, dans la mesure où l'on vénère les énergies masculine et féminine pour leur qualités complémentaires. « Yogi » est le terme donné à un pratiquant du yoga, et « yogini » en est l'équivalent féminin.

540 **Énergie féminine** Dans la théorie yogique, *shakti* est le nom donné à l'énergie vitale créatrice, qui est féminine et forme l'un des pôles d'énergie qui gouvernent l'univers. Shakti est aussi l'autre nom de la déesse hindoue de la Vie, Devi, épouse du dieu Shiva.

541 **Énergie masculine** *Shiva* est le nom donné à l'énergie masculine qui canalise la force de vie créatrice féminine de l'univers. On peut la voir comme le contenant de l'essence de vie féminine. Shiva est aussi le nom d'un dieu créateur hindou très important.

542 **Supériorité féminine** La tradition yogique tantrique vénère avant tout la force créatrice féminine, shakti, dont la conscience spirituelle est considérée comme supérieure à celle de l'énergie masculine. Nous possédons tous de l'énergie féminine shakti en nous, quel que soit notre sexe.

543 L'HOMMAGE DE SHIVA À SHAKTI

« Avec toi je peux créer toutes choses
Sans toi je suis impuissant. »
SRIMAD DEVI BHAGAVATAM (POSTÉRIEUR À 200 AV. J.-C.), INDE

---

544 **Visualisation de nadis** Le hatha-yoga considère que les deux pôles d'énergie universelle, féminine et masculine, se reflètent dans le corps à travers deux canaux d'énergie, les nadis ida (lunaire) et pingala (solaire) qui serpentent la colonne vertébrale. Pour acquérir une compréhension de ces qualités, posez votre regard sur une image de ces deux canaux **(369)** et pensez à la logique comme étant le canal solaire masculin et à l'intuition comme étant le canal lunaire féminin. Songez à la manière dont ils se complètent et se soutiennent mutuellement dans votre vie.

545 **Shiva Mudra** Dans ce mudra de tout le corps, on endosse les qualités du dieu Shiva dans une posture stable et franche. En position debout, fléchissez légèrement la jambe droite, levez le pied gauche et calez-le derrière le mollet droit. Levez la main droite à hauteur de l'épaule devant vous, dos de la main dirigé vers vous. Placez la main gauche près de votre hanche gauche, doigts dirigés vers le bas et paume vers l'arrière. Tenez la posture pendant 10 respirations, changez de côté, puis relâchez.

546 **Le mudra de la déesse de la Vie**
Shakti Mudra Lorsque vos réserves d'énergie intuitive, ou shakti, ont besoin d'être sollicitées, repliez les pouces dans les paumes et recouvrez-les de vos index et majeurs. Tendez les annulaires et les auriculaires et joignez les mains de sorte que les bouts des doigts tendus et les articulations des doigts repliés se touchent. Tenez le geste pendant plusieurs respirations et relâchez dans une longue expiration, ou *langhana*.

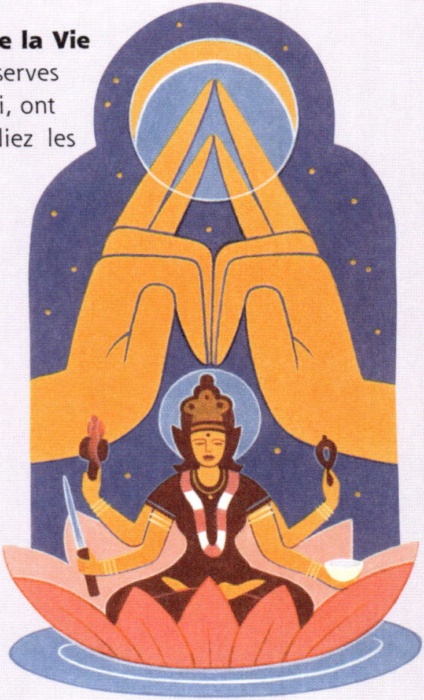

547 **Le geste et les mots**
Pour stimuler davantage votre énergie intuitive au-dedans, prononcez ces mots en tenant le **mudra de la déesse de la Vie (546)** : « L'harmonie et le silence emplissent mon être. »

548 **Méditation sur le chakra sacral** Asseyez-vous dans le calme, fermez les yeux et concentrez-vous sur votre pelvis, site du deuxième chakra ou *svâdhisthâna chakra* (voir p.17). Inspirez profondément dans ce centre d'énergie, qui gouverne la sexualité et la créativité. Lui accorder une telle attention augmentera votre capacité à exprimer votre amour et vos liens affectifs avec autrui.

549 **La Posture du Papillon** *Baddha Konasana* Cette posture stimule le chakra sensuel, ou *svâdhisthâna chakra*, de la région pelvienne. Assis par terre, plantes de pieds jointes et genoux ouverts sur les côtés, tenez vos orteils dans vos mains. Faites monter et descendre vos genoux comme des ailes, en gardant le dos droit. Puis relâchez. ➤ 591

550 **Poésie du corps** Une utilisation du langage évocatrice ne fait pas qu'inspirer l'esprit et enrichir les sens, elle inspire également le corps ; inventez donc des manières poétiques de décrire vos mouvements lorsque vous effectuez des asanas.

Exploration du langage (551) Inspirez-vous de ce langage évocateur et ludique pour vous donner une sensation d'ancrage la prochaine fois que vous effectuerez une posture assise : « Les os iliaques sont des grenades, fruits volés aux enfers. Qu'ils retournent d'où ils viennent ! »

552 **Visualisation de la colonne** La colonne vertébrale transporte les messages du cerveau aux muscles et des muscles au cerveau, et abrite les centres d'énergie ou chakras. « Réveiller » la colonne par le mouvement corporel (sous la forme d'asanas) favorise donc une circulation plus fluide du prana dans le corps et ouvre les chakras. Lors de votre séance d'asanas, imaginez votre colonne comme un estuaire menant à un océan d'énergie caché en dedans, que certains yogis appellent « le pouls des fleuves du matin ».

553 **INTROSPECTION LITTÉRALE**

« Ah ! Si vous pouviez tourner les yeux en direction de votre nuque, et examiner de l'intérieur votre bonne personnalité. »

WILLIAM SHAKESPEARE (1564-1616), *CORIOLAN*, ANGLETERRE

554 **Répit de rétine** Afin de fonctionner à plein régime au quotidien, les muscles délicats des yeux ont besoin de répit de temps à autre face à l'assaut extérieur constant. Lorsqu'ils vous font mal et que vous sentez que le contact avec le monde extérieur vous épuise, allongez-vous pendant une vingtaine de minutes en portant un cache-yeux, et répétez le mantra *SOHAM* **(7)** pour apaiser vos autres sens.

555 **Méditation de cloche tibétaine** *Nada yoga* est le yoga du son. Assis dans un endroit calme où vous avez peu de chances d'être dérangé, faites sonner une cloche traditionnelle. Laissez le son se réverbérer en vous, et imaginez-le qui purifie vos organes.

556 **L'amour de sa vie** « Déconnectez-vous » régulièrement de l'effervescence qui vous entoure pour méditer, vous rassembler et contempler ceux qui vous offrent amour et soutien dans la vie.

557 **Des origines de l'amour** Le chef spirituel Osho fait remarquer que le désir d'être aimé par autrui provient de l'existence d'un vide dans son propre cœur. Plutôt que de vous poser des questions sur vos rapports aux autres, plongez plus au cœur de votre rapport à vous-même ; c'est le jnana yoga, ou questionnement de soi (voir p.13).

---

558 **L'AMOUR DE L'ÂME**

« En vérité, ce n'est pas pour lui-même qu'un mari est aimé, mais pour l'âme qui est en lui. »

BRIHADARANYAKA UPANISHAD (800-400 AV. J.-C.), INDE

VIVRE EN HARMONIE

559 **PARTOUT CHEZ SOI** *« L'univers tout entier est ta maison. Tous les êtres sont ta famille. »*

SRI NEEM KAROLI BABA (MORT EN 1973), INDE

560 **Yoga pour tous** Le yoga est fait pour tout le monde, quels que soient les occupations, les statuts sociaux et les âges. Que vous soyez homme ou femme d'affaires, boulanger ou boulangère, ou encore conducteur ou conductrice de bus, c'est une joie que de faire partie d'un cours de yoga où tout le monde pratique ensemble, sans étiquettes matérielles.

561 **Communauté yogique** Si une pratique individuelle est essentielle pour développer force et flexibilité dans les asanas, pratiquer le yoga en groupe constitue une expérience fondamentale qui peut vous aider à explorer d'autres voies yogiques, comme le *karma yoga*, ou service désintéressé. (voir p. 13)

562 **AMOUR UNIVERSEL** *« Quand tout le monde aimera tout le monde sur Terre, alors les faibles ne seront plus dominés par les forts, les minorités ne seront plus opprimées par les majorités, les pauvres ne seront plus raillés par les riches, les humbles ne seront plus méprisés par les honorables, et les esprits simples ne seront plus trompés par les rusés. »*

MOTSI (V. 470-V. 390 AV. J.-C.), CHINE

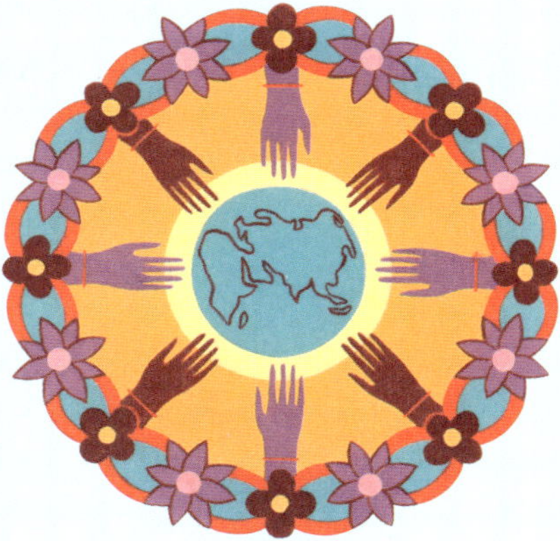

563 **Accueil chaleureux** Cherchez des cours qui offrent la chaleur et la compassion du *yoga shala*, « sanctuaire » ou « refuge » en sanskrit.

---

564 INVOCATION YOGIQUE

« Puissions-nous atteindre la vitalité ensemble. Puisse notre étude être inspirante. Puisse l'harmonie régner entre nous. OM, *paix, paix, paix. »*

KAIVALYA UPANISHAD (800-400 AV. J.-C.), INDE

565 **Yoga doux** Le yoga n'est pas seulement fait pour ceux qui sont jeunes, souples et en bonne santé. Encouragez vos grands-parents à faire des exercices en douceur comme la **Posture de la Montagne (57)** et la **Posture du Palmier (117)** ou simplement à s'asseoir sur une chaise pour effectuer une flexion avant, ou encore à lever les bras au-dessus de leur tête.

566 **Guide invisible** Observez comment le yoga, en vous aidant à habiter votre esprit, votre corps et votre âme, vous emmène en voyage au-dehors et vous relie à tous les êtres.

567 **TISSU SOCIAL** *« On ne peut vivre seulement pour soi. Mille fibres nous relient à nos semblables ; et parmi ces fibres, telles des fils sympathiques, nos actions sont des causes qui nous reviennent sous la forme d'effets. »*

HERMAN MELVILLE (1819-1891), ÉTATS-UNIS

568 **Exercice de confiance yogique** Asseyez-vous par terre dos à dos avec un partenaire. Fléchissez les genoux en approchant vos talons tout près de vos fessiers. Laissez vos bras ballants sur les côtés, appuyez votre dos fermement contre celui de votre partenaire, et réciproquement, en ancrant vos pieds au sol. Tendez les jambes et levez-vous ensemble, en maintenant la pression dos à dos.

569 **Exercice d'équilibre à deux** Debout dos à dos avec un partenaire, demandez-lui de rester debout tandis que vous fléchissez les genoux pour placer vos fessiers plus bas que les siens. Entrelacez mutuellement les bras. Assurez-vous que votre partenaire se détende bien et vous fasse confiance, puis penchez-vous en avant avec précaution jusqu'à le soulever et le garder en équilibre sur votre dos, dans une flexion arrière passive. Tenez la position pendant plusieurs respirations, puis défaites la posture avec précaution et échangez les rôles. (À éviter si l'un de vous deux souffre d'un mal de dos ou ressent quelque anxiété dans cette posture.)

570 **Cercle d'amis** Quand vous ressentez un besoin de réconfort et d'harmonie, rassemblez des amis et disposez-vous tous en cercle. Placez votre main droite paume en haut et la gauche paume en bas, et joignez les paumes avec les personnes se trouvant de chaque côté de vous, de sorte à créer un fil reliant toutes les personnes du cercle. Fermez les yeux et pratiquez la **méditation metta (457)** pour favoriser la bonté bienveillante de chacun.

571 **Passer à autre chose** Les bons professeurs de yoga guident leurs élèves du mieux qu'ils peuvent, Ensuite, une fois qu'ils les sentent prêts, ils les libèrent pour qu'ils puissent continuer leur voyage. Écoutez votre professeur s'il vous suggère de poursuivre ailleurs votre étude du yoga.

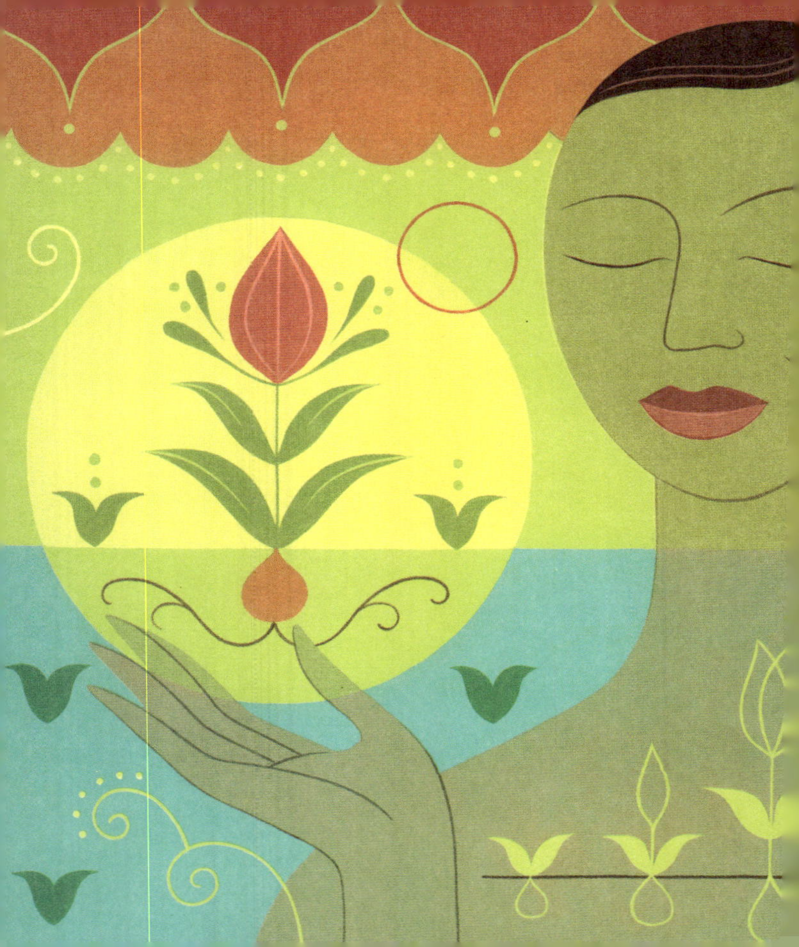

DANS LES MAUVAIS MOMENTS

ACCEPTER LE CHANGEMENT

572 **LA VIE EST CHANGEMENT** *« Notre façon de voir les choses aujourd'hui n'est pas forcément la même qu'hier, et cela parce que les situations, nos rapports à ces situations ont changé, et nous-mêmes avons changé entre-temps. Cette notion de changement constant suggère de ne pas se décourager. »*

T.K.V. DESIKACHAR (NÉ EN 1938), INDE

573 **On n'arrête pas le progrès** Patanjali nous conseille dans ses *Yoga Sûtras* d'accepter le changement. On peut y arriver en adoptant une approche d'aparigraha, l'un des cinq préceptes, ou yamas, du yoga (voir p. 14). Signifiant « non-avidité », *aparigraha* peut être interprété comme le fait de ne pas être possessif vis-à-vis des gens ou des choses, et par conséquent de ne pas essayer de les empêcher de changer.

574 **POTENTIEL PERSONNEL** *« Lorsque je lâche prise sur ce que je suis, je deviens ce que je pourrais être. »*

LAOZI (V. 604-V. 531 AV. J.-C.), CHINE

575 **Voir rouge** La couleur rouge rend plus fort lorsque l'on médite dessus. Associée à l'élément feu, elle augmente l'assurance, le courage et la sincérité nécessaires pour accepter que les gens et les situations changent. Visualiser la couleur rouge soutient également le cœur, où commence tout lâcher prise dans la vie. Assis les yeux fermés, concentrez-vous sur une nuance de rouge flamboyant, et sentez-la vous donner la force de vous séparer de vos suppositions.

576 **Relâcher la pression** N'essayez pas d'imposer des changements à votre corps lors de votre pratique d'asanas, car il résisterait. Acceptez-le plutôt tel qu'il est, et le changement suivra en son temps grâce à une pratique quotidienne. la philosophie yogique dit qu'il en va de même pour les relations humaines : ne vous escrimez pas à provoquer le changement, mais laissez-le se développer à son propre rythme.

577 **OBSERVER ET LAISSER FAIRE** *« Si tu restes assis dans le silence sans rien faire, le printemps viendra, et l'herbe poussera toute seule. »*
PROVERBE ZEN

578 **Sa meilleure alliée** Lorsque le changement arrive trop vite au travail ou à la maison, ne négligez pas votre pratique d'asanas. Les étirements vous aideront à respirer plus profondément, ce qui prévient le stress et favorise la circulation du prana dans le corps ; vous serez ainsi paré au changement et pourrez vous y épanouir.

579 **Ressentir son chakra sacral** L'eau est l'élément associé au *svâdhisthâna chakra* (voir p. 17). Fixer du regard son *yantra* ou représentation visuelle (voir ci-contre) vous aidera à revêtir les qualités de l'eau, qui continue de couler en dépit des obstacles qu'elle rencontre. Regardez sa surface bleue, puis fermez les yeux et imaginez la même fluidité liquide dans les cellules de votre corps. Lorsque vous êtes confronté à des changements difficiles, méditez sur ce yantra quelques instants.

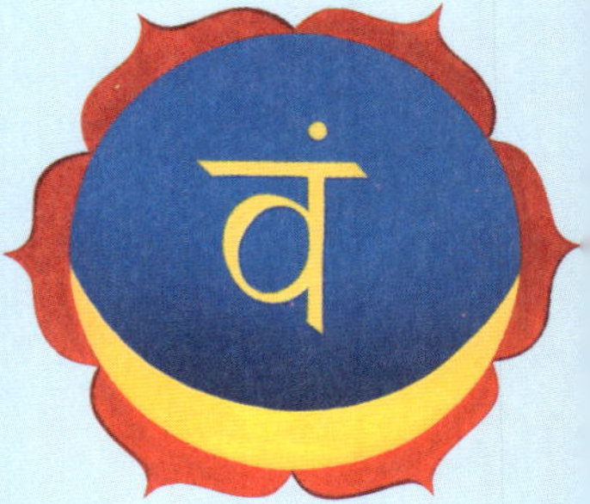

580 **ICI ET MAINTENANT** *« Ne vous attardez pas sur le passé, ne rêvez pas de l'avenir, concentrez l'esprit sur le moment présent. »*
BOUDDHA (V. 563-V. 483 AV. J.-C.), INDE

581 **De l'eau dans son vin** Les textes védiques (voir p. 10) prônent la liberté par rapport aux extrêmes, qu'ils soient bons ou mauvais. Vous pouvez travailler dans cette direction en vous efforçant de ne pas juger les gens ou les événements ni de leur coller d'étiquettes. Prendre de la distance et se contenter d'observer le monde sans porter de jugement permet de mieux tolérer le changement et de se séparer des anciennes façons de penser pour accepter les nouvelles.

---

582 QUOI QU'IL ADVIENNE

« Agis avec un esprit de détachement, en étant égal au succès comme à l'échec. Une telle uniformité d'esprit est appelée yoga. »

BHAGAVAD-GITA (400-300 AV. J.-C.), INDE

---

583 **Visualisation d'une renaissance** Lorsque le changement fait mal, utilisez cet exercice pour vous rappeler que ce n'est que par le changement que l'on peut évoluer. Agenouillez-vous en **Posture de l'Enfant (864)** et figurez-vous en graine semée profondément dans le sol. Imaginez l'effort de poussée vers le haut dans le sol dur, suivi de la joie de sortir de terre comme bourgeon dans la lumière vive et la chaleur d'un jour nouveau.

584 **MATIÈRE À (RÉ)FLÉCHIR** *« Notez que l'arbre le plus rigide est celui qui cassera le plus facilement, tandis que le bambou ou le saule survivront en ployant dans le vent. »*

PROVERBE JAPONAIS

585 **Contemplation de Ganesh** Ganesh est le dieu éléphant hindou associé au fait de surmonter les obstacles physiques et mentaux. Contemplez son image et voyez comme ses caractéristiques physiques reflètent sa capacité à supporter le changement. Ses grandes oreilles et sa petite bouche montrent qu'il écoute plus qu'il ne parle. Ses petits yeux suggèrent qu'il regarde vers l'intérieur plutôt que vers l'extérieur. Son gros ventre peut tout digérer, bon ou mauvais, tandis que sa hache coupe les liens qui nous empêchent de changer. Méditez sur ces qualités lorsque vous avez des obstacles à surmonter.

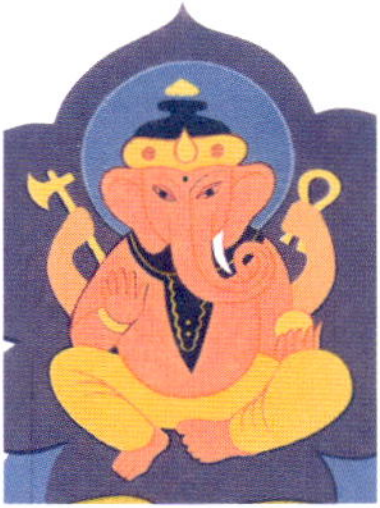

586 **Reconnaître sa vraie nature** L'ayurvéda, l'ancien système de guérison indienne, nous apprend que chacun de nous naît avec un certain ensemble de qualités physiques et émotionnelles, faites des principes motivants, ou dosha, qui constituent la terre (kapha), le feu (pitta) et l'air (vata). Cette nature des éléments, ou prakriti, informe la façon dont on réagit face aux défis. Un individu sain possède une combinaison des trois dosha, que la pratique d'asanas aide à équilibrer, préparant ainsi à mieux s'adapter au changement **(587-589)**.

587 **La terre et le changement** Si votre dosha dominant est la terre (kapha), vous avez donc tendance à être posé et calme. Bien que vous ne soyez pas facilement troublé par le changement, la pratique de postures ouvrantes et stimulantes comme la **Posture du Chameau (447)** et la **Demi-Torsion vertébrale (817)** vous aideront à relever les défis qui se présentent.

588 **Le feu de l'action** Si votre dosha dominant est le feu (pitta), vous avez tendance à être fort, physiquement robuste et capable de faire face au changement en pensant rapidement, mais vous pouvez vous montrer impétueux. Pour mieux gérer ces situations, diminuez votre stress avec des postures calmantes comme la **Posture de la Tête au genou (480)** et la **Flexion avant assise jambes écartées (789)**.

589 **Du changement dans l'air** Si votre dosha dominant est l'air (vata), vous avez tendance à être grand, svelte et facilement irrité par le changement. Trouvez un ancrage qui vous permette de mieux passer les caps avec la **Respiration par narines alternées (69**) ou la **Respiration krama (185)**.

590 **Une bonne assise** Asseyez-vous dans la **Posture du Héros (591)** quelques minutes lorsque vous avez désespérément besoin d'immobilité en période de changement tumultueux. La stabilité physique aide à créer la stabilité mentale.

591 **La Posture du Héros** *Virasana* Cette posture est l'illustration de la détermination, du calme et de la concentration héroïques susceptibles de vous aider à endurer un tourbillon de changement. À partir d'une position à genoux, asseyez-vous sur vos fessiers entre vos pieds ; si vos genoux vous font mal, placez un bloc de yoga sous vos os iliaques. Dirigez vos plantes de pieds vers le haut et appuyez le bout de vos orteils écartés sur le sol. Visez à rapprocher vos genoux, rotules dirigées vers l'avant. Posez vos paumes de mains sur vos cuisses, étirez votre colonne et ancrez vos os iliaques au sol. Puis relâchez. ➤ 592

592 **Variation de la Posture du Héros** Pour combattre la tension en période de changement perturbant et créer une sensation de vastitude intérieure, asseyez-vous dans la **Posture du Héros (591)** et tendez vos bras au-dessus de votre tête jusqu'à sentir un allongement de vos flancs. Entrelacez vos doigts et poussez vos paumes de mains vers le ciel. Sentez vos muscles intercostaux, vos flancs et votre diaphragme s'étirer. Puis relâchez. ➤ 619

593 **INTÉGRER LE CHANGEMENT** *« Le changement, bon et mauvais, est inévitable ; essayez donc de ne pas gaspiller votre énergie soit à le combattre, soit à le craindre, mais visez plutôt à l'accepter comme une partie du cycle naturel de la naissance, de la vie et de la mort. »*
GRAHAM STONES (NÉ EN 1974), ANGLETERRE

594 **Les dieux du Changement** Trois dieux hindous prééminents symbolisent un cycle de changement dans le monde naturel : Brahma, dieu de la Vie nouvelle, incarne la création ; Vishnu, protecteur de la vie, symbolise le maintien et l'équilibre ; enfin, Shiva, dieu de la Destruction, représente la décomposition et la régénération. Cherchez ces forces de changement en action dans le monde qui vous entoure : dans le cycle des saisons, par exemple, et aussi dans votre propre cycle de vie. Voir le changement sous cet angle peut vous aider à accepter le fait que toute modification de circonstance, aussi triste et traumatisante soit-elle, fait partie d'un cycle naturel.

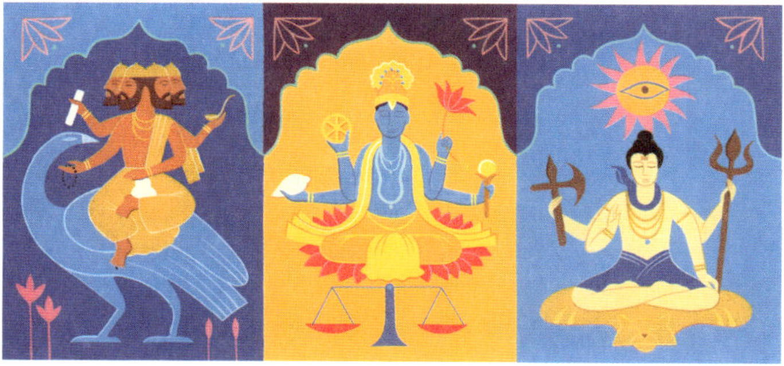

595 **Transformation physique** L'une des joies d'une pratique régulière d'asanas est de pouvoir observer les changements de l'alignement du corps et des niveaux d'énergie. À mesure que l'alignement corporel s'améliore, on apprend que le corps, loin d'être une entité fixe, évolue constamment.

596 **TOURNER LA PAGE**

« Jamais passé ne peut au futur ressembler ;
Rien ne perdure hormis la Mutabilité. »

PERCY BYSSHE SHELLEY (1792-1822), ANGLETERRE

597 **Le yoga au féminin** Variez votre pratique du yoga pour vous conformer aux changements de votre corps au cours du mois. Les deux premiers jours des menstruations, les femmes devraient éviter des asanas debout trop poussées et leur préférer des flexions avant qui ouvrent le bassin en douceur comme la **Posture de la Tête au genou (480)** et la **Posture du Papillon (549)**.

598 **Le yoga au masculin** Les yogis pensent que les cycles d'énergie masculine sont liés au soleil. Observez comment vos niveaux d'énergie changent au cours de l'année, et adaptez votre pratique en y incluant des postures réparatrices comme le **Geste inversé (483)** lorsque votre énergie s'essouffle.

RÉSOUDRE LES CONFLITS

599 **MIEUX VAUT PRÉVENIR QUE GUÉRIR** *« Prenez le contrôle des événements tandis qu'ils sont paisibles. Prévenez les difficultés avant qu'elles ne surgissent. Préparez-vous à des aspérités tandis que les choses glissent encore. Faites face à la situation avant qu'elle ne se précipite dans le chaos. »*

LAOZI (V. 604-V. 531 AV. J.-C.), CHINE

600 **Dire « pouce ! »** Avant que tout conflit pressenti ne vous monte à la tête, essayez de sortir de la situation mentalement, et de vous réfugier dans le vaste état d'esprit qui est le but du yoga : *buddhi*. Vous pouvez y parvenir en effectuant toute asana et technique de respiration ou de méditation de ce livre. Une fois que vous aurez ouvert la porte à l'état d'esprit *buddhi*, les tensions commenceront à s'estomper.

601 **Le mantra calmant** Lorsque quelque chose vous met en colère, répétez le *bijâ mantra*, ou semence verbale, *SOM*. Il est réputé calmer les nerfs et inciter à une réaction modérée.

602 **JEU DANGEREUX** *« T'accrocher à la colère revient à saisir un charbon ardent avec l'intention de le jeter à quelqu'un : c'est toi qui te fais brûler. »*

BOUDDHA (V. 563-V. 483 AV. J.-C.), INDE

603 **Postures de torsion purifiantes** Les torsions essorent et revigorent la colonne vertébrale. En effectuant la **Posture du Triangle en torsion (357)** ou la **Torsion assise (619)**, imaginez que vous faites sortir votre tension. À chaque expiration, laissez partir la colère et la négativité. À chaque inspiration, imaginez de l'énergie claire absorbée par le côté gauche et le côté droit de votre corps, les rééquilibrant pour une plus grande équanimité.

604 **PLUS COULE** *« Laisse le passé dériver avec l'eau. »*
PROVERBE JAPONAIS

605 **Japa mantra** Les anciens yogis nous ont appris qu'en répétant un *bijâ mantra*, ou semence verbale, encore et encore (procédé appelé *japa*), leur son résonne intérieurement et provoque des changements subtils de la conscience. Le mantra *GAM* est invoqué pour dissoudre les blocages mentaux. Répétez-le en respirant régulièrement et calmement lorsque votre esprit se sent immobilisé par le conflit.

606 **PAS À PAS** *« Sème une pensée et récolte une action, sème une action et récolte une habitude, sème une habitude et récolte un caractère, sème un caractère et récolte une destinée. »*
SWAMI SIVANANDA (1887-1963), INDE

607 **Comment en est-on arrivé là ?** L'introspection liée à la pratique du yoga peut vous aider à remonter le chemin jusqu'à des décisions qui vous ont amené à un conflit. Savoir comment vous y êtes arrivé vous montrera avec un peu de chance la route à reprendre pour résoudre le conflit.

608 **D'AUTRE NATURE** *« L'humilité n'est pas frilosité. La déférence n'est pas faiblesse. L'humilité et la déférence sont en réalité des forces spirituelles. »*
SWAMI SIVANANDA (1887-1963), INDE

609 **Amalgame** La Bible, dans Isaïe XI, 6, nous dit : « Le loup habitera avec l'agneau. » Pensez à cette phrase lorsque vous devez faire la paix avec des « démons », qu'ils soient intérieurs ou extérieurs.

610 **LA PAIX AVEC SOI-MÊME** « *Quand il n'y a pas d'ennemi en toi, les ennemis au-dehors ne peuvent te faire de mal.* »
PROVERBE AFRICAIN

611 **Le mudra de la paix intérieure** *Shambhavi Mudra* C'est un geste de paix symbolique, que l'on fait avec les yeux. Les yogis considèrent qu'il réduit le stress et apaise l'esprit en restaurant l'équilibre entre le côté gauche et le côté droit du cerveau. Asseyez-vous confortablement, le dos bien droit et les mains en *Jnana Mudra* **(96)**. Puis tournez votre regard vers l'intérieur et dirigez-le vers le centre de votre front. Tenez-le quelques instants en observant votre souffle et en laissant cette concentration calmer vos pensées. Puis relâchez. Arrêtez si vous ressentez trop de tension dans les yeux.

612 **Le mantra de la paix** Pour créer une paix intérieure dans les moments de discorde, que cela soit dû à une pression au travail ou dans vos relations, répétez quotidiennement le *bijâ mantra* ou semence verbale *SHAM*.

613 **TENDRE L'AUTRE JOUE** *« Oublie comme un enfant tout tort que l'on te cause immédiatement. Ne le garde jamais dans ton cœur, car il fomentera la haine. »*

SWAMI SIVANANDA (1887-1963), INDE

614 **Les mots pour le dire** Le plus grand maître de yoga Ashtanga Vinyasa, Sri K. Pattabhi Jois, recommande de ne pas être impitoyable en disant des vérités difficiles à entendre. Toutes les formes de yoga aident à développer des façons diplomatiques de communiquer des sujets déplaisants sincèrement et sans cruauté.

---

615 **AGIR AVEC BONTÉ**

« Fais preuve de compassion. Non seulement envers tes amis, mais envers tout le monde. »

BHAGAVAD-GITA (400-300 AV. J.-C.), INDE

---

616 **Pratique rafraîchissante** Lorsque vous vous sentez échauffé et agacé, choisissez des asanas qui « refroidissent » plutôt que de surchauffer votre corps avec une activité *râjasique* (stimulante). Tenez les postures plus longtemps que d'habitude et insistez sur celles qui ouvrent le bassin comme la **Posture du Papillon (549)**, des flexions avant comme la **Posture de l'Étirement de l'ouest (683)** et des postures inversées comme la **Posture du Chien tête en bas (481)**.

617 **LE YOGA AVEC ET SANS TAPIS** *« Il existe une relation forte entre le yoga sur le tapis et le yoga hors du tapis. Je me suis rendu compte que l'énergie générée par la pratique me permet de trouver la clarté parmi les pensées conflictuelles de mon esprit. »*

GRAHAM STONES (NÉ EN 1974), ANGLETERRE

618 **Face-à-face cosmique** Les dieux hindous de la Création (Brahma), du Maintien (Vishnu) et de la Destruction (Shiva) illustrent parfaitement les trois *gunas*, ou qualités, que les yogis perçoivent comme latentes dans toute matière : la force de la création (*râjas*), l'équilibre (*sattva*) et le déclin (*tamas*). Si vous ressentez une confusion quant à ce que vous devez faire, vous avez sans doute l'impression que ces énergies s'opposent en vous, comme si les dieux étaient engagés dans un face-à-face cosmique ! Essayez de ne pas les considérer comme des extrêmes causant une agitation intérieure, mais comme des polarités offrant un potentiel créatif de résolution de conflits internes. Vous pouvez ensuite travailler à équilibrer le *tamas* et le *râjas* dans votre pratique d'asanas et au-delà afin d'atteindre l'équilibre ou *sattva*.

619

LA TORSION ASSISE

Bharadvajasana

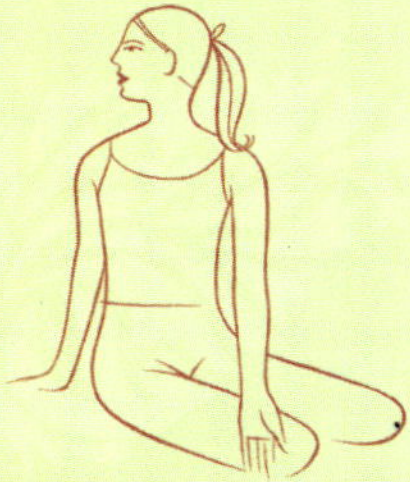

Bharadvaja était un des sept *rishi* (sages) légendaires supposés avoir composé les hymnes des *Veda* (voir pp.10-11). Cette posture fait appel à sa grande sagesse qui vous aidera à résoudre tout conflit de votre vie.

Agenouillez-vous par terre, fessiers reposant sur vos talons, puis posez votre bassin à droite de vos pieds. Dans une torsion à droite, posez votre main gauche sur le genou droit. Prolongez la torsion à droite en posant votre main droite par terre derrière votre hanche droite et en la dirigeant vers l'arrière. Tenez cette position en respirant régulièrement. Défaites la posture, répétez à gauche, puis relâchez. ➤ 640

CHASSER LES IDÉES NOIRES

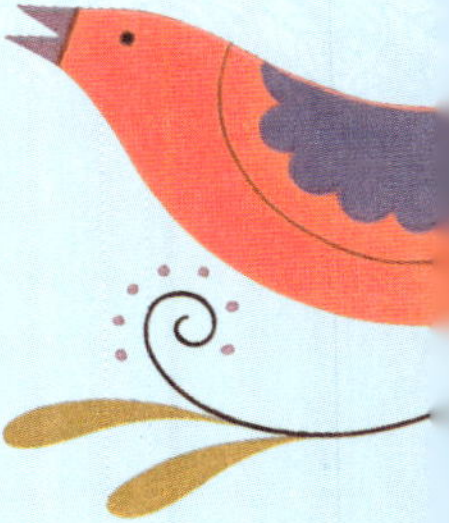

620 **FAIRE COMME L'OISEAU**

« Soyez comme l'oiseau posé pour un instant sur des rameaux trop frêles qui sent plier la branche, et qui chante pourtant, sachant qu'il a des ailes. »

VICTOR HUGO (1802-1885), FRANCE

621 **Le refuge du yoga** Lorsque vous n'avez pas le moral pour quelque raison que ce soit, une séance régulière de yoga à heure fixe et à durée fixe est plus précieuse que jamais, car elle vous procurera une concentration positive dont vous avez bien besoin.

622 **Abandon divin** Des postures de flexion avant comme la **Posture de la Tête au genou (480)** provoquent une forme d'introspection qui peut être encourageante lorsque les idées noires vous assaillent. Abandonnez-vous consciemment à une force supérieure dans cette posture, et vous accomplirez ainsi l'*ishwara pranidhana*, le *niyama* final de la deuxième branche du sentier octuple (voir p. 14) et l'attitude idéale à viser dans le yoga. En faisant cela, répétez-vous : « Je me détends dans le bonheur. »

623 **LE CHEMIN DE LA FOI** *« Si un homme veut être sûr de la route sur laquelle il marche, il doit fermer les yeux et avancer dans l'obscurité. »*
SAINT JEAN DE LA CROIX (1542-1591), ESPAGNE

624 **Trouver la lumière** Lors de périodes « noires », vos pratiques d'asanas et de méditation vous offrent non seulement un moment calme et sécurisant, mais aussi l'occasion d'explorer vos pensées et de digérer vos émotions. Les yogis sont convaincus que faire une pause de cette manière permet d'émerger à la lumière en tant que personne plus complète.

625 **Pelotonnement bienfaisant** Lorsque vous vous sentez déprimé et vulnérable, explorez la **Posture de l'Enfant (864)**. Agenouillez-vous puis penchez-vous en avant ; recroquevillez-vous comme une fougère en tournant votre esprit vers l'intérieur, loin des soucis. Reposez-vous simplement dans cette position, et savourez le sentiment de sécurité et de protection qu'elle vous apporte. Imaginez toute la négativité balayée par-dessus votre dos. Refaites surface lorsque vous sentez que vos idées sont plus claires.

626 **TORCHE DANS LA NUIT** *« En vérité, c'est dans l'obscurité que l'on trouve la lumière ; ainsi donc, c'est dans la tristesse que cette lumière est la plus proche de nous tous. »*
MAÎTRE ECKHART (1260-1328), ALLEMAGNE

627 **Exemples de sagesse** *Svadhaya*, l'étude spirituelle, est une part importante du sentier octuple du yoga (voir p.14). Pour apaiser la tristesse, documentez-vous sur un prophète, un saint ou un gourou qui vous intéresse, comme Krishna, Jésus ou Mahomet. Inspirez-vous de ces personnages et sentez un peu de leur lumière vous illuminer, vous et vos actions. Laissez briller cette lumière dans le monde.

---

628 **VŒU D'ILLUMINATION**

« Puisses-tu être pour moi une lumière, Ô Krishna, dans mon obscurité. Je te demande de disperser ce doute en moi. »

BHAGAVAD-GITA (400-300 AV. J.-C.), INDE

---

629 **Remède naturel** Une exposition prolongée à la lumière naturelle aide à chasser les idées noires chez certaines personnes ; essayez donc de pratiquer le yoga à l'extérieur.

Contemplation nocturne (630) Lorsque vous n'arrivez pas à dormir, laissez la lueur des étoiles et de la lune apaiser votre esprit troublé.

631 **EFFET DE CONTRASTE** *« Lorsqu'il fait suffisamment sombre, on peut voir les étoiles. »*

RALPH WALDO EMERSON (1803-1882), ÉTATS-UNIS

632 LA BELLE SAISON ÉTERNELLE

« Le Printemps a ses centaines de fleurs, l'Automne, sa lune.
L'Été a ses brises rafraîchissantes, l'Hiver, sa neige.
Si tu ne laisses aucune vaine inquiétude
Peser sur ton cœur,
Ta vie entière sera
Une seule belle saison pérenne. »

POÈME ZEN

633 **Contemplation du lotus** La philosophie tantrique enseigne que la contemplation d'un lotus dans les moments difficiles apporte la croissance spirituelle. Imaginez la beauté radieuse d'un lotus dont la tige sort d'un marais et s'épanouit. Méditez sur la façon dont cette fleur tire sa nourriture des profondeurs troubles et sombres et garde néanmoins sa pureté intacte. Comment pouvez-vous transposer cette image à votre vie ?

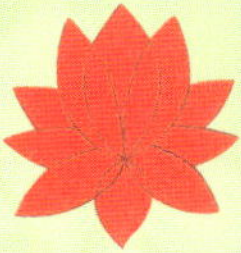

634 **Carpe diem** Le tantra enseigne que s'accorder des plaisirs aide à éviter de penser à des douleurs passées et des angoisses futures, et à vivre dans le présent. Achetez-vous des fleurs, qui seront votre lien avec la beauté du présent.

635 **Lâcher du lest** Lorsque vous vous sentez alourdir par des soucis à la fin d'une journée de travail, soyez tendre envers vous-même : c'est là le principe d'ahimsa, ou non-violence, que vous pouvez appliquer simplement en faisant quelque chose qui vous plaît plutôt que de faire une obsession de choses que vous considérez comme s'étant mal passées.

636 **RÉPIT DE L'ESPRIT** *« L'esprit veut du relâche, et succombe parfois, Par trop d'attachement aux sérieux emplois. »*
MOLIÈRE (1622-1673), FRANCE

637 **Illusion matérielle** Lorsque l'on compte sur l'accumulation de biens matériels pour apporter le bonheur, cela peut engendrer un sentiment insatiable de vouloir encore plus, qui rend triste et laisse un vide spirituel. Comblez ce vide avec des activités spirituelles comme le yoga.

Bonheur intérieur (638) Rappelez-vous que tout yoga conduit à considérer le bonheur comme une qualité intérieure et non une commodité extérieure.

639 **LA RECETTE DU BONHEUR** *« Le bonheur de la vie [...] est fait d'infimes fragments : ces petits actes de charité bien vite oubliés que sont un baiser, un sourire, un regard gentil, un compliment sincère. »*
SAMUEL TAYLOR COLERIDGE (1772-1834), ANGLETERRE

640

LA POSTURE DE L'ÉTIREMENT DE L'EST

Purvottanasana

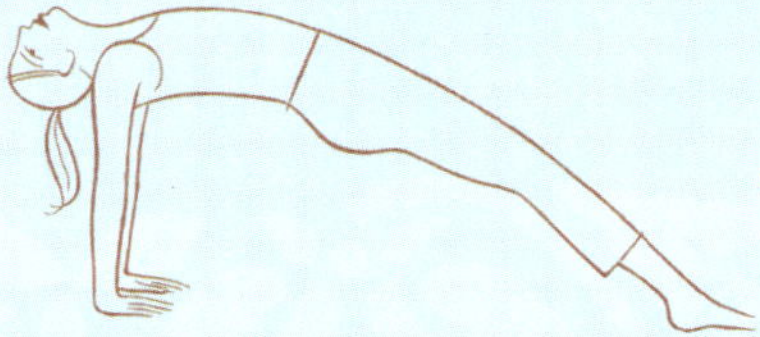

Cette posture ouvre l'avant du corps ou son « côté est » dans le yoga. Elle favorise aussi la légèreté émotionnelle lorsqu'on se sent alourdi et renforce la capacité à supporter une charge importante.

Assis par terre, jambes étendues devant vous et dos droit, posez vos mains sur le sol derrière vous, doigts dirigés vers l'avant. Sur une inspiration, soulevez votre corps dans une forme de planche diagonale. Appuyez vos plantes de pieds sur le sol et vos gros orteils ensemble. Prenez 5 à 10 respirations profondes. Défaites la posture et recroquevillez-vous en **Posture de l'Enfant (864)** pour compenser l'étirement, puis relâchez. ➤ 674

641 **Combattre le cafard** Lorsque vous vous sentez détaché émotionnellement et léthargique, cultivez le « feu intérieur » avec une pratique échauffante de Salutations au Soleil (voir pp. 28-31), de torsions comme la **Posture du Triangle en torsion (357)** et de flexions arrière comme la **Posture du Chameau (447)**.

642 **Dépression saisonnière**

ज्योति

Pour combattre les troubles affectifs saisonniers (TAS), fermez les yeux et imaginez une lumière vive, ou *jyoti* (en sanskrit ci-contre), de couleur jaune ou orangée. Laissez-la inonder le *citta kash* (écran de l'esprit) devant vos yeux fermés, puis déferler dans votre corps et en illuminer toutes les parties qui vous semblent « renfermées ».

643 **LUCIOLES POTENTIELLES** *« Un jour peut-être la lumière intérieure jaillira de nous, et nous n'aurons alors plus besoin d'autre lumière. »*

JOHANN WOLFGANG VON GOETHE (1749-1832), ALLEMAGNE

644 **Le soleil se lève du bon pied** Les 12 étapes traditionnelles de la Salutation au Soleil (voir p. 29) vous mettent en phase avec le pouvoir stimulant du soleil. Pratiquez-les en série pour commencer la journée d'un bon pied.

645 **AGIR PLUTÔT QUE GÉMIR** *« Mieux vaut allumer une bougie que maudire l'obscurité. »*

PROVERBE CHINOIS

646 **Chanson de gestes** Pour vous mettre sur la fréquence de cette énergie solaire bonne pour le moral lors de la Salutation au Soleil, accompagnez chacun de ses 12 mouvements clés de **mantras de Salutation au Soleil (647)** utilisés dans les écoles de yoga Sivananda et Satyananda.

647 **Les mantras de Salutation au Soleil 1** *Salutations à l'ami de tous.* **2** *Salutations à celui qui brille.* **3** *Salutations à la source de la création.* **4** *Salutations à celui qui illumine.* **5** *Salutations à celui qui traverse le ciel.* **6** *Salutations à celui qui donne force et nourriture.* **7** *Salutations à la matrice cosmique dorée.* **8** *Salutations aux rayons du soleil.* **9** *Salutations à la mère cosmique infinie.* **10** *Salutations au soleil levant.* **11** *Salutations à la source de l'énergie vitale.* **12** *Salutations à celui qui mène à l'illumination.*

648 **Le mantra de la fin** Pour sceller le effets positifs de la série de Salutation au Soleil, terminez avec le mantra sanskrit *OM, shanti, shanti, shanti*, que l'on peut traduire par « OM, paix, paix, paix ».

SOULAGER L'ANXIÉTÉ

649 **LA PAIX EN SOI** *« La paix vient de l'intérieur. Ne la cherche pas à l'extérieur. »*

BOUDDHA (V. 563-V. 483 AV. J.-C.), INDE

650 **Lecture conseillée** Lisez les aphorismes introducteurs des *Yoga Sûtras* de Patanjali pour comprendre comment le yoga aide à concentrer l'esprit et apaiser l'anxiété. Le Sûtra 2 affirme : « *Le yoga est l'immobilisation des vagues de l'esprit.* »

651 **Les obstacles au bonheur** Patanjali décrit dans les *Yoga Sûtras* les klesas, ou obstacles, qui détruisent un état d'esprit calme et lucide : *« [...] La maladie, la monotonie, le doute, la négligence, la paresse, la conservation d'habitudes autodestructrices, une perception erronée, le manque d'ancrage et l'instabilité »*. Demandez-vous lesquels de ces obstacles vous concernent, et ce que vous pourriez faire pour les surmonter.

652 **Ennemis modernes** Les pressions financières rongent beaucoup d'entre nous et augmentent notre stress. La voie yogique est de vivre modérément, selon ses moyens, et de ne pas s'endetter. Abandonnez les cartes de crédit prépayées dans les magasins, évitez les prêts et payez en liquide chaque fois que c'est possible, tout en gardant les reçus pour contrôler vos habitudes de dépenses.

653 **LE SOUCI DE POSSÉDER** *« Chaque augmentation de nos possessions nous alourdit d'une lassitude nouvelle. »*

JOHN RUSKIN (1819-1900), ANGLETERRE

654 **Bien spirituel** Un mode de vie matérialiste peut engendrer l'anxiété en faisant constamment convoiter de nouveaux biens. Le yoga incite à se concentrer plutôt sur la vie spirituelle, qui est éternelle.

655 **S'APPUYER SUR LA PERMANENCE** *« Sachant que tous les objets sont impermanents, ne laisse pas leur contact t'aveugler, résous encore et encore d'être conscient du Soi qui est permanent. »*

SRI TIRUMALAI KRISHNAMACHARYA (1888-1989), INDE

656 **Le mudra anti-anxiété** *Bhuchari Mudra* Ce geste des yeux apaise l'anxiété et protège la mémoire des effets du stress. Assis bien droit face à un mur blanc, placez votre pouce droit entre votre nez et votre lèvre supérieure. Levez le petit doigt et fixez-en l'extrémité. Après un moment, ôtez-le et regardez dans le vide, là où il était, et laissez la concentration clarifier votre esprit.

657 **Relativiser** Si votre anxiété provient d'un assaut de soucis insignifiants, mettez-les en perspective en vous posant des questions importantes. Quel est le but de la vie ? Pourquoi sommes-nous ici ? La lecture de textes yogiques (voir p. 11) peut vous aider à répondre à ces questions.

658 **PRÉOCCUPATIONS SECONDAIRES** *« Ne vous inquiétez pas pour votre vie de ce que vous mangerez, ni pour votre corps de quoi vous serez vêtus. La vie n'est-elle pas plus que la nourriture, et le corps, plus que le vêtement ? Regardez les oiseaux du ciel : ils ne sèment ni ne moissonnent, et ils n'amassent rien dans les greniers ; et votre Père céleste les nourrit. »*

ÉVANGILE SELON SAINT MATTHIEU, VI, 25-26

659 **Nourriture de l'esprit** Le yoga Sivananda nous dit que pour vaincre l'anxiété on doit nourrir l'esprit avec la « pensée juste », un des cinq piliers du yoga (voir p. 23). Une des méthodes consiste à méditer sur un mandala, image ou motif symbolisant le cosmos, comme la représentation de Bouddha ci-contre. La forme circulaire d'un mandala peut aussi être comprise comme un symbole d'entièreté, d'unité et d'infini. Utilisez-la pour vous aider à trouver la personne calme et centrée en vous lorsque les soucis de la vie vous submergent.

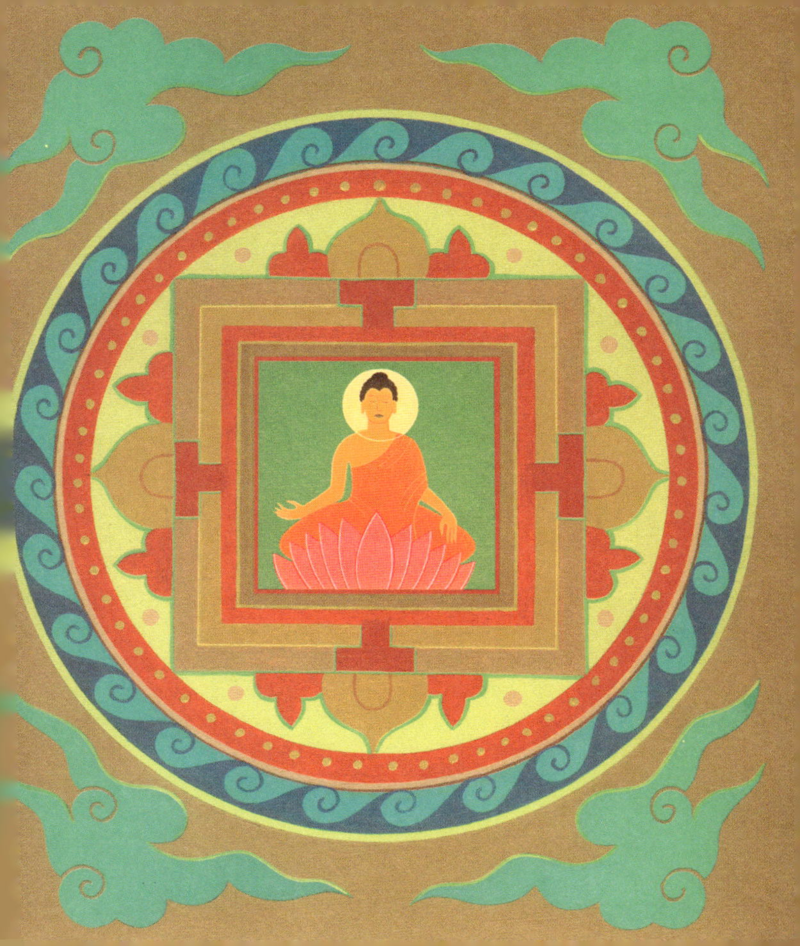

660 **Point fixe** Le monde tourne constamment, et il est inutile d'essayer de l'arrêter. Efforcez-vous plutôt, lors de votre pratique d'asanas, de trouver un point fixe où vous pourrez vous détendre et être vraiment vous-même.

661 **BIEN ENRACINÉ** *« Les louanges et le blâme, le gain et la perte, le plaisir et la douleur vont et viennent comme le vent. Pour être heureux, reste tranquille comme un grand arbre au milieu d'eux. »*
BOUDDHA (V. 563-V. 483 AV. J.-C.), INDE

662 **Inspiration du nombril** Si vous absorbez une bonne quantité d'oxygène frais dans le centre de votre corps durant votre pratique d'asanas, vous vous sentirez plus équilibré et plus apte à mettre vos soucis en perspective. Pour y parvenir, imaginez que vous inspirez de l'énergie au niveau de votre nombril lorsque vous tenez une posture et faites partir vos mouvements de cette région du corps.

663 **Regard fixe** La **Posture de l'Aigle (321)**, asana qui permet un fort ancrage, immobilise l'esprit et tire l'énergie vers l'intérieur lorsque vous vous sentez dispersé. Fixez votre regard sur un point choisi et tenez la pose en silence pendant quelques secondes. Cette posture donnera également à vos épaules et à vos bras un étirement intense rassurant.

664 **Éternel débutant** Débarrassez-vous des angoisses liées au désir d'être doué pour les asanas et considérez chaque cours de yoga comme le premier, que vous l'ayez pratiqué un jour, dix ans ou toute une vie. Cela permettra au yoga de rester créatif au lieu de devenir une pression supplémentaire dans votre vie.

665 **Bonheur absolu** Si vous pratiquez les asanas sans vous soucier d'atteindre la perfection, vous pourriez bien entrevoir la conscience merveilleuse de l'instant présent susceptible de se révéler à tous les yogis.

666 **UN JOUR À LA FOIS** *« Ne vous inquiétez donc pas du lendemain ; car le lendemain aura soin de lui-même. »*
ÉVANGILE SELON SAINT MATTHIEU, VI, 34

667 **Le grand geste calmant** *Maha Mudra* Cette pratique, qui aide à apaiser la douleur émotionnelle, est utile aux personnes souffrant de stress intense. Asseyez-vous, une jambe tendue et l'autre fléchie, talon à l'aine. Sur une expiration, posez le buste sur la jambe tendue. Gardez un buste long, rentrez le menton et n'arrondissez pas le dos. Tendez les bras pour atteindre le bas de votre jambe tendue ou, si vous le pouvez, votre pied. Tenez pendant 2 à 3 minutes, changez de côté, puis relâchez.

668 **Le mudra de la mise en mouvement de la roue**

Dharmachakra Mudra Dans ce geste yogique, les mains forment des roues qui symbolisent le cycle de la vie. Disposez vos deux mains en *Jnana Mudra* **(96)**, index et pouces joints. Placez la main droite plus haut que la gauche, paume de la main gauche et dos de la main droite face à votre cœur. Placez votre majeur gauche sur le point de contact de votre index et de votre pouce droits (symbole de la transition d'un cycle à l'autre). Demandez à votre soi supérieur de vous guider à travers les cycles difficiles de la vie en tenant ce mudra.

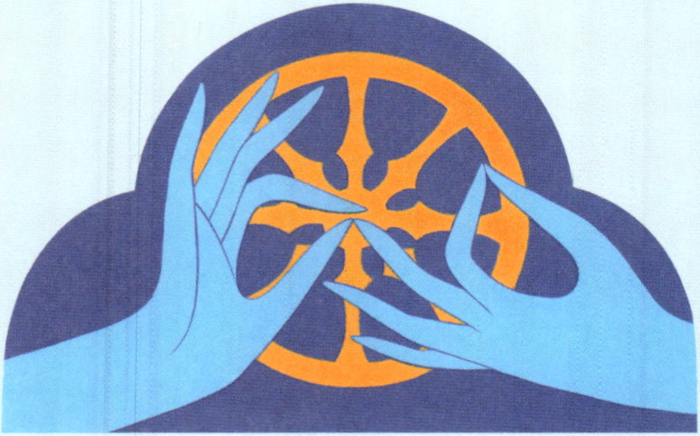

669 **Reprendre son souffle** Le sage Patanjali affirme que la plupart des états d'anxiété, de confusion et de dispersion d'esprit sont le résultat d'une respiration irrégulière. Observez votre souffle aussi souvent que possible ; lorsqu'il vous semble superficiel ou « désordonné », prenez quelques instants pour respirer profondément et lentement afin de vous reprendre.

---

670 **LE SOUFFLE ET L'ESPRIT**

« Lorsque le souffle erre, l'esprit aussi est instable. Mais lorsque le souffle est calmé, l'esprit aussi est apaisé, et le yogi atteint longue vie. Par conséquent, on doit apprendre à contrôler le souffle. »

HATHA-YOGA PRADIPIKA (XVe SIÈCLE), INDE

---

671 **Souffle rafraîchissant** *Sitali* Cette technique refroidit un esprit et un corps surchauffés et calme l'organisme. Entrouvrez légèrement les lèvres et enroulez votre langue de façon longitudinale (si vous le pouvez !) ; inspirez par ce tube que forme votre langue comme si c'était une paille pour boire. Vous devriez entendre un petit bruit d'aspiration. À la fin de l'inspiration, baissez le menton, fermez la bouche et expirez par le nez. Répétez 12 fois en tout, si c'est confortable.

FAIRE SON DEUIL

672 **Se retirer du monde** Le yoga nous enseigne qu'une sensation de fatigue intense est le signe que l'on a épuisé son prana générateur de vie. Pour reconstituer vos réserves d'énergie dans les moments difficiles, désengagez-vous du monde par la méditation, *dhyana* (en sanskrit ci-dessus).

ध्यान

673 **L'ESSENTIEL** *« L'homme d'entendement n'a rien perdu, s'il a soi-même. »*

MICHEL DE MONTAIGNE (1533-1592), FRANCE

674 **La Posture Réconfortante** Effectuer une posture semi-inversée restaure l'organisme lorsqu'il souffre d'épuisement après une expérience traumatisante. Couché par terre, jambes levées et reposant sur le dos d'une chaise, posez vos paumes de mains sur votre bas-ventre, pour le sentir monter et descendre en respirant, jusqu'à vous sentir reposé. ➤ 676

---

675 **HORS D'ATTEINTE**

« Cet état parfait intact de souffrance est le yoga. »

BHAGAVAD-GITA (400-300 AV. J.-C.), INDE

676 **La Posture du Pont avec soutien** Pour étirer l'abdomen en douceur et soulager la tension nerveuse engendrée par un traumatisme émotionnel, allongez-vous sur le dos, genoux fléchis et pieds posés à plat par terre, écartés de la largeur du bassin et parallèles. Soulevez votre bassin et placez un bloc de yoga sous votre sacrum (l'arrière de votre pelvis) afin que votre pelvis soit surélevé par rapport à votre poitrine. Reposez-vous dans cette posture jusqu'à vous sentir un peu plus à l'aise, puis relâchez. ➤ 677

677 **La Posture du Héros couché** *Supta Virasana* Cette variation réparatrice de la **Posture du Héros (591)** vous aidera à vous abandonner aux changements qu'une perte peut occasionner dans votre vie. À partir de la position à genoux, écartez les pieds et asseyez-vous entre vos talons (ou sur un bloc de yoga). Quand et si vous vous sentez complètement à l'aise dans cette posture, penchez-vous en arrière en visant à poser votre dos, votre tête et vos bras par terre (ou sur un traversin bien ferme). Reposez-vous dans cette position tant qu'elle reste confortable. Puis relâchez et détendez-vous dans la **Posture de l'Enfant (864)**. ➤ 683

678 **ASSEZ DE QUESTIONS** « Sois patient avec tout ce qui est incertain dans ton cœur. […] Ne cherche pas de réponses, car elles ne te seront pas données ; tu ne pourras pas les vivre, et il est important de tout vivre. »
RAINER MARIA RILKE (1875-1926), AUTRICHE

679 **Guérison silencieuse** Le yoga considère le silence comme le grand guérisseur. Si vous souffrez des suites d'une perte, allongez-vous dans un endroit tranquille, couvrez-vous d'une couverture et mettez un cache-yeux.

Visualisation marine (680) Pour accroître votre détente, fermez les yeux et imaginez que vous êtes tout près d'un vaste océan par une journée ensoleillée. Inspirez l'air marin et retenez-le dans vos poumons quelques instants avant de le libérer et d'évacuer avec lui toute pensée perturbante. Tournez votre visage vers le soleil et absorbez l'énergie de sa lumière. Visez à garder une conscience de ces sensations réconfortantes une fois que vous aurez rouvert les yeux.

681 **SOMMEIL MENTAL** « *Le véritable silence est le repos de l'esprit ; il est à l'esprit ce que le sommeil est au corps, nourriture et régénération.* »

WILLIAM PENN (1644-1718), ANGLETERRE

682 **Exercice pour calmer les nerfs** Pour atténuer le stress qui accompagne le chagrin, pratiquez des flexions avant assises comme la **Posture de l'Étirement de l'ouest (683)**, en soutenant votre poitrine avec des coussins. Essayez également le **Geste inversé (483)**. Tenez les poses plus longtemps qu'à l'accoutumée, en respirant profondément et en allongeant vos expirations.

683 **La Posture de l'Étirement de l'ouest** *Paschimottanasana* Cette flexion avant étire l'arrière du corps, connu comme « l'ouest » dans le yoga, ce qui incite *sushumna*, le canal énergétique primaire qui longe la colonne, à restaurer l'énergie après tout choc émotionnel. Asseyez-vous, jambes tendues devant vous. Sur une inspiration, soulevez votre sternum, et sur l'expiration, penchez-vous en avant au niveau du bassin. Posez vos mains sur vos jambes ou saisissez vos orteils. Prenez 10 respirations en évacuant toute pensée. Puis relâchez. ➤ 704

684 **Flexion assistée** Si le stress occasionné par une perte a pour effet d'épuiser ou de raidir votre corps, asseyez-vous sur un bloc de yoga, qui vous aidera à aborder plus facilement des asanas comme la **Posture de la Tête au genou (480)** et la **Posture de l'Étirement de l'ouest (683)**. Puis passez une ceinture autour de votre pied et tirez-en les extrémités afin d'étirer votre colonne dans ces flexions avant.

685 **À tous les niveaux** Les asanas aident à « réaligner » non seulement l'*annamaya kosha* ou enveloppe corporelle et le *pranayama kosha* ou enveloppe énergétique, mais aussi le *manamaya kosha* ou enveloppe de l'esprit inférieur, le *vijnanamaya kosha* ou enveloppe de sagesse, et enfin l'*anandamaya kosha* ou corps de félicité. (voir p. 19)

686 **Le mudra des trois secrets** *Tse Mudra* Utilisez ce geste de la main, comme le font les moines taoïstes, pour chasser toute tristesse et vous aider à accepter une perte. À genoux, fesses sur les talons, posez les mains sur les cuisses, paumes tournées vers le haut, et placez votre pouce en travers de votre main afin que son extrémité vienne toucher la base de votre petit doigt. Inspirez lentement par le nez et repliez tous vos doigts sur votre pouce pour former un poing fermé avec chaque main. Retenez votre souffle en récitant *OM* 7 fois dans votre tête. Sur l'expiration, dépliez vos doigts et rapprochez doucement votre nombril de votre colonne. Imaginez que vous libérez toutes vos peurs et tout votre stress avec l'air expiré. Répétez 6 fois au moins, puis étirez votre corps en douceur.

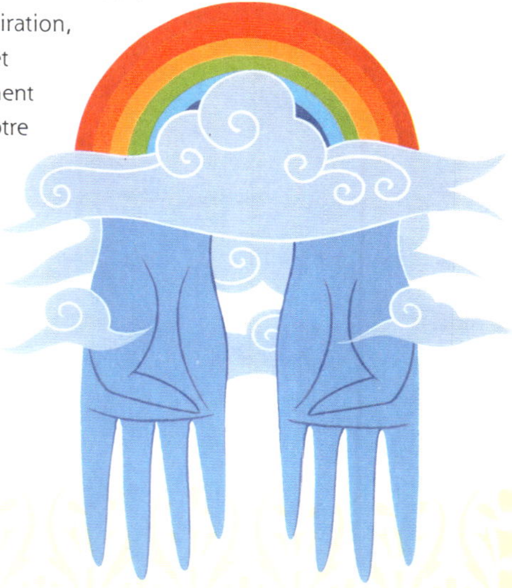

687 **Les saisons se suivent...** Les étapes de la vie de l'homme faisant écho aux saisons du monde naturel, passer du temps à observer la nature et ses changements sur une année peut vous aider à accepter de nombreux changements et pertes qui surviennent à mesure que vous vieillissez.

688 **LÀ-HAUT SUR LA MONTAGNE** *« Gravis les montagnes et imprègne-toi de leurs bonnes ondes. La paix de la nature se propagera en toi comme la lumière du soleil se propage dans les arbres. »*
JOHN MUIR (1838-1914), ÉCOSSE

689 **Étape nécessaire** La *Bhagavad-Gita* nous dit que la mort n'est qu'une mue du corps physique. L'âme, fragment divin et éternel, retourne alors au cycle cosmique : *« Car certaine est la mort pour ceux qui sont nés, et certaine est la naissance pour ceux qui sont morts ; tu ne dois donc pas te lamenter sur l'inévitable. »*

690 **Voir plus loin** Quelle que soit la perte que vous ayez subie, celle d'un être aimé ou d'un travail, efforcez-vous de vous tourner vers la prospérité à venir en répétant l'affirmation suivante :
« La lumière qui guérit comble le vide de ma perte et illumine la voie menant à un avenir heureux. »

AUGMENTER SA RÉSISTANCE

691 **LEÇON D'ENDURANCE** *« Le yoga nous apprend à guérir ce qui n'a pas lieu d'être enduré et à endurer ce qui ne peut être guéri. »*

B.K.S. IYENGAR (NÉ EN 1918), INDE

692 **Concentration cruciale** Afin que nos propres convictions deviennent réalité, nous devons être suffisamment résistants pour être capables de rebondir après des échecs éventuels rencontrés. La capacité à rester concentré est essentielle dans cette quête ; pour la travailler, pratiquez la **Focalisation sur une bougie (254)**.

693 **Contre vents et marées** Dans la *Bhagavad-Gita*, le personnage principal Arjuna est en lutte contre son esprit agité. Son incapacité à rester dans l'axe renvoie au combat de tout homme contre son esprit. Il demande conseil à son maître Krishna : *« Ô Krishna, l'esprit est agité, obstiné, turbulent et indomptable : le maîtriser semble plus difficile que de subjuguer les vents tumultueux. »* Krishna lui conseille alors d'accroître sa résistance par une pratique régulière et par le détachement.

694 **LE JEU EN VAUT LA CHANDELLE** *« Plus dure est la lutte, plus glorieux sera le triomphe. L'accomplissement de soi exige une lutte acharnée. »*

SWAMI SIVANANDA (1887-1963), INDE

695 **Souffler sur les braises** Pour maintenir votre joie de vivre dans ce monde trépidant, entretenez « le feu du ventre » qui cultive la motivation avec des asanas stimulantes comme la **Posture de la Barque (704)**.

696 **ALCHIMIE** *« Tous les moyens d'agir [...] sont partout autour de nous ; ce dont nous avons besoin est le feu céleste pour changer la pierre en cristal. »*

HENRY WADSWORTH LONGFELLOW (1807-1882), ÉTATS-UNIS

697 **Le mantra du courage** Le *bijâ mantra* ou semence verbale *RAM* procure confiance et concentration en activant le centre d'énergie associé à la force solaire, derrière le nombril : le *manipûra chakra*. Asseyez-vous bien droit et répétez ce mantra dans votre tête à la fin de votre séance d'asanas ou lorsque vous avez besoin d'augmenter votre résistance physique et mentale.

698 **Le meilleur remède** Si vous couvez un rhume, approvisionnez-vous en fruits et légumes de saison succulents, que vous mangerez crus ou légèrement cuits à la vapeur : les consommer à l'état quasi naturel vous garantit un apport maximal non seulement de nutriments mais aussi de prana, qui stimulent la résistance à la maladie.

699 **BIEN MENER SA BARQUE** *« Je n'ai pas peur des tempêtes car j'apprends à bien piloter mon bateau. »*
LOUISA MAY ALCOTT (1832-1888), ÉTATS-UNIS

700 **Vogue la galère** Nous avons besoin d'un navire stable et résistant pour nous faire traverser la mer de *samsara*, les cycles turbulents de la vie. Faites des asanas votre vaisseau, et laissez-les équilibrer votre corps, recentrer votre esprit et vos émotions et cultiver l'énergie nécessaire pour surmonter les tempêtes.

701 **LE DÉFI FAIT L'HOMME** *« Les mers d'huile ne font pas des marins habiles. »*
PROVERBE AFRICAIN

702 **Place aux énergies nouvelles** Pour retrouver goût à la vie lorsque vous vous sentez épuisé, pratiquez la **Posture du Chameau (447)**. Cette flexion arrière étire intensément l'avant du corps et évacue les émotions négatives qui y sont accumulées, libérant ainsi de l'espace pour une énergie renouvelée.

703 **RICHES EN REBONDISSEMENTS** *« Notre plus grande gloire n'est pas de ne jamais tomber, mais de nous relever chaque fois. »*
CONFUCIUS (V. 551-479 AV. J.-C.), CHINE

704

LA POSTURE DE LA BARQUE

Navasana

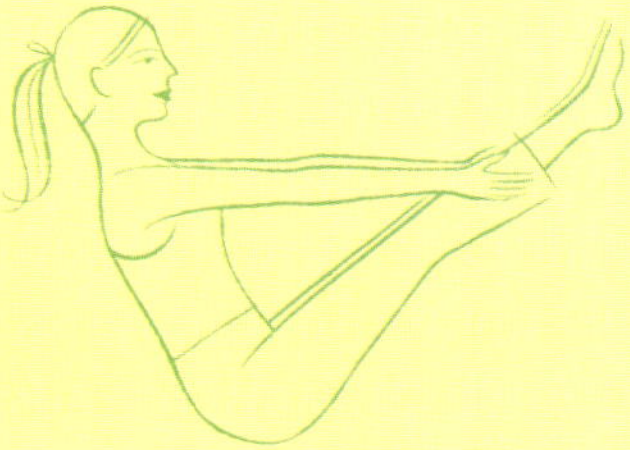

Cette posture renforce le centre du corps et vous aidera à vous sentir suffisamment recentré pour rebondir après une crise. En prenant cette pose, imaginez que vous flottez au-dessus des problèmes et faites preuve de résistance face aux tempêtes qui peuvent assombrir votre vie.

Asseyez-vous sur un tapis de yoga et une couverture pour plus de rembourrage. Ancrez fermement vos os iliaques au sol, fléchissez les genoux et amenez vos cuisses sur votre ventre en les tenant dans vos bras. Sans affaisser votre ventre ni votre colonne, penchez-vous légèrement en arrière et éloignez vos genoux en les poussant vers l'avant. Si vous le pouvez, étirez vos talons afin de tendre les jambes, puis étirez les bras parallèlement au sol. Tenez la posture quelques instants, puis relâchez. ➤ 737

705 **Bonne forme** Chaque style de hatha-yoga (voir pp. 20-22) prône un ordre différent de pratique d'asanas, et met l'accent sur différents aspects. Peu importe lequel vous avez choisi de suivre : l'essentiel est de trouver un style qui fonctionne pour vous et réponde à vos besoins personnels.

706 **Puits de lumière** Si l'on veut suivre la voie du yoga qui mène à l'entièreté, on doit selon Krishnamacharya opter pour un style de hatha-yoga (voir pp. 20-22) et l'explorer en profondeur avec une constance de cœur. Pour trouver l'eau, nous dit-il, on creuse un trou profond à un seul endroit, et non plusieurs trous au hasard comme une taupe dans un jardin !

707 **DE SOURCE SÛRE** *« À l'intérieur se trouve la source du Bien, toujours prête à jaillir si l'on creuse un tant soit peu. »*
MARC AURÈLE (121-180), ROME

708 **Remèdes maison** Pour vous aider à faire face aux situations difficiles et à rebondir, réfléchissez à la manière dont vous pouvez cultiver le santosha (contentement) et le tapas (pratique disciplinée) et dans votre pratique du yoga et dans votre vie quotidienne.

709 **EAU CONTRE PIERRE** *« Dans la confrontation entre le cours d'eau et le rocher, le cours d'eau gagne toujours, non par la force, mais pas la persévérance. »*

BOUDDHA (V. 563-V. 483 AV. J.-C.), INDE

710 **Force d'esprit** Le *Tao-tö-king* nous dit que le guerrier le plus sage et le plus grand désarme ses ennemis par la seule force de son esprit. Soyez diplomate et visez à résoudre les conflits avec une *ahimsa* ou non-violence constante, comme l'ont fait Gandhi et Nelson Mandela.

711 **RAGE DE VAINCRE** *« Pour réussir, on doit avoir une persévérance formidable, une volonté formidable. Ayez ce genre d'énergie, ce genre de volonté, travaillez dur, et vous atteindrez votre but. »*

SWAMI VIVEKANANDA (1863-1902), INDE

712 **Contre mauvaise fortune bon cœur** Lorsque vous sentez que les choses ne vont pas dans votre sens, essayez de rester optimiste et souriez ! Sourire libère des endorphines qui font se sentir bien et aident à réagir de manière constructive à des situations stressantes.

713 **DU RIRE AUX LARMES** *« Chaque larme cache un sourire. »*

PROVERBE IRANIEN

714 **Le mudra de la Résistance** *Shivalinga Mudra* Ce geste de la main fait appel au dieu du Changement, Shiva, et aux pouvoirs symboliques de son phallus, afin qu'ils nous fortifient et nous rendent capables de venir à bout des idées noires. Fermez votre poing droit et levez le pouce (comme le ferait un auto-stoppeur !), puis placez ce poing dans votre main gauche paume tournée vers le haut et doigts serrés pour former une coupe. Mettez vos deux mains devant votre abdomen. Rappelez-vous une pensée négative ou quelque chose qui mette votre résistance à l'épreuve, et placez mentalement cette pensée dans la paume de votre main gauche. Remuez lentement le pilon (votre main droite) comme pour moudre cette pensée et la réduire en poudre. Puis soufflez sur cette poussière de pensée imaginaire pour la dissoudre.

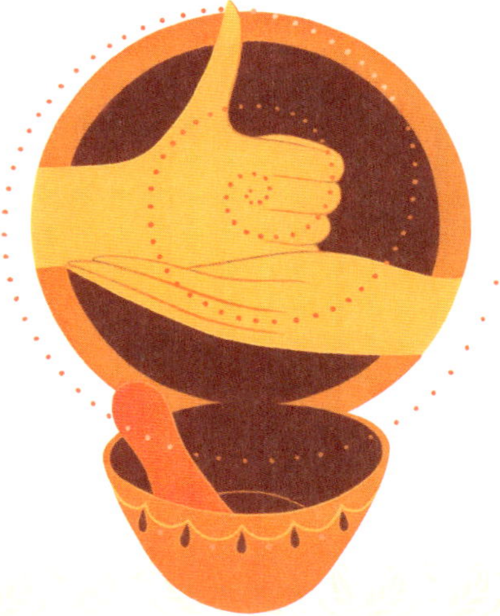

715 **CHANGER LES CHOSES** *« Si tu es meurtri par des choses extérieures, ce n'est pas elles qui te perturbent, mais le jugement que tu en as. Et tu as le pouvoir d'anéantir ce jugement maintenant. »*
MARC AURÈLE (121-180), ROME

716 **C'est bon pour le moral** Pour accroître votre résistance morale, observez consciemment les cinq *yamas* (voir p. 14) ou fondations de la conduite yogique que sont *ahimsa* (la non-violence), *satya* (la vérité), *asteya* (la non-appropriation), *brahmacharya* (l'endiguement de l'énergie sexuelle) et *aparigraha* (la non-avidité).

717 **SUCCÈS GARANTI** *« Le secret de la réussite est la constance dans la poursuite des objectifs. »*
BENJAMIN DISRAELI (1804-1881), ANGLETERRE

718 **Carte de priorités** Réfléchissez sur la définition d'une vie heureuse et couchez sur papier tous les mots qui vous viennent à l'esprit. Gardez cette liste quelque part en évidence pour vous rappeler de persister dans la poursuite de vos objectifs.

719 **DERNIÈRE MINUTE** *« Il n'est jamais trop tard pour être ce que l'on aurait pu être. »*
GEORGE ELIOT (1819-1880), ANGLETERRE

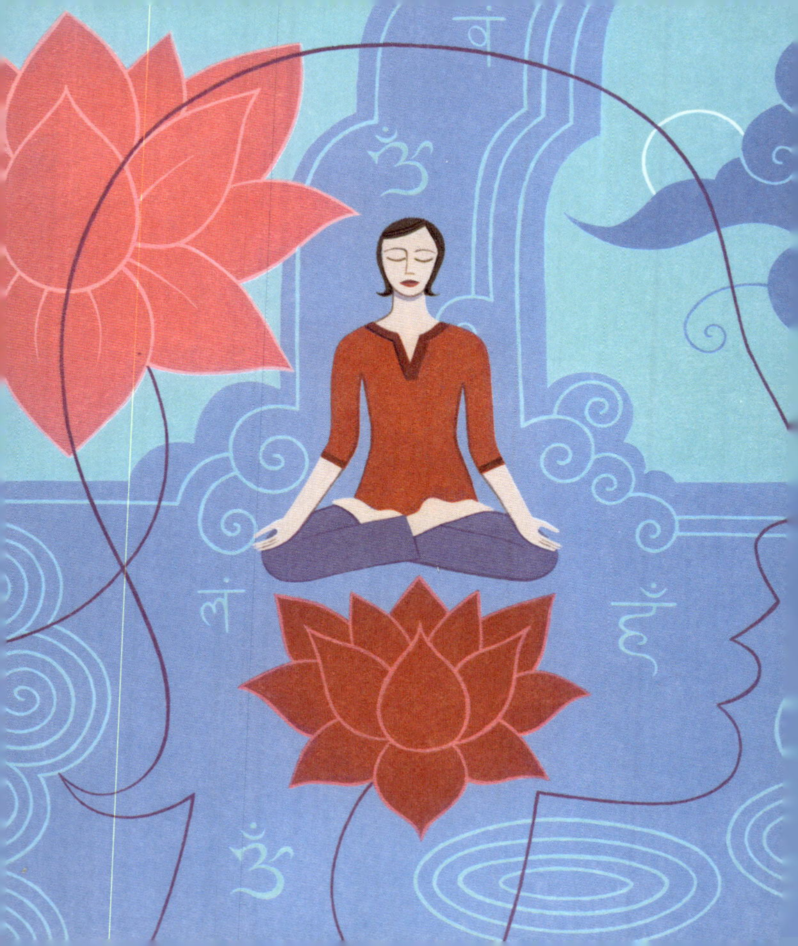

SE DÉTENDRE

CHANGER DE VITESSE

720 **Soirée détente** Après une journée chargée au travail où vous avez dû constamment mobiliser votre cerveau pour répondre rapidement et efficacement aux autres personnes, remettez-vous à l'écoute de votre corps en prenant une douche, en changeant de vêtements et en faisant quelque chose qui marque le passage du travail au repos, comme préparer une tasse de thé vert ou mettre de la musique douce.

721 **Rituel quotidien** La *Bhagavad-Gita* nous exhorte à considérer même les activités quotidiennes les plus banales, telles que préparer et prendre le repas du soir, comme des pratiques spirituelles : *« Si tu régules tes repas et ton repos, ton sommeil et ton éveil, et cultives l'harmonie en tout, tu trouveras le yoga qui procure la paix face à la douleur. »*

722 **Yoga de début de soirée** Une séance d'asanas en début de soirée est une manière particulièrement bénéfique de marquer le passage du travail au repos. Passez des vêtements qui s'harmonisent avec l'état d'esprit yogique, en privilégiant les fibres naturelles qui s'étireront avec votre corps.

723 **Bien chez soi** On demanda un jour à un professeur de yoga où elle vivait. Montrant son propre corps du doigt, elle répondit : « Ici ! »

724 **Intelligence corporelle** Notre corps est bien souvent plus malin que nous ! Suivez le rythme que le vôtre vous suggère pendant vos séances d'asanas.

725 **Toilette de préséance** Le yoga est une pratique spirituelle que l'on devrait respecter au même titre que la prière en se purifiant auparavant à l'eau. Prendre un bain ou une douche avant le yoga est un moyen symbolique de purifier le corps intérieur. Sinon, lavez-vous au moins le visage, les mains et les pieds avant de commencer votre séance du soir.

726 **RITUEL QUOTIDIEN**

« Lorsqu'on entend le ploc
Des gouttes d'eau qui tombent
Dans la cuvette de pierre
On se sent lavé
De toute la poussière de l'esprit. »

SEN-NO-RIKYU (1522-1591), JAPON

727 **Place nette** Appliquez le saucha ou propreté yogique à votre espace consacré au yoga à la maison en y mettant de l'ordre avant vos séances d'asanas ; cela aura pour effet de chasser l'énergie négative et favorisera une meilleure pratique.

728 **Ressentir le chakra de la gorge**

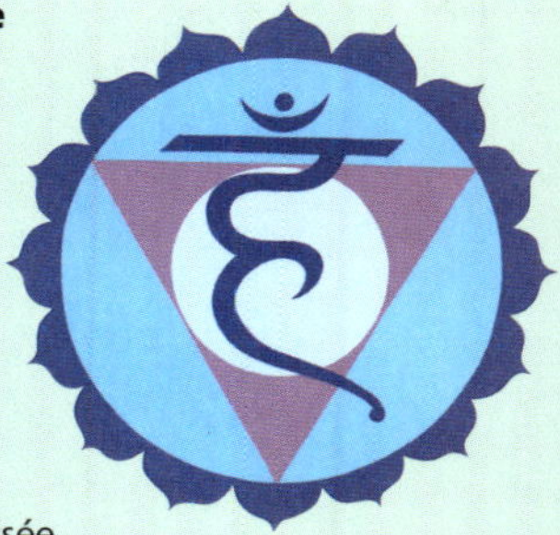

Le chakra situé dans la gorge, *vishuddha chakra* (voir p. 18), gouverne l'énergie qui sert à communiquer. Après avoir passé une journée astreignante en compagnie d'autres personnes, asseyez-vous et contemplez son yantra ou représentation visuelle (voir ci-contre). Imaginez l'énergie symbolisée par ses 16 pétales éclatants émanant de votre gorge, afin de vous « réparer » et de vous préparer aux rencontres qu'apportera le jour suivant.

729 **Le mudra du corbeau** *Kaki Mudra* Ce geste yogique de la bouche et des yeux purifie la bouche, les gencives et l'appareil digestif supérieur. Il possède un effet rafraîchissant qui aide à ralentir son rythme en soirée ou à la fin d'une session d'asanas. Assis le dos droit, donnez à votre bouche une forme de O, relevez les bords de la langue pour lui donner une forme de tuyau et fixez votre regard sur le bout de votre nez. Inspirez lentement par la bouche, fermez la bouche et retenez votre souffle pendant 10 secondes sans forcer. Expirez très lentement par le nez. Répétez 10 fois.

730 **Prendre son propre rythme** Les niveaux d'énergie fonctionnent par cycles tout au long de la journée et affectent la capacité à accomplir différentes activités. Évaluez la quantité d'énergie que vous possédez en arrivant chez vous le soir afin de vous assurer une pratique du yoga appropriée. Si vous vous sentez fatigué par exemple, optez pour un **Exercice pour calmer les nerfs (682)**, ou, si vous avez de l'énergie à revendre, essayez donc une **Pratique ludique (360**).

731 **Dernière séance** Pour une séance de yoga calmante en soirée, effectuez des postures qui provoquent l'introspection, notamment des flexions avant comme la **Posture de la Tête au genou (480)** et la **Posture de l'Étirement de l'ouest (683)** et des inversions comme le **Geste inversé (483)**.

732 **Postures assises** Généralement plus propices à la contemplation que des asanas debout, les asanas assises comme la **Posture d'Aise** (voir p. 33) et la **Posture du Héros (591)** favorisent la méditation et conviennent donc à une séance du soir relaxante. Cependant, ne les considérez pas comme une alternative physiquement plus facile pour les moments où vous avez peu d'énergie : il est plus difficile de maintenir un étirement dans la colonne dans une posture assise que dans une position debout, et c'est pourquoi les débutants apprennent généralement à renforcer et aligner leur corps en pratiquant d'abord des postures debout.

733 **Tout doux** Qu'est-ce qui presse ? La vie est merveilleuse, alors ralentissez pour savourer simplement le fait d'être en vie, de respirer et d'apprendre de nouvelles choses à chaque instant.

734 **Lever le pied** Dirigez votre attention sur votre pelvis en l'imaginant comme la boîte de vitesses de votre corps, l'endroit par où passe tout mouvement. Lors d'une séance d'asanas nocturne, essayez de vous concentrer sur ce qui vous paraît être des postures et des mouvements à basse vitesse.

735 **Consultation ventrale** Les yogis pensent qu'en « écoutant » le centre énergétique du corps ou hara, situé derrière le nombril, on peut se mettre sur la fréquence de l'intelligence corporelle naturelle ou somatique. Dirigez votre attention sur cette région de votre corps au terme de chaque jour de travail et réagissez à ce qu'elle vous dit : si elle vous communique un besoin de ralentir, alors suivez son conseil.

736 **Torsions du soir** Des postures de torsion comme la **Torsion vertébrale assise (737)** font disparaître le stress et les tensions d'une journée bien remplie. Attention néanmoins car, le corps étant plus flexible le soir, il peut être facile d'aller trop loin dans la torsion sans s'en rendre compte. Pour éviter cela, stabilisez d'abord le bas du dos en ancrant vos os iliaques dans le sol, puis opérez une torsion au niveau thoracique de la colonne, et pour finir au niveau cervical de la colonne.

737

LA TORSION VERTÉBRALE ASSISE

Marichyasana

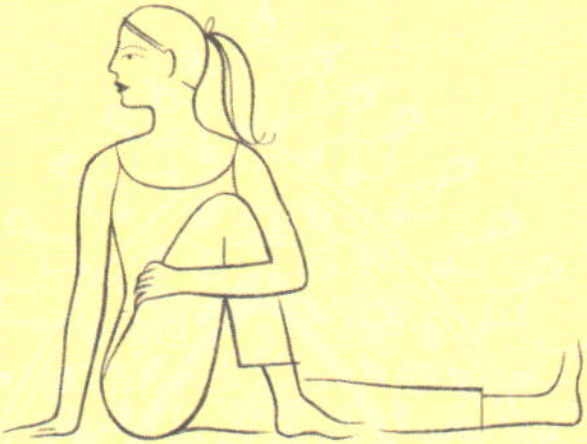

Cette posture est dédiée au sage Marichi, fils de Brahma et père de l'Humanité dans l'hindouisme. C'est une torsion de base et sans danger pour tous niveaux, qui vous aidera à vous détacher des tribulations quotidiennes.

Assis jambes tendues devant vous, étirez votre colonne. Fléchissez le genou droit et approchez votre talon de votre fesse droite. Gardez un espace de la largeur d'une main entre votre pied droit et votre cuisse gauche, puis enserrez votre genou droit de votre bras gauche. Tournez-vous vers la droite et posez la main droite derrière vous sur le sol. Prenez 10 à 20 respirations régulières, répétez à gauche, puis relâchez. ➤ 761

738 **LE VRAI SOI** *« La tension est qui l'on pense devoir être. La détente est qui l'on est. »*

PROVERBE CHINOIS

739 **Reprise de contact** Si vous passez la journée dans un environnement professionnel trépidant, il peut arriver que, le soir venu, vous ayez épuisé la partie de votre personnalité liée à la communication avec autrui et négligé vos besoins intérieurs. Ce conflit entre le soi extérieur et le soi intérieur est un thème récurrent dans de nombreuses traditions spirituelles. Pour reprendre le contact avec le soi intérieur à la fin d'une journée de travail, fermez simplement les yeux et donnez-vous le temps de rester assis en silence pendant un moment. Savourez le silence et respirez profondément.

---

740 **DRÔLE D'OISEAU**

« Comme deux oiseaux sur le même arbre, l'ego et l'âme résident côte à côte dans le corps. Le premier observe ce qui l'entoure, picore les fruits sucrés et goûte et s'adonne aux fruits de la vie, tandis que le second le regarde et le critique. »

MUNDAKA UPANISHAD (800-400 AV. J.-C.), INDE

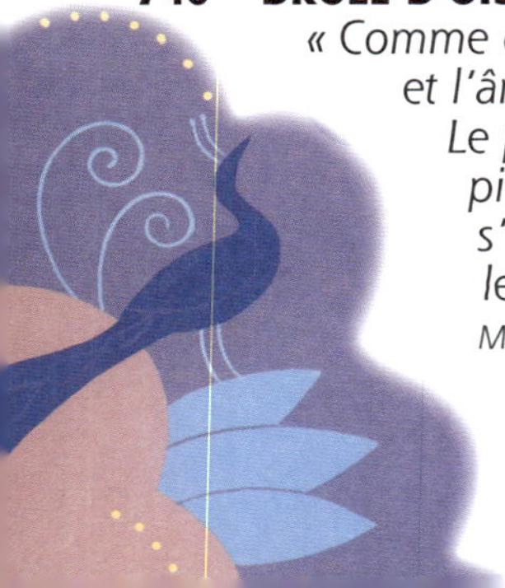

741 **Méditation sur mandala** Un mandala est un motif circulaire utilisé pour la méditation et la dévotion religieuse. Pour recentrer votre énergie à la fin d'une journée très chargée, il peut être bénéfique de contempler un mandala pendant 10 à 20 minutes (voir p. 257). Passez les yeux sur ses couleurs et ses motifs et laissez-les absorber les images plutôt que d'essayer d'en interpréter le sens. Perdez-vous dans ce « cercle » magique qui guidera votre subconscient vers une paix plus profonde.

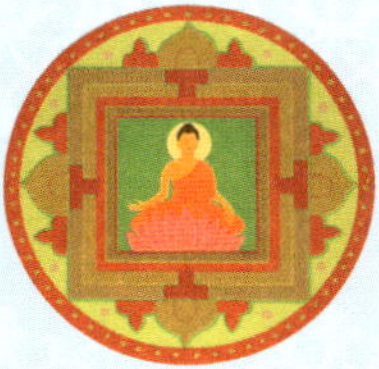

742 **Écran de veille** Le professeur spirituel Eckhart Tolle estimait être le plus en paix lorsqu'il ralentissait son processus de pensée d'environ 80 %. Essayez de faire de même après une longue journée en fermant les yeux pour « regarder » toute pensée qui surgit sur un écran imaginaire, sans vous impliquer. Cela aura pour effet de détourner votre esprit de ce que les yogis appellent les activités de citta (penser, juger, cataloguer, etc.) et d'ahamkara, concentration sur le moi (dans laquelle nous passons sans doute la plupart de notre temps), procurant ainsi une sensation de paix décrite par Tolle et connue par les yogis comme une conscience « vaste », pure et dénuée de jugement.

TEMPS DE RÉFLEXION

743 **MONDE FUGACE** *« Ainsi devez-vous vous figurer ce monde éphémère : une étoile pâlissant et s'évanouissant à l'aube, une bulle dans un cours d'eau impétueux, une goutte de rosée s'évaporant sur un brin d'herbe, une flamme vacillante dans un vent violent. »*
BOUDDHA (V. 563-V. 483 AV. J.-C.), INDE

744 **Cours de méditation** Si vous ne pouvez pas vous empêcher de penser à des tâches inachevées quand arrive l'heure de quitter le travail, la méditation guidée peut vous être d'une grande aide ; cherchez donc un cours dispensé dans votre secteur.

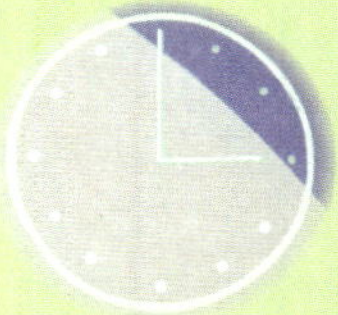

745 **Combattre la fatigue** Le terme sanskrit *dukha* signifie « un espace négatif » et *sukham*, « un espace positif ». Si vous vous sentez accablé de fatigue le soir, asseyez-vous dans la **Posture d'Aise** (voir p. 33), qui tire son nom sanskrit *Sukhasana* de *sukham*. Elle calme un corps agité et apaise les nerfs, ce qui favorise le passage d'une humeur morose à une humeur joyeuse.

746 **Positiver** Après une journée éprouvante, asseyez-vous et prononcez ces mots pour augmenter votre optimisme : *« Tous les événements afflueront vers un dénouement merveilleux. »*

747 **Le Grand Verrou énergétique** *Maha Bandha* Activer ce « verrou » puissant qui implique de travailler les trois « verrous » subtils du corps permet de puiser de l'énergie dans les extrémités pour la concentrer dans la partie centrale. Apprenez d'abord cela avec un professeur ; puis, une fois que vous l'aurez acquis, asseyez-vous en **Posture d'Aise** (voir p. 33) et inspirez profondément. Sur l'expiration, contractez votre plancher pelvien pour enclencher le *mûlâ bandha* **(70)**, rentrez votre abdomen en direction de votre colonne pour pratiquer le *Uddiyana Bandha* **(114)**, puis posez votre menton sur votre poitrine pour activer le *Jalandhara Bandha*, verrou de la gorge. Défaites la posture et relâchez ; répétez plusieurs fois si c'est confortable.

748 **Assimiler sa journée** Après une journée sans relâche avec peu de temps pour vous, les mouvements attentifs d'une courte séance nocturne d'asanas distrairont votre esprit des exigences extérieures et aideront ainsi votre lumière intérieure ou *prakasha* à briller de nouveau.

749 **La Respiration hara** Pour ressentir votre centre énergétique ou hara, qui peut vous aider à réaffirmer votre amour-propre après une journée exténuante, allongez-vous en **Posture du Cadavre (931)**, respirez doucement et concentrez-vous sur votre nombril. Sur une inspiration, sentez-le qui se soulève ; sur une expiration, sentez-le qui s'affaisse. Continuez ainsi jusqu'à sentir que vous puisez votre souffle au plus profond de votre hara.

750 **Bien assez** Si à la fin d'une journée chargée vous sentez que vous n'avez pas atteint vos objectifs, méditez sur le fait que ce qui est en vous est suffisant : l'union avec soi-même est l'essence du yoga.

751 **QUÊTE DE SOI** *« Le chevrotain de la fable parcourt le monde entier à la recherche de la source de l'odeur musquée qui émane de lui-même. »*

SRI RAMAKRISHNA PARAMAHAMSA (1836-1886), INDE

752 **Visualisation de la lumière intérieure** Le yoga est une quête dont le but est de discerner la lumière intérieure ou âme universelle (en sanskrit ci-contre), quelle que soit la façon dont on la comprend. Pour méditer sur cette quête, imaginez cette lumière illuminant vos muscles et vos articulations en effectuant vos asanas.

ब्रह्मन्

753 **DIVIN UNIVERSEL** *« Cela ne fait aucune différence que vous adoriez Dieu, Jéhovah, Allah, Mahomet, Bouddha, le Christ ou Krishna : c'est encore et toujours le même Dieu unique. »*

SWAMI SATYANANDA SARASWATI (NÉ EN 1923), INDE

754 **Le mantra sacré** Pour faire une pause et méditer sur votre place dans le monde, répétez ces mots extraits du *Katha Upanishad :* « *Puissions-nous être protégés. Puissions-nous être nourris. Puissions-nous travailler ensemble avec une grande énergie. Que ce que nous étudions soit revigorant. Puissions-nous ne pas avoir de rancune les uns envers les autres. OM. Paix.* » On prononce cette invocation sanskrite afin d'intensifier la conscience d'une sacralité intérieure.

755 **Chant de la paix** Si vous vous sentez enclin au pessimisme, entonnez la dernière partie du mantra ci-dessus en sanskrit ; *OM shanti* signifie « *OM* paix ». Scander ces mots régulièrement vous procurera une sensation profonde de concentration et de calme.

756 **Le Mudra de la paix** *Shanti Mudra* Ce geste yogique aide à acquérir une sensation de rapport étroit avec le spirituel. Posez vos mains sur votre nombril en y concentrant votre souffle quelques instants. Puis déplacez vos mains et la concentration de votre souffle vers votre cœur. Enfin, étirez vos mains vers le ciel en vous concentrant sur le sommet de votre tête. Répétez le tout en vous détendant un peu plus à chaque déplacement des mains vers le haut, d'un chakra à l'autre.

757 **DÉFINITION DU YOGI** *« Un yogi [...] vit sur cette Terre comme tout autre être humain. Il pense, aime et mange comme les autres. La grande différence [...] est qu'il a éveillé une faculté latente appelée [...] conscience attentive. »*

SWAMI SATYANANDA SARASWATI (NÉ EN 1923), INDE

758 **Poste d'observation** Le yoga demande que l'on développe un esprit d'observation plutôt que de trop s'impliquer dans les drames de la vie. Lorsque votre esprit s'enchevêtre dans les événements de la journée, contemplez le *yantra* du chakra du troisième œil **(973)** pendant 5 minutes afin de vous mettre en contact avec ce « troisième œil » qui « voit » le passé, le présent et le futur, et d'élargir ainsi votre perspective.

759 **DRASHTA** *« Il [le yogi] a toujours une conscience attentive. On l'appelle un drashta, celui qui voit. Il est le témoin des événements. Votre but sur la voie menant à la réalisation et à l'éveil de votre potentiel latent doit être de finalement déployer cette faculté de conscience en vous-mêmes. »*

SWAMI SATYANANDA SARASWATI (NÉ EN 1923), INDE

760 **Le mudra du troisième œil** *Shambhavi Mudra* Pour développer une conscience autoréflective, la conscience du troisième œil, guidez votre regard entre vos sourcils en effectuant la **Posture de la Tête de vache (761)**.

761

LA POSTURE DE LA TÊTE DE VACHE

Gomukhasana

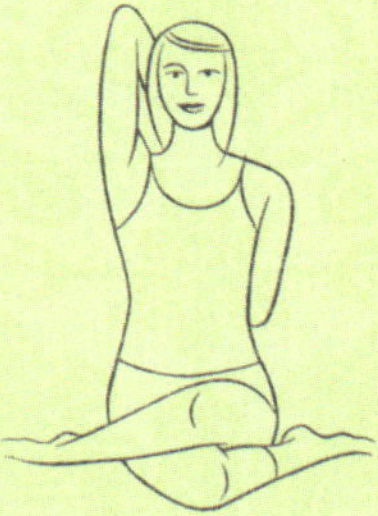

Gomukh signifie « tête de vache » en sanskrit : certains voient les coudes et les jambes fléchis de cette pose comme les oreilles et les lèvres de cet animal sacré en Inde ; d'autres voient un contour de tête de vache s'y dessiner dans une vue aérienne de la posture. Étant une posture assise, elle favorise la réflexion tout en étirant la colonne, les bras et le bassin.

Agenouillez-vous, posez votre bassin sur la droite et croisez votre jambe gauche par-dessus la droite, fesses par terre et genoux tournés vers l'avant. Tendez le bras droit au-dessus de votre tête et fléchissez le bras gauche dans votre dos, coude en bas. Puis fléchissez votre bras droit pour essayer de faire se toucher vos mains paume contre paume. Tenez la posture pendant 5 respirations. Changez de côté, puis relâchez. ➤ 782

762 **Les quatre saisons de la vie** La philosophie védique divise la vie humaine en quatre étapes ou *ashramas* **(765-768)**. Ce mot provient du sanskrit *shram*, signifiant « travail », chaque étape ayant des objectifs et d'accomplissement matériel et de développement intérieur. Vous pouvez utiliser ces « ancres » yogiques pour vous recentrer à différentes phases de votre vie.

763 **ÉVOLUTION DE L'HOMME** *« L'homme désire des biens matériels à l'âge tendre, les apprécie dans sa jeunesse, recherche le yoga à l'âge mûr, développe le détachement dans ses vieux jours. »*
SRI TIRUMALAI KRISHNAMACHARYA (1888-1989), INDE

764 **Une vie dans un jour** Les moments de la journée sont comparables aux étapes de la vie de la tradition indienne. Le matin équivaut à la première étape **(765),** où l'on accomplit de nombreuses tâches et où l'on prépare le terrain pour le reste de la journée. L'après-midi correspond à la deuxième étape **(766)**, un moment propice au travail demandant plus de concentration ; le soir s'apparente à la troisième étape **(767)**, un moment de détente où l'on se retire du travail et où l'on consacre du temps à soi-même, et le coucher équivaut à l'étape ultime **(768)**, un temps de pratiques introspectives comme la méditation.

765 **La première étape de la vie** Les textes védiques recommandent pour le *Brahmacharya ashrama* ou la jeunesse, de la naissance à l'âge de 25 ans, de se concentrer sur le gain de savoir, l'établissement d'une carrière et d'une stabilité matérielle. La pratique du yoga pendant cette phase devrait être centrée sur les asanas de toutes sortes, qui renforcent le corps et le parent au voyage de la vie.

766 **La deuxième étape de la vie** *Grihatha ashrama* ou la phase de « maître(sse) » de maison, de 25 à 50 ans, est une période, selon les sages védiques, où l'on doit s'installer dans une maison et dans une vie de famille, s'efforcer de satisfaire ses besoins émotionnels et de réaliser ses ambitions. C'est le moment de réfléchir sur les thèmes de stabilité et de d'éducation des enfants, et d'apaiser son corps par la pratique de tous types d'asanas et de techniques du pranayama.

767 **La troisième étape de la vie** *Vanaprastha ashrama*, de 50 à 75 ans, est connue comme la phase d'« ermitage ». En Inde, on la considère comme le moment de la vie où l'on se retire de ses obligations, où on lance les enfants sur leur propre chemin pour pouvoir poursuivre une existence spirituelle. C'est le moment de réduire la pratique d'asanas et d'explorer plus profondément la contemplation ou la méditation.

768 **La quatrième étape de la vie** *Sannyasa ashrama*, la phase ultime de la vie, de 75 à 100 ans, est selon la tradition indienne le moment de se détacher du monde matériel et d'éviter les activités afin de maintenir un équilibre intérieur. C'est le moment de se concentrer sur l'aspect spirituel du yoga que sont les trois concepts de *dharana* (concentration), *dhyana* (méditation ou contemplation) et *samadhi* (illumination).

---

769 **HOMME DES BOIS**

« Qui souhaite se retirer devrait vivre en paix dans la forêt durant le troisième quart de sa vie... »

BHAGAVAD-GITA (400-300 AV. J.-C.), INDE

---

770 **Méditation sur les chakras** S'asseoir 5 minutes pour contempler un chakra (voir pp.16-19) peut aider à accepter et résoudre des problèmes survenant dans différents domaines de votre vie. Méditez sur votre **chakra fondamental (59)**, votre **chakra sacral (107)** et votre **chakra du plexus solaire (186)** pour combattre toute difficulté à la maison, dans vos relations avec autrui ou dans votre travail. Méditez sur votre **chakra du cœur (448)** pour renforcer votre capacité à résoudre les conflits dans votre vie émotionnelle.

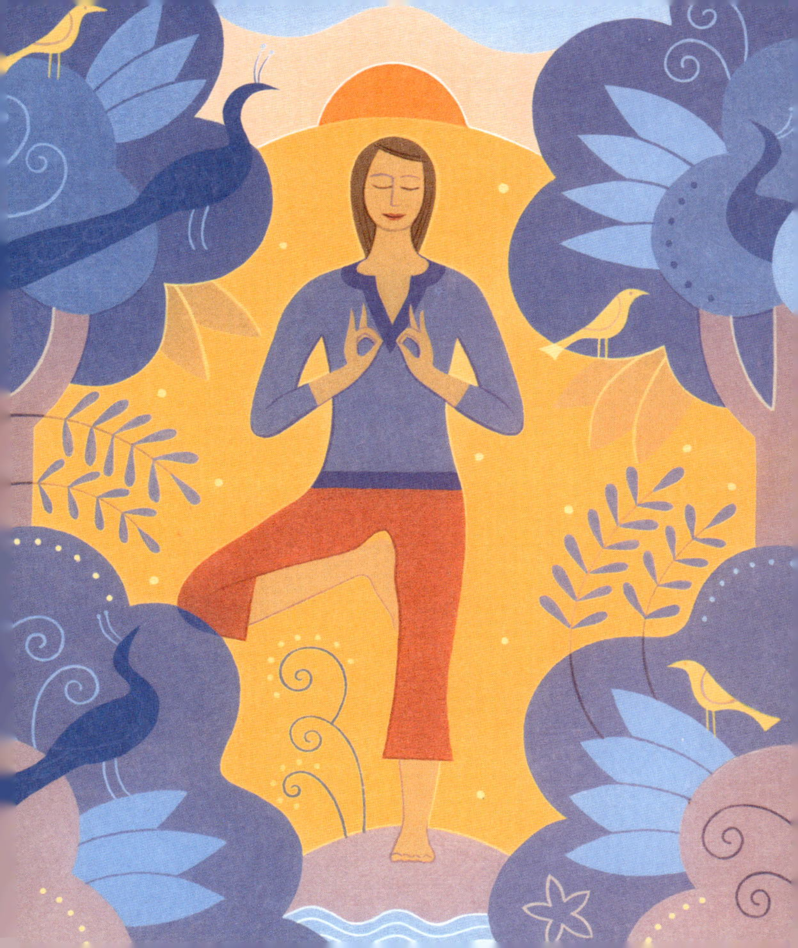

771 **TRAVAIL INTERNE** *« Pratiquer, c'est cultiver la conscience intérieure pour découvrir des profondeurs de la méditation et entrevoir la nature des choses d'un point de vue psychologique et spirituel. La pratique est le travail actif de l'individu se transformant. »*
CHRISTOPHER TITMUSS (NÉ EN 1944), ANGLETERRE

772 **Respecter ses cycles** Dans beaucoup de cultures anciennes, les deux premiers jours du cycle menstruel étaient considérés comme un temps de retraite et de réflexion pour les femmes.
De nos jours, les femmes ne laissent pas de place aux changements physiques et mentaux qui se mettent en place durant cette période, ce qui peut exacerber le stress. Veillez à rester vigilante quant aux besoins de ralentissement et de méditation de votre corps et de votre esprit.

773 **Temps de réflexion** Les deux premiers jours du cycle menstruel, évitez une pratique d'asanas trop exigeante. Utilisez le temps que vous consacrez habituellement aux postures pour pratiquer la méditation assise. Vous pouvez essayer la **méditation du clair de lune (427)** ou la **méditation de cloche tibétaine (555)**.

774 **FORCE D'ESPRIT** *« À l'esprit immobile, tout l'univers s'abandonne. »*
LAOZI (V. 604-V. 531 AV. J.-C.), CHINE

775 **Passer le cap** La sagesse yogique enseigne que les femmes en phase de ménopause connaissent moins de symptômes gênants si elles se ménagent au quotidien du temps pour la réflexion ou la méditation, qui enrichit en prana supplémentaire nécessaire pour passer à une nouvelle étape de la vie. Pendant ces périodes calmes, travaillez la **Respiration par narines alternées (69)** ou la **Respiration hara (749)**, très apaisante.

776 **Se jeter à l'eau** Si vous sentez que vous évitez la méditation ou la contemplation parce qu'elles réveillent des émotions que vous préférez ne pas ressentir, essayez de voir le trouble intérieur comme des « douleurs de croissance » qui vous forcent à plonger au plus profond de votre être et à y puiser les ressources nécessaires pour relever les défis.

777 **Point d'ancrage** Les asanas nous montrent que le corps n'est jamais le même : d'une séance à l'autre, ses capacités et ses niveaux d'énergie changent. En revanche, en fermant les yeux pour regarder dans votre cœur, vous verrez que le soi qui habite ses profondeurs est constant.

778 **COMPTER SUR SOI** *« Et n'oublie pas : où que tu ailles, tu es là. »*
CONFUCIUS (V. 551-V. 479 AV. J.-C.), CHINE

ÉLIMINER LES TOXINES

779 **MAISON NETTE** *« Le corps est ton temple. Garde-le pur et propre pour l'âme qui l'habite. »*

B.K.S. IYENGAR (NÉ EN 1918), INDE

780 **Voyager léger** Pour pouvoir voyager léger dans la vie, on doit non seulement se purifier le corps en éliminant les toxines qui peuvent conduire à la maladie, mais aussi se délester des émotions et des pensées qui nous alourdissent. Il faut être **Spectateur du subconscient (801**) et **Briser ses chaînes (802).**

781 **L'énergie d'expulsion** Les yogis enseignent que l'*apana vayu*, l'énergie corporelle d'expulsion vers le bas, est situé dans le pelvis, les jambes et les pieds, et qu'en l'augmentant on débarrasse le corps de ses toxines. Obtenez ce résultat grâce à la **Posture d'Élimination des gaz (782)**, la **Flexion avant assise jambes écartées (789)** et la **Posture d'Évacuation (810)**.

782 **La Posture d'Élimination des gaz** *Vatnyasana* En massant vos organes internes, cette posture favorise la digestion et l'élimination. Allongez-vous sur le dos, genoux fléchis, pieds à plat sur le sol et écartés de la largeur du bassin. Rapprochez une jambe de votre poitrine en entourant votre tibia de vos bras sur une expiration, de sorte à masser votre abdomen avec le devant

de votre cuisse. Sur une inspiration, changez de jambe. Répétez 10 fois en tout, puis relâchez. ➤ 783

783 **La torsion sur le dos** *Jathara Parivartanasana* Chassez les toxines de vos intestins avec cette torsion. Allongé sur le dos, rapprochez votre cuisse droite de votre ventre, comme dans la **Posture d'Élimination des gaz (782)**. En tenant votre tibia droit avec votre main gauche, placez votre jambe droite en travers de votre corps. Tenez la pose pendant 10 à 20 respirations. Défaites la posture et changez de côté, puis relâchez. ➤ 789

784 **Une fois par jour** On devrait aller à la selle au moins une fois par jour, et les matières fécales devraient être de texture molle et lisse. Si vous y allez moins souvent ou que vos selles ont une texture différente, suivez les cinq piliers de mode de vie yogique (voir p. 23) pour rééquilibrer votre organisme.

785 **Recentrer son énergie** Le stress fait que le système nerveux sympathique déclenche « une réaction de lutte ou de fuite », qui détourne l'énergie des organes vitaux pour permettre au corps soit de se battre soit de s'enfuir ; s'ensuivent des effets néfastes sur les fonctions digestives et excrétoires du corps. Les asanas et la méditation enclenchent le mécanisme du système nerveux parasympathique, qui aide ces activités corporelles à se dérouler sans accroc.

786 **Pratique dynamique purifiante** La répétition de séries de postures ou vinyasas est particulièrement purifiante pour les débutants. Elle échauffe les muscles, ouvre les voies d'énergie et stimule le flux de circulation dans le corps pour faciliter l'élimination des toxines. Commencez votre séance avec la série de Salutation au Soleil (voir pp. 28-31), puis essayez la **Vinyasa de Posture de la Chaise (99)** et la **Vinyasa de Posture du Cavalier (129)**.

787 **Enrichir son répertoire** Une fois que vous maîtriserez certaines asanas primordiales comme la Salutation au Soleil (voir pp. 28-31), continuez d'ajouter régulièrement à vos séances de nouvelles postures. Cela « purifie » le corps en faisant travailler les muscles et les articulations différemment et en stimulant les organes internes.

788 **Flexions avant purifiantes** Tenir les flexions avant plus longtemps que d'habitude et accentuer l'expiration favorise la digestion et l'élimination de toxines. Cela apporte aussi le calme à la fin d'une longue journée en enclenchant le mécanisme du système nerveux parasympathique, qui favorise l'élimination. Essayez les postures suivantes : la **Flexion avant debout jambes écartées (204)**, la **Posture de l'Étirement de l'ouest (683)**, la **Flexion avant assise jambes écartées (789)** et la **Posture de l'Enfant (864)**.

789 **La Flexion avant assise jambes écartées** *Upavistha Konasana* Cette posture étire les organes de la région pelvienne en ouvrant le bassin, ce qui favorise l'élimination. Assis jambes tendues et dos droit, écartez les jambes autant que possible. Abaissez le buste vers l'avant en opérant une flexion au niveau du bassin et en posant vos paumes de mains par terre entre vos jambes. N'arrondissez pas le dos pour essayer de descendre plus bas, mais gardez-le bien étiré. Tenez la posture tant qu'elle est confortable, puis redressez-vous doucement. ➤ 810

790 **LOGIQUE YOGIQUE** *« Assainis la source si tu veux purifier les ruisseaux. »*
AMOS BRONSON ALCOTT (1799-1888), ÉTATS-UNIS

791 **Masser, éliminer** Posez la main droite sur la partie inférieure droite de votre cage thoracique. Votre rate, qui se trouve à cet endroit, est le principal organe d'élimination des toxines de votre corps, et une torsion à droite aura pour effet de la masser. En pratiquant les postures suivantes à droite puis à gauche, figurez-vous votre rate en train d'être serrée doucement, afin d'encourager son bon fonctionnement et un rafraîchissement du corps : la **Posture du Triangle en torsion (357)**, la **Torsion assise (619**) et la **Torsion vertébrale assise (737)**.

792 **MENS SANA IN CORPORE SANO** *« Garder un corps sain est un devoir [...] sans quoi on ne peut garder un esprit fort et lucide. »*
BOUDDHA (V.563-V.483 AV. J.-C.), INDE

793 **Purification interne** Essayez un régime purifiant d'une semaine ou d'un mois, deux fois pas an (le printemps et l'automne y sont traditionnellement consacrés en Inde), pendant lequel vous vous nourrirez essentiellement de produits frais et d'aliments complets. Consultez néanmoins un médecin au préalable si vous êtes enceinte ou que vous connaissez des problèmes de santé.

794 **Demain j'arrête** Évitez les additifs et les stimulants comme la caféine, l'alcool, le tabac et les sucres (CATS) dans un souci d'application du principe d'ahimsa ou non-violence à votre corps.

795 **Rangement de la cuisine** Pour étendre l'observance du principe de *saucha* ou propreté (issu de la deuxième branche du hatha-yoga, voir p.14) à votre maison, débarrassez votre réfrigérateur et vos placards des aliments périmés. Un espace de vie plus net vous donnera également des idées plus claires.

796 **Faits maison** Cuisinez à base d'ingrédients frais et de saison au lieu de vous nourrir de plats préparés de supermarché, et vous serez en phase avec les cinq piliers du mode de vie yogique (voir p. 23). Si vous ne savez pas par où commencer, réalisez de simples vinaigrettes pour vos salades et des sauces pour accompagner poisson et légumes en mélangeant de l'huile d'olive, de l'ail, des herbes et des épices frais, du jus de citron et de la sauce de soja.

797 **Avoir du nez** Le professeur de yoga Adil Palkhivala affirme que la respiration par la bouche donne au cœur une sensation de « lourdeur » car elle empêche de se détendre pleinement. Pour contrer cet effet, efforcez-vous d'inspirer et d'expirer par le nez : les yogis disent que cela filtre l'air et le rend plus « riche » en prana.

798 **RÉPARTITION DES TÂCHES** *« La bouche sert à manger, le nez, à respirer ! »*
B.K.S. IYENGAR (NÉ EN 1918), INDE

799 **CONDUITE YOGIQUE** *« Prends tes responsabilités ; débarrasse ton corps de ses impuretés ; fais ta parole douce et vraie… »*
SRI TIRUMALAI KRISHNAMACHARYA (1888-1989), INDE

800 **Déposer son fardeau** Dans des **Flexions avant purifiantes (788)**, figurez-vous vos pensées négatives et vos angoisses en train de littéralement glisser de votre dos lorsque vous vous penchez en avant, laissant ainsi la place au développement d'attitudes positives.

801 **Spectateur du subconscient** Asseyez-vous confortablement, fermez les yeux et observez l'espace sombre. Laissez les images et les idées apparaître sur cet « écran de l'esprit », et regardez-les sans vous impliquer pendant quelques minutes. Cet exercice appelé *citta kash dharana* ou concentration sur l'écran de l'esprit purifie le subconscient un peu à la façon des rêves. Si vous vous attachez à certaines pensées (en suivant leur histoire), dites-vous qu'elles ne sont que des projections sur un écran.

802 **Briser ses chaînes** Pour débarrasser votre vie de tout ce qui entrave votre délivrance, imaginez-vous dans un film en train de jouer une scène de votre choix dans un état d'esprit paisible et épanoui.

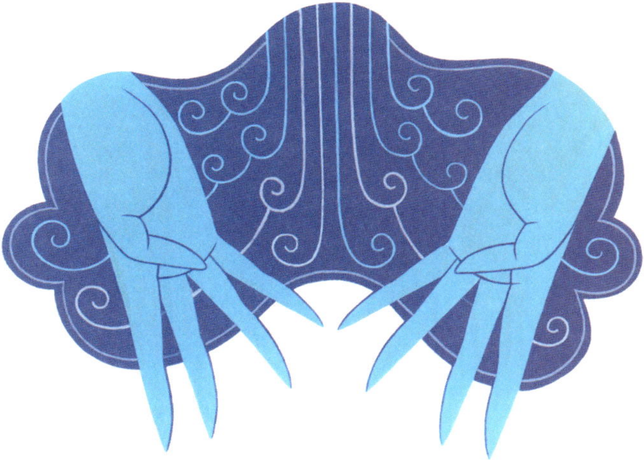

803 **Le mudra de la détoxication** Ce geste de la main stimule les circuits énergétiques qui font travailler les organes d'élimination du corps. Placez vos pouces en travers de vos paumes de mains et appuyez les extrémités de chaque pouce sur la base de chaque annulaire.

804 **Habit de lumière** Pour vous détendre après une détoxication, imaginez une lumière éclatante se déversant de votre poitrine et vous habillant de luminosité.

FAVORISER LA DÉCONTRACTION

805 **LA VOIE DE LA LIBERTÉ** *« Le yoga est une voie vers la liberté. En le pratiquant régulièrement, on peut se libérer de la peur, de l'angoisse et de la solitude. »*

INDRA DEVI (1899-2002), LETTONIE

806 **Détente du bassin** Encourager la détente musculaire procure un relâchement de la tension mentale après une journée stressante au travail. Enclenchez ce processus de détente physique en portant votre attention sur les muscles arrière de vos cuisses puis sur les muscles avant en marchant, si vous avez la possibilité de rentrer chez vous à pied. Secouez vos jambes tout en marchant afin de donner au bassin l'espace nécessaire aux mouvements de flexion et d'extension de base (flexion avant et arrière).

807 **Étirements** Si vous vous sentez raide après une journée en position assise, utilisez les séries d'échauffement pp. 24-26, qui font bouger les hanches dans six directions libératrices. Cela permet aussi de remonter le niveau d'énergie en cas de faiblesse.

808 **Échauffement du soir** Pour vous préparer à une séance de yoga du soir (ou décontracter des jambes crispées), tenez-vous debout sur une jambe, puis fléchissez le genou opposé en approchant votre cuisse de votre ventre. Tirez ensuite votre jambe fléchie derrière vous, talon aux fesses. Répétez sur l'autre jambe.

809 **DÉTENTE ET DÉTACHEMENT** *« Apprends à lâcher prise. C'est la clé du bonheur. »*
BOUDDHA (V. 563-V. 483 AV. J.-C.), INDE

810 **La Posture d'Évacuation** *Apanasana* Si vous vous sentez énervé après le travail et que vous souhaitez favoriser la détente en vous, allongez-vous sur le dos, fléchissez les genoux, étreignez-les de vos mains et serrez vos deux cuisses contre votre ventre. Sur une inspiration, éloignez légèrement vos cuisses de votre abdomen. Sur une expiration, appuyez vos cuisses contre votre ventre comme si vous pressiez un accordéon. Cela constitue un cycle ; répétez 9 autres cycles, puis relâchez et sentez la décontraction de votre région pelvienne. ➤ 817

811 **Encore un petit effort** Pour obtenir une détente plus intense lors de vos asanas, visez à vous étirer un peu plus dans la posture à chaque expiration.

812 **Mettre ses bras en jambes** Balancer vos bras plus que de coutume en rentrant chez vous à pied aidera votre corps à s'échauffer en vue d'une séance d'asanas nocturne, mais libérera aussi de l'énergie dans votre chakra du cœur ou anâhata chakra (voir p.18). Cela vous sera particulièrement bénéfique si vous êtes parti du travail avec un sentiment de rancune ou une sensation de cœur lourd.

813 **Rouler les épaules** Détendre l'articulation sphérique de chaque épaule libère toute l'énergie qui s'y était retrouvée « prisonnière » pendant la journée. Utilisez à cet effet les séries d'échauffement pp. 24-26.

814 **Paumes tournantes** Une conscience attentive améliore la qualité d'une séance de yoga. Ainsi, prendre conscience des mouvements naturels essentiels des épaules permet de comprendre comment elles se crispent et, dans une certaine mesure, comment les décontracter efficacement. Pour prendre conscience de ces mouvements internes, tendez les bras sur les côtés, puis tournez les paumes vers le ciel et sentez la rotation extérieure au niveau du « brassard » de chaque épaule. Tournez ensuite vos paumes vers l'intérieur jusqu'à ce qu'elles se retrouvent à nouveau face au ciel, et sentez cette fois la rotation intérieure de l'épaule. Répétez plusieurs fois.

815 **Gain d'énergie et de place** Une fois que vous avez dissous la tension dans vos épaules et vos bras et que vous pouvez accéder à un champ de mouvements plus vaste, notez à quel point vous ressentez plus d'énergie et d'espace dans votre cœur et vos poumons, que votre nouvelle liberté de mouvement a ravitaillés en prana nourrissant.

816 **LE CŒUR SUR LA MAIN** « *Les bras s'étendent comme des projections du cœur et des poumons.* »
DONNA FARHI (NÉE EN 1959), NOUVELLE-ZÉLANDE

LA DEMI-TORSION VERTÉBRALE

Ardha Matsyendrasana

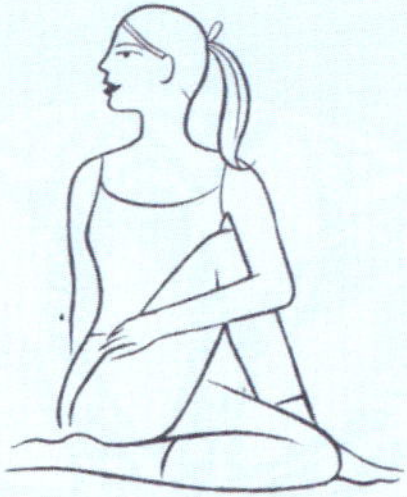

Selon la légende hindoue, Matsyendra, un maître ancien du yoga, exécuta une version de cette posture pour la divinité Shiva. Elle libère la tension de la colonne tout en équilibrant les côtés droit et gauche du corps.

Asseyez-vous par terre jambes tendues. Puis fléchissez la jambe gauche en la gardant à plat par terre, le talon touchant le périnée. Soulevez la jambe droite en fléchissant le genou et faites passer votre pied droit par-dessus votre jambe gauche pour le placer à côté de la face extérieure de votre cuisse gauche. Tournez-vous vers la droite en entourant votre jambe droite de votre bras gauche. Savourez la torsion tout en gardant un dos droit pendant 20 respirations. Répétez de l'autre côté, puis relâchez. ➤ 821

818 **EN SON TEMPS** *« La nature fait les choses sans se presser, et pourtant tout est accompli. »*
LAOZI (V. 604-V. 531 AV. J.-C.), CHINE

819 **Pompe à air** Installez-vous debout à l'extérieur en **Posture du Cavalier (127)** et balancez vos bras vers l'avant en décrivant de larges cercles. Puis répétez en arrière. Notez comment cet exercice vous fait respirer plus naturellement et plus profondément et alimente vos poumons en prana nouveau.

820 **Vider ses émotions** Les flexions arrière comme la **Posture du Chameau (447)** et la **Flexion arrière passive (821)** stimulent le chakra du cœur (voir p.18) et libèrent ainsi la tension émotionnelle. Certains yogis vivent cette libération comme un curieux mélange de rire et de pleurs, après quoi ils se sentent émotionnellement plus légers.

821 **La Flexion arrière passive** Asseyez-vous sur une balle d'exercice, les deux pieds posés par terre. Laissez-vous glisser légèrement et graduellement vers le bas, puis penchez-vous lentement en arrière pour vous coucher sur la balle. Détendez-vous dans cette position pendant quelques minutes en respirant naturellement. Puis pelotonnez-vous dans la **Posture de l'Enfant (864)** en guise de contre-posture, et observez les signes de détente physique ou émotionnelle. ➤ 842

822 **Le secret de la nature** Cela prend du temps de se détendre dans les postures comme les flexions avant ou arrière, qui viennent réveiller les zones raidies du corps. En vous efforçant à la détente, méditez sur ces paroles de Henry Thoreau (1817-1862) : « *Adoptez le rythme de la nature : son secret est la patience.* »

823 **Visualisation d'ouverture de la colonne** Dans des flexions arrière comme la **Posture du Chameau (447)** et la **Flexion arrière passive (821)**, imaginez votre colonne comme un collier de perles, et chaque vertèbre comme une pépite étincelante enfilée sur un cordon d'énergie en argent fin. Travaillez à étirer délicatement ce fil crucial qui relie chaque perle précieuse aux autres.

824 **ÉGRENER SON CHAPELET** « *La modération est le fil de soie qui relie les perles de la vertu.* »

JOSEPH HALL (1574-1656), ANGLETERRE

825 **Méditation sur soie** Imaginez que votre corps est entièrement fait de soie, de sorte à favoriser la fluidité de mouvement et par là une sensation de détente harmonieuse continue. Cette visualisation est particulièrement utile lors de transitions entre deux postures dans les *vinyasas* ou séries d'asanas comme la Salutation au Soleil (voir pp. 28-31).

826 **Le yogi Matsyendra** Cette histoire indienne ancienne illustre la façon dont le yoga peut nous libérer des contraintes et des pressions de la vie moderne. Alors que le dieu Shiva enseignait à sa femme Parvati les secrets du yoga sur la berge d'une rivière, il remarqua un poisson qui écoutait leur conversation, fasciné par ce qu'il disait. Il aspergea ce poisson d'eau magique, le transformant ainsi en homme afin qu'il puisse lui aussi partager le yoga. Hors de l'eau, le yogi Matsyendra (*matsya* signifie « poisson ») se mit en route pour propager le yoga à travers le monde. Pensez à sa liberté nouvelle en effectuant la torsion qui a reçu son nom, *Ardha Matsyendrasana*, la **Demi-Torsion vertébrale (817).**

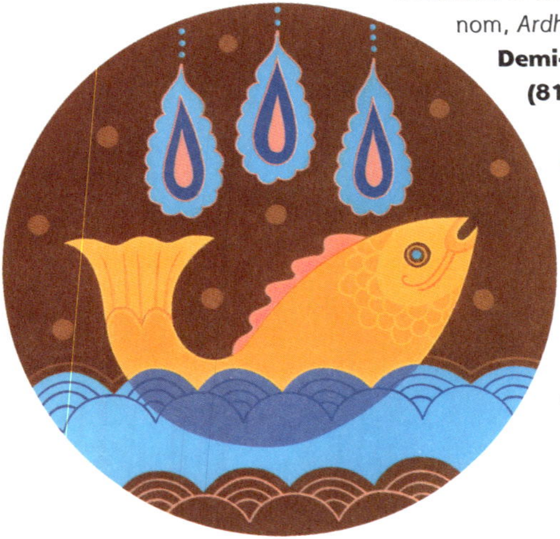

827 LIBERTÉ DIVINE *« Or, le Seigneur, c'est l'Esprit ; et là où est l'Esprit du Seigneur, là est la liberté. »*

2ᵉ ÉPÎTRE AUX CORINTHIENS, III, 17

828 **Le mantra de l'évacuation** *OM namo narayana* (« Dieu est Amour, l'Amour est Dieu ») est une incantation à Narayana, un aspect de Vishnu, Dieu du Maintien qui équilibre toute chose dans l'univers. Scandez-la tout haut ou en silence quand vous ressentez le besoin d'évacuer une tension accumulée.

829 **Méditation vague** S'il vous est difficile de vous détendre le soir, asseyez-vous bien droit, fermez les yeux et imaginez la mer (ou effectuez votre séance sur une plage). Regardez les vagues déferler et prenez conscience de la détente qui se produit et s'intensifie avec chaque nouvelle vague qui arrive. Synchronisez vos expirations avec le déferlement de ces vagues.

830 **L'ESPRIT DIT VAGUE** *« Assis, rêve et observe*
La teinte changeante des vagues qui se brisent
Sur le rivage oisif de l'esprit ! »
HENRY WADSWORTH LONGFELLOW (1807-1882), ÉTATS-UNIS

831 **Le mantra de la paix** Asseyez-vous et chantez-vous calmement le *bijâ mantra* ou semence verbale *SHAM*, le soir venu : cela réduira le *râjas* (activité) dans votre organisme et fera entrer en vous une paix profonde.

832 **PAS DE PANIQUE** *« Il n'y a nulle part où aller. Tu y es déjà. »*
PROVERBE INDIEN

833 **Bonne assise** Une traduction possible du mot *asana* (en sanskrit ci-contre) est « être solidement assis sur son propre trône » : la pratique d'asanas aide donc à se stabiliser après une journée mouvementée.

आसन

834 **Trois concepts sinon rien** Pour vous installer dans un rythme nocturne modéré après une journée sans trêve ni repos, familiarisez-vous avec ces trois concepts utiles issus des anciens sages du yoga : une sensation de légèreté corporelle, un sentiment de stabilité qui vous prépare à supporter le changement et un esprit concentré, prêt à la méditation.

835 **Pôle position** L'immobilité et le mouvement sont des pôles que l'on peut explorer lors d'une séance d'asanas nocturne afin de favoriser la concentration. Essayez de ressentir à la fois l'immobilité au cœur du mouvement dynamique et le mouvement de l'énergie dans les postures lentes et statiques.

836 **PARADOXES** *« La lourdeur est la base de toute légèreté. La sérénité est la maîtresse de l'agitation. »*

LAOZI (V. 604-V. 531 AV. J.-C.), CHINE

837 **Pour toute la vie** La pratique d'asanas n'est pas réservée à ceux qui sont au plus haut de leur forme. Le célèbre gourou Krishnamacharya affirmait que tant que l'on respire et que l'on bouge les doigts, on est en mesure de pratiquer le yoga. Vous remarquerez qu'en dépit des changements de votre corps et de votre esprit au cours de votre vie, le yoga vous permet de vous sentir mieux dans votre peau.

838 **Yoga réparateur** Des postures de relaxation dans lesquelles le poids du corps est soutenu par des accessoires comme des blocs de yoga ou un mur sont adaptées aux personnes qui souffrent de blessures, de raideur ou d'épuisement. En période de moindre force, laissez la **Posture Réconfortante (674)** et la **Posture du Cadavre avec soutien (935)** décontracter vos muscles et articulations fatigués.

839 **LA QUALITÉ, NON LA QUANTITÉ** *« Mieux vaut une main pleine avec repos, que les deux mains pleines avec travail et poursuite du vent. »*

ECCLÉSIASTE, IV, 6

840 **La Posture Sécurisante** Lorsque vous vous sentez vulnérable ou que vous devez faire face à des problèmes majeurs dans votre vie, pelotonnez-vous et enveloppez-vous en **Posture de l'Enfant (864)** jusqu'à vous sentir plus apaisé. On dit de cette posture qu'elle ravive le souvenir réconfortant d'être dans le ventre maternel.

841 **Incantation à la Mère Divine** Vous trouverez peut-être réconfortant, après une journée chargée ou contrariante, d'invoquer le soutien de l'énergie nourrissante de l'univers, qui dans la culture hindoue est représentée par la Déesse-Mère Devi. Chantez-vous son mantra : *« Jaya Jaya Devi Mata Namaha »*, qui signifie « je m'incline devant la Mère-Divine ». Si vous êtes en groupe, chantez-le tour à tour.

842 **Préparation à la Chandelle** Effectuer la **Chandelle (843)** au terme d'une séance d'asanas apaise le corps grâce à son énergie yin féminine. Il est cependant essentiel de bien s'y préparer : réalisez une base au moyen d'un plaid ou d'une serviette pliée, ou encore de quatre blocs de yoga disposés en un rectangle sur le sol. Allongez-vous de façon que le haut de votre dos repose sur la base surélevée, les épaules tout au bord. Laissez votre tête et votre cou s'installer légèrement plus bas que vos épaules, à même le sol. Vos épaules seront votre plate-forme ; ne commencez la posture que lorsqu'elles seront confortablement installées. ➤ 843

843

LA CHANDELLE

Sarvangasana

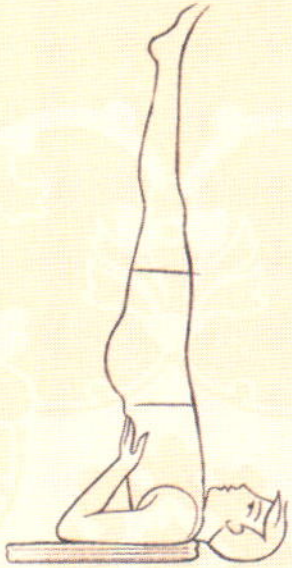

Sarvanga signifie « tout le corps » en sanskrit ; ainsi, il n'est pas surprenant que cette posture affecte l'être tout entier et le mène à un équilibre réparateur.

Allongez-vous à plat sur la base que vous aurez préparée **(842)**. Soulevez doucement vos jambes au-dessus de votre tête, mains sur les reins, doigts dirigés vers le haut. Créez une plate-forme de soutien carrée avec la partie supérieure de vos bras (de l'épaule au coude), puis visez à hisser votre pelvis au-dessus de vos épaules. Tendez les jambes vers le ciel et tenez la posture pendant 30 respirations, ou aussi longtemps qu'elle vous est confortable. Défaites la posture en descendant aussi lentement et avec autant de précaution que vous êtes monté. Puis relâchez.

> 854

844 **Le mantra apaisant** Le *bijâ mantra* ou semence verbale *HAM* apaise l'esprit comme le corps. Chantez-le-vous tout bas lorsque vous vous sentez peu sûr de vous ou émotionnellement instable.

---

845 **TROUVER LA PAIX**

« Cette quiétude dissout le [...] fardeau de tous les maux, car quand le silence sera en ton cœur, la sagesse aura elle aussi trouvé sa paix. »

BHAGAVAD-GITA (400-300 AV. J.-C.), INDE

---

846 **Méditation sur les chakras** Pour stabiliser l'énergie de votre système de chakras, asseyez-vous bien droit, fermez les yeux et concentrez-vous quelques secondes sur chaque chakra en répétant un mot précis à haute voix pour chacun. Au chakra fondamental (vers le périnée), récitez le mot « ancrage » ; au chakra sacral (près de l'os pubis), scandez le mot « fluidité » ; au chakra du nombril, répétez « détermination » ; au chakra du cœur, « don » ; au chakra de la gorge, « purification », et au chakra du troisième œil (au centre du front), « discernement ». Enfin, scandez le mot « abandon » au niveau du chakra du sommet (sommet de la tête).

847 **Au cœur des problèmes** Durant votre pratique du yoga, vous rencontrerez sans doute des difficultés non seulement physiques mais aussi émotionnelles. Pour surmonter ces obstacles, vous devez avoir une véritable volonté de leur faire face, qu'ils se manifestent sous la forme de rigidité ou de tension physiques dans certaines parties du corps, de résistance mentale à l'idée de certaines postures « difficiles », de tendances à vous autocritiquer ou d'émotions extrêmes.

848 **ÉTAT DE SÉRÉNITÉ**

« Dans l'état de joie, il a trouvé la vérité [...]
À présent, il est stable, inébranlable face à la douleur ou à la grande difficulté. »

BHAGAVAD-GITA (400-300 AV. J.-C.), INDE

849 **Retour aux bases** Quand vous sentez que votre santé n'est pas stable, adhérez aux cinq piliers de mode de vie yogique de la philosophie Sivananda : l'exercice juste, la respiration juste, la pensée juste, l'alimentation juste et la relaxation juste (voir p. 23). Imaginez-vous en bonne santé et relevant tous les défis de la vie.

850 **EN PHASE AVEC SOI-MÊME** *« Puisse l'homme intérieur et extérieur ne faire qu'un. »*

SOCRATE (470-399 AV. J.-C.), GRÈCE

851 **RÉACTIONS APPROPRIÉES**

« L'esprit se stabilise lorsqu'il cultive la bienveillance face au bonheur, la compassion face à la misère, la joie face à la vertu et l'indifférence face à l'erreur. »

LES *YOGA SÛTRAS* DE PATANJALI (300-200 AV. J.-C.), INDE

---

852 **Quatre buts** Mener une existence épanouissante avec intégrité, disent les anciens sages du yoga, c'est atteindre quatre objectifs. Les trois premiers de ces buts sont : le *dharma* ou assumer ses responsabilités et accomplir son potentiel le plus élevé ; l'*artha* ou acquérir les outils de survie de base de l'existence, comme la nourriture et le transport, de sorte à pouvoir réaliser son *dharma* ; et le *kama* ou satisfaire ses besoins de connaître les plaisirs des sens. Ces trois buts mènent à un quatrième : le *moksa*, qui est la félicité que l'on ressent en acquérant une conscience libérée.

853 **SAVOIR CE QUE L'ON VEUT** *« Nombreux sont les hommes qui vont à la pêche toute leur vie durant sans savoir que ce n'est pas du poisson qu'il recherchent. »*

HENRY THOREAU (1817-1862), ÉTATS-UNIS

854

LA POSTURE DU POISSON

Matsyasana

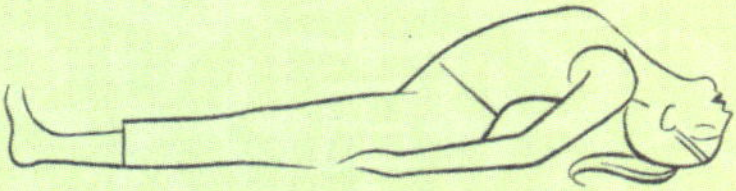

Les textes yogiques décrivent cette contre-posture de la **Chandelle (843)** comme « destructrice des maladies » en raison de ses nombreux bienfaits pour la santé. Elle étire la colonne en douceur et libère le souffle, apaisant ainsi l'esprit.

Asseyez-vous droit, jambes tendues. Penchez-vous en arrière et prenez appui sur vos coudes ; posez vos mains paumes vers le bas sous vos fesses, une de chaque côté. En appuyant sur la base formée par vos avant-bras et vos mains, soulevez et ouvrez votre poitrine afin d'arquer la partie supérieure de votre colonne, et laissez délicatement retomber le sommet de votre tête en arrière. Inspirez et expirez 10 à 20 fois. Puis allongez-vous et relâchez. ➤ 864

855 **Quel dharma pour soi ?** Établir son *dharma* ou véritable parcours de vie est une partie importante de la pratique du yoga. Après une journée éparpillée ou déroutante, il peut être rassurant de prendre quelques notes exprimant une vision de votre *dharma*, c'est-à-dire vos responsabilités et votre potentiel. Revoyez régulièrement vos notes (prévoyez à cet effet un soir par mois) et apportez-y des changements quand vous le jugez nécessaire.

856 **SON PROPRE ESCLAVE** *« Ce n'est pas un homme libre, celui qui n'est pas maître de lui-même. »*

ÉPICTÈTE (V. 50-V. 125), GRÈCE

857 **Deux piliers de bonne vie** Pour révéler votre *dharma*, prenez bien soin d'observer les préceptes de *santosha*, l'acceptation et le contentement, et d'*ahimsa*, la non-violence. Méditez sur les dix *yamas* et *niyamas*, observances fondamentales sur la voie à huit branches du yoga (voir pp.14-15).

858 **Le mudra de l'Aigle** *Garuda Mudra* Ce geste de la main associé à l'oiseau mythique Garuda, qui peut pénétrer le Soleil, a pour effet d'élargir l'envergure métaphorique de la personne qui le

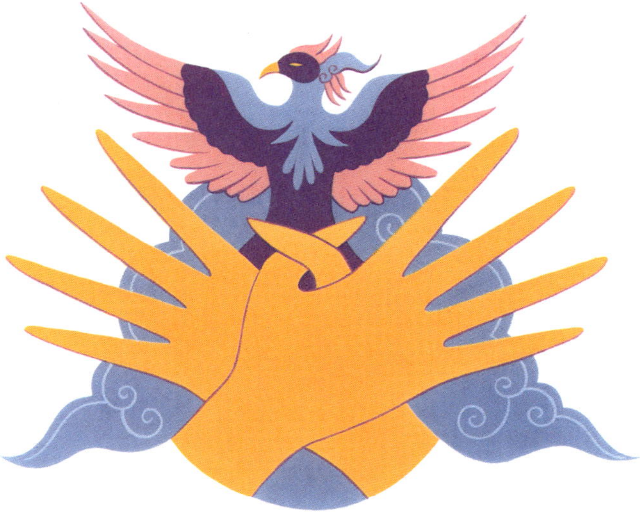

fait, et permet ainsi de poursuivre son objectif de vie avec joie et compassion, sans se laisser influencer par le tumulte du monde qui l'entoure. Accrochez vos pouces ensemble en croisant les mains, et déployez vos doigts comme des ailes. Tenez vos mains ainsi face à votre bas-ventre pendant 10 respirations profondes, puis face à votre nombril, face à votre abdomen et enfin face à vos omoplates. Sentez le centre de votre cœur s'apaiser et se fortifier.

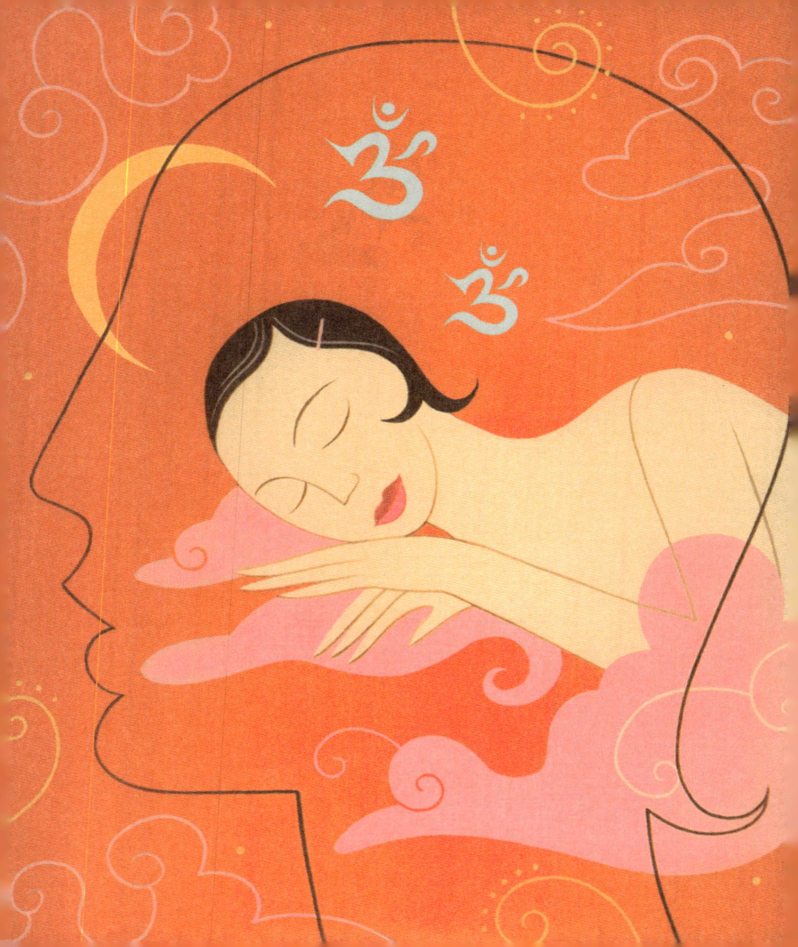

BIEN TERMINER LA JOURNÉE

L'IMPORTANCE DU REPOS

859 **PROBLÈME MODERNE** *« Le problème mondial aujourd'hui n'est pas la faim, la pauvreté, la drogue ni la peur de la guerre. C'est la tension, le trop-plein de tension et la tension absolue. Si l'on sait se libérer de la tension, on sait résoudre les problèmes de sa vie. Si l'on est capable d'équilibrer ses tensions, on peut contrôler ses émotions, sa colère et ses passions. »*

SWAMI SATYANANDA SARASWATI (NÉ EN 1923), INDE

860 **Tension corporelle** La philosophie yogique dénombre trois types de tension qu'une pratique attentive du yoga peut aider à faire disparaître. La première est la tension musculaire (voir **871** et **879** pour les autres). Pour dormir sans aucune tension, pratiquez le **Yoga Nidra (939-944**) avant le coucher.

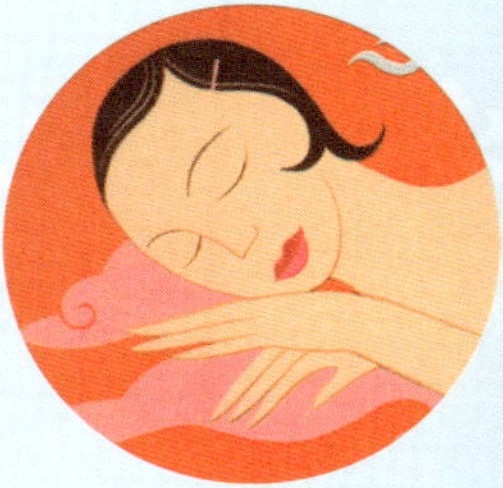

861 **Le monde à l'envers** Si votre emploi du temps chargé vous a rendu physiquement tendu, vous retirerez du bien-être de la posture avec soutien qu'est le **Geste inversé (483)**. Vous reposer dans cette position quelques minutes le soir favorisera l'enclenchement de votre système nerveux parasympathique, qui déstresse et prépare à une bonne nuit de sommeil.

862 **Tout retourné** Après une journée harassante, retournez votre corps pour atténuer toute tension qui pèse sur votre cœur en effectuant la **Posture Réconfortante (674)** et la **Chandelle (843)**, après un échauffement préparatoire (voir pp. 24-27).

863 **ESCLAVE DU TRAVAIL** *« Il ne me paraît pas un homme libre, celui qui ne s'arrête jamais pour ne rien faire. »*
CICÉRON (106-43 AV. J.-C.), ROME

864 **La Posture de l'Enfant** *Balasana* Reposez-vous dans cette posture réconfortante et régénératrice entre les asanas ou chaque fois que vous avez besoin de répit. Agenouillez-vous, jambes serrées et fesses sur les talons. Penchez-vous en avant jusqu'à ce que votre menton repose sur vos cuisses et votre front, par terre. Laissez vos bras détendus sur les côtés et vos mains près de vos pieds, paumes en haut. Détendez-vous en respirant profondément. ➤ 916

865 **Repos pranique** Passez 10 minutes avant de vous coucher dans la **Posture de l'Enfant (864)**, afin de donner à votre organisme le temps de ralentir et de créer une sensation d'équilibre reposant.

Visualisation de prana (866) Lorsque vous êtes dans la **Posture de l'Enfant (864)**, imaginez votre prana en train de s'infiltrer dans toutes les cellules de votre corps.

867 **Nada yoga** Le mot « mantra » signifie « son sacré » (en sanskrit ci-contre), et le nada yoga ou « yoga du son » utilise les mantras pour relâcher la tension physique et favoriser un sommeil paisible. Bénéficiez des effets calmants du nada yoga en récitant par exemple le **mantra du coucher (870)**.

मन्त्र

868 **MUSIQUE SACRÉE** *« On trouve le nada à l'intérieur. C'est une musique sans cordes qui se joue dans le corps, qui pénètre l'intérieur et l'extérieur et vous éloigne de l'illusion. »*
KABIR (1440-1518), INDE

869 **Sons du sommeil** Une pratique du nada yoga (yoga du son) incluant le **mantra du coucher (870)** ou la **Respiration de l'Abeille (928)** prépare au sommeil, ses sons ayant la faculté d'accorder l'« oreille interne » à ce que les yogis appellent les « sons subtils » de la méditation reposante.

870 **Le mantra du coucher** Pour vous envelopper dans le calme, répétez-vous à voix basse le *bijâ mantra* ou semence verbale *SOM* jusqu'à ce que votre corps soit alourdi par la relaxation.

871 **Lignes à haute tension** Outre atténuer la tension musculaire **(860)**, le yoga reconnaît l'importance d'évacuer la tension émotionnelle causée par les nombreuses « dualités » de la vie, comme l'amour et la haine, ou la richesse et la pauvreté. Les yogis savent qu'un bombardement constant d'exemples de tels extrêmes par les médias peut entraver le repos, voire provoquer des insomnies.

872 **Éteindre la télé** Observer un mode de vie yogique signifie faire de ses soirées un moment de repos plutôt que de stimulation et d'intensification des émotions. Essayez de troquer vos séances de télé du soir contre de la musique douce, une méditation ou une séance d'asanas de temps à autre.

873 **Tension collective** Si vous avez eu quelque altercation durant la journée, veillez à évacuer toute tension émotionnelle quand vient le soir, de sorte qu'elle n'irradie pas vers votre entourage et ne répercute pas votre stress chez les membres de votre famille, vos amis ou vos collègues. Il s'agit là d'un cercle vicieux d'émotions néfastes, de tension physique et même d'agression qui se retournera inévitablement contre vous. Brisez ce cercle vicieux en libérant votre tension émotionnelle avec le **Geste inversé (483)** ou le **nada yoga (867)** avant d'aller vous coucher.

874 **Dénouement abdominal** Si vous vous sentez plus contracté qu'à l'accoutumée, votre région abdominale s'en trouvera sans doute nouée. Pratiquez une **Respiration hara (749)** lente et rythmique, qui soulagera cette partie vulnérable de votre corps.

875 **Repos oculaire** Lorsque vous vous sentez perdre le contrôle de vos pensées par colère ou frustration, fixez votre regard sur un point immobile pour vous accorder du répit ; la **Focalisation sur une bougie (254)** procure une vision reposée ou *drishti*.

876 **L'ESPRIT ET LE REGARD** *« Quand l'esprit se détend, le regard devient drishti. »*

SRI K. PATTABHI JOIS (NÉ EN 1915), INDE

877 **Arrêt sur image** Lorsque l'on repose ses yeux grâce à la **Focalisation sur une bougie (254)**, l'esprit est dirigé vers *eka-grata*, la conscience d'une seule chose. C'est là une étape importante vers le *dharana* ou la concentration, sixième branche du yoga (voir p. 15) et seuil de la méditation.

878 **APPLIQUER LE DHARANA** *« Le dharana consiste à retenir l'esprit dans un centre de conscience spirituelle du corps, ou à le fixer sur une forme divine, soit dans le corps soit en dehors. »*

LES *YOGA SÛTRAS* DE PATANJALI (300-200 AV. J.-C.), INDE

879 **Cause de tension mentale** Les yogis ont remarqué que la tension mentale survient lorsqu'une multitude de pensées relatives à des expériences passées ou futures tourbillonnent dans notre esprit et réclament toute notre attention en même temps. Ils appellent cet état d'esprit *citta*.

Le héron et le tourbillon (880) Pour calmer un esprit qui s'emballe de trop de pensées, imaginez un héron debout près d'un cours d'eau tourbillonnante. Remarquez son indifférence face aux remous de la surface de l'eau alors qu'il se contente de scruter le fond pour plonger à la seconde exacte où il lui sera possible d'attraper les poissons dont il se nourrit, évitant ainsi tout gaspillage d'énergie. Essayez d'imiter cette concentration et de l'appliquer à vos pensées dispersées.

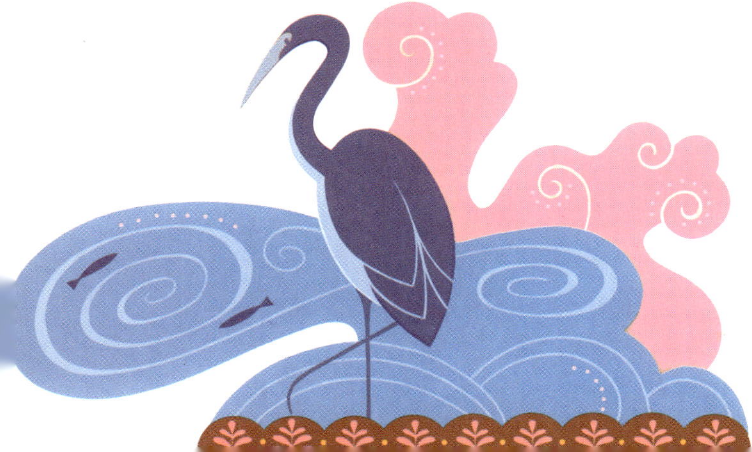

881 **À SA PLACE** *« Accepte la place qu'a trouvée pour toi la providence divine, la société de tes contemporains, la chaîne des événements. »*
RALPH WALDO EMERSON (1803-1882), ÉTATS-UNIS

882 **Méditation du courant de paix** Assis le dos droit, fermez les yeux et imaginez un cours d'eau fluide. Voyez l'eau qui s'écoule comme un doux courant de paix, et lancez-vous dans ce courant nourricier. Ressentez l'immersion et le réconfort procurés par sa fluidité et sa force délicate, et laissez-la vous emporter vers un lac vaste et silencieux, où vous dériverez aisément et naturellement vers un sommeil satisfait, sans pensées angoissantes pour dominer votre esprit.

883 **Une couche de repos** La sensation d'être en paix après l'utilisation de techniques calmantes pour l'esprit telles que la **méditation du courant de paix (882)** est un signe que vous purifiez votre *manamaya kosha*, « enveloppe » émotionnelle et mentale du corps (voir p. 19).

884 **Révéler sa vraie beauté** Utiliser les techniques pratiques présentées dans ce chapitre vous procurera une sensation de

repos mental et physique, qui animera votre *vijnanamaya kosha*, enveloppe de l'intelligence liée aux rêves, à l'intuition et à la conscience supérieure (voir p. 19). C'est un peu comme tailler les arbres d'un verger : on supprime une partie de la croissance pour permettre à la véritable beauté de prospérer.

885 **VOLONTÉ D'ENTRETIEN** *« Le corps est notre jardin, et la volonté en est le jardinier. »*

WILLIAM SHAKESPEARE (1564-1616), *OTHELLO*, ANGLETERRE

886 **Se retirer du monde matériel** Un des messages clés des anciens yogis est que se concentrer sur le seul aspect matériel de la vie ne peut rendre véritablement heureux, car on veut alors toujours plus. Prenez la décision consciente de vous accorder un répit quant à la consommation matérielle superflue ; après quelques semaines, voyez si vous vous réveillez plus reposé le matin.

887 **DÉLESTÉ DE DÉSIRS** *« Lorsqu'on retire tous ses désirs comme une tortue rentre ses membres, alors la splendeur naturelle du monde ne tarde pas à se manifester. »*

MAHABHARATA (V. 400 AV. J.-C.-V. 200 APR. J.-C.), INDE

888 **Changer de tête** La plupart d'entre nous permettent à la partie du cerveau qui gouverne la logique de dominer notre journée. Mais trop compter sur cet aspect de notre esprit nous empêche de trouver la paix intérieure, parce qu'il nous « étouffe » à coups de calculs, de projection dans le futur, de jugement et de préjugés. Après une journée difficile, accordez un répit à votre cerveau en agissant spontanément et en suivant votre intuition.

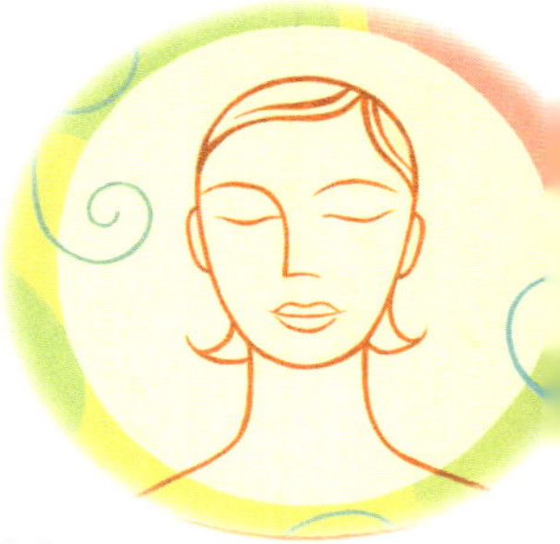

889 **Fin de journée créative** Essayez de consacrer 20 à 30 minutes par soir à une activité créative comme l'écriture ou le dessin, qui utilisent la partie du cerveau associée à l'inspiration et l'intuition, et permettent donc de clore la journée sur une notre de douceur et d'auto-encouragement.

890 **Développer son intuition** C'est une bonne idée que de se ménager régulièrement un « créneau horaire » pour la méditation du soir, car des pensées intuitives précieuses émergent souvent lors de ces séances. Plutôt que de trop les retourner dans votre esprit, notez-les donc sur papier et revenez-y le jour suivant.

891 **SANS SOUS-TITRES** *« On doit entendre le chant des oiseaux sans tenter de le retranscrire en noms et en verbes. »*

RALPH WALDO EMERSON (1803-1882), ÉTATS-UNIS

892 **La mantra de l'intuition** Répéter le *bijâ mantra* ou semence verbale du chakra du troisième œil, *OM*, ouvre l'esprit à l'intuition et repose la partie consciente du cerveau. En le prononçant, imaginez les nuages de votre esprit se dissiper tandis que vous glissez dans un ciel bleu reposant.

893 **Méditation sur les koans** La méditation zen utilise des expressions courtes appelées koans pour briser l'esprit linéaire qui cherche toujours des réponses logiques. Avant d'aller vous coucher, reposez votre logique en méditant sur ce koan : *« Montre-moi ton visage quand tes parents ne se connaissaient pas. »*

894 **Prière du soir** Dites une prière avant de vous coucher et savourez le repos profond qui s'installe lorsque l'on s'en remet à un être supérieur.

895 **LA PAIX DE LA VÉRITÉ** *« L'âme savoure le silence et la paix, non par des raisonnements multiples, mais par la simple contemplation de la Vérité. »*

SAINT PIERRE D'ALCÁNTARA (1499-1562), ESPAGNE

UNE RELAXATION CONSCIENTE

896 **Redéfinition de la relaxation** La plupart des gens pensent que la relaxation est ce qui arrive lorsque l'on se couche. Essayez plutôt de voir la relaxation à la manière des yogis : comme un état libre de tension musculaire, émotionnelle et mentale. Cela peut prendre du temps et dépend des tensions accumulées au fil des années, mais toutes les perles de ce livre vous aideront dans votre quête de la relaxation.

897 **RELAXATION CÉLESTE** *« Unis étroitement ton corps et ton esprit. Peux-tu rester concentré sur leur harmonie parfaite ? En régulant ton souffle pour le faire doux, peux-tu atteindre l'état d'un nouveau-né ? Tu verras le paradis dans toutes les directions si tu es capable de purifier ta vision intérieure. »*

LAOZI (V. 604-V. 531 AV. J.-C.), CHINE

898 **Dissolution d'identité** Pour se détendre véritablement, il est important de travailler à dissoudre son sens d'identité séparée (que les yogis connaissent comme l'*ahamkara*) pour le remplacer par la conscience d'être relié à l'univers (état d'esprit appelé *buddhi*).

Relaxation en mouvement (899) Méditez sur cet exemple de sensation d'unité (décrite ci-dessus) : pour qu'un artiste zen puisse faire son travail, il doit intégrer la relaxation. Ainsi, pour peindre une tige de bambou, il doit d'abord se concentrer sur le bambou jusqu'à perdre conscience de lui-même et ne faire qu'un avec le bambou. Puis il peint avec le rythme et l'esprit du bambou.

900 **UNITÉ CENTRALE** *« L'unité est le secret de toute chose. »*

SWAMI VIVEKANANDA (1863-1902), INDE

901 **La septième branche** Quand l'attention ne vacille plus, on connaît alors le dhyana, ou méditation, la septième des huit branches du yoga (voir p.15). Patanjali l'explique ainsi :
« Le dhyana est le flux de pensée qui s'écoule ininterrompu vers l'objet de la concentration. »

902 **Le corps, le souffle puis l'esprit** Patanjali, dans sa voie yogique à huit branches (voir pp.14-15), nous exhorte d'abord à pratiquer des postures physiques, qui donnent au corps la flexibilité nécessaire pour une assise immobile et confortable. Puis il nous incite à travailler le contrôle de la respiration, ce qui purifie les canaux d'énergie et permet au prana de circuler librement. Enfin, il nous encourage à pratiquer la méditation, qui apaise l'esprit débordé. Pour une relaxation suprême, structurez vos séances à la maison autour de cette formule au succès reconnu.

903 **Étape ultime** Les textes yogiques décrivent la conscience de l'anandamaya kosha, ou corps de félicité (voir p. 19), dernière enveloppe de la conscience, comme un état de détente totale et de « félicité ». On prend conscience de ce corps en pénétrant les quatre enveloppes extérieures pendant la méditation, en particulier durant la relaxation guidée du **Yoga Nidra (939-944)**.

904 **Méditation sur la semence verbale** « Accorder » les chakras en chantant leurs semences verbales apaise l'énergie lorsqu'on se sent tendu et que l'on ne peut se détendre suffisamment, physiquement ou mentalement, pour ralentir son rythme avant le coucher. Asseyez-vous droit et portez votre attention sur chaque chakra de bas en haut en prononçant le *bijâ mantra*, ou semence verbale, de chacun. Commencez avec le chakra fondamental de votre périnée en chantant son mantra *LAM*. Au niveau de votre chakra sacral, dans la région du sacrum, chantez *VAM* ; au chakra du nombril, scandez *RAM* ; au chakra du cœur, *YAM* ; au chakra de la gorge, *HAM*, et au chakra du troisième œil, *OM*.

905 **RENAISSANCE** *« Dans le silence, le monde est restauré. »*

LAOZI (V. 604-V. 531 AV. J.-C.), CHINE

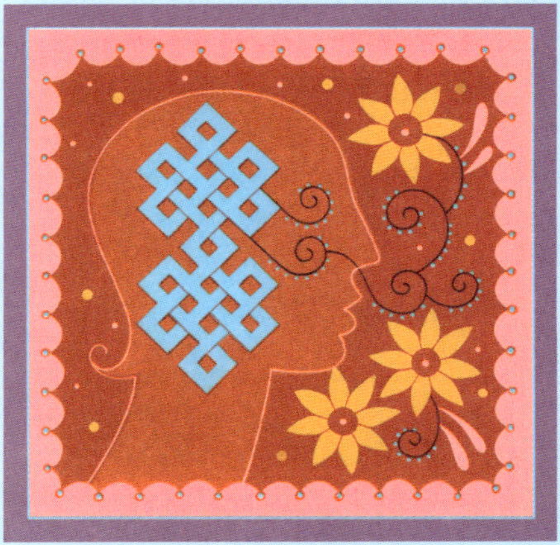

906 **Défaire les nœuds internes** La respiration est à l'esprit ce que les asanas sont au corps : un outil pour démêler les nœuds intérieurs qui empêchent de se détendre. Utilisez-la pour parer à des problèmes comme des attitudes négatives enracinées en vous ou un épuisement purement mental, et vous mettre en état de paix de l'esprit avant le coucher. Des exercices de pranayama comme **l'Allongement de l'expiration (907)** aident à faire céder tout blocage mental ou émotionnel et procurent une sensation de confort intérieur.

907 **L'Allongement de l'expiration** Pour un esprit apaisé, observez le flux de votre souffle dans votre corps. Voyez comme cet exercice détourne votre esprit d'autres préoccupations. Puis allongez progressivement chaque expiration, ou *recaka* (en sanskrit ci-contre), jusqu'à ce qu'elle soit deux fois plus longue que l'inspiration, ou *puraka*. Après quelques minutes, vous vous sentirez bien plus détendu.

रेचक

908 **Position de méditation**
La meilleure posture pour la méditation, la **Posture du Diamant** (voir p.33), nous détend et nous met à l'écoute de notre monde intérieur, tout en nous gardant en état d'éveil. Elle est utilisée pour la prière par les bouddhistes japonais et fait partie de la série de *salaat* (prière) des musulmans. Si vous trouvez difficile au début de décontracter vos pieds et vos jambes dans cette position, placez un bloc de yoga ou un plaid plié fermement sous vos os iliaques, mais si vous avez des problèmes de genoux, préférez-lui la **Posture Bénéfique (916)**.

909 **Idéal de détente** Une fois en posture assise comme dans la **Posture du Diamant** (voir p.33) ou la **Posture Bénéfique (916)**, essayez de ressentir la nature dynamique de votre immobilité. Visez

à obtenir un corps totalement détendu, une respiration sereine et un esprit toujours pleinement conscient : cet état est la détente absolue ; ne vous inquiétez pas si vous n'en saisissez que de brefs aperçus.

910 **UNITÉ NATURELLE** *« Aucune pensée, aucune action, aucun mouvement, immobilité totale : ainsi seulement peut-on révéler la véritable nature et la véritable loi des choses, de l'intérieur et inconsciemment, et enfin ne faire qu'un avec le ciel et la terre. »*
LAOZI (V. 604-V. 531 AV. J.-C.), CHINE

911 **Peu, mais souvent** Si vous trouvez que rester assis en silence exacerbe votre stress physique ou mental plutôt que de vous détendre, essayez de ne pas baisser les bras. Pratiquez peu mais souvent : c'est une stratégie bien plus efficace qu'une pratique intense mais occasionnelle. N'oubliez pas l'adage chinois qui dit qu'un voyage de mille lieues commence avec un seul pas...

---

912 **ÉLARGIR SON HORIZON**
« Ô Krishna, le silence [...] que tu décris dépasse ma compréhension. »
BHAGAVAD-GITA (400-300 AV. J.-C.), INDE

913 **Centres d'énergie subtils** Offrez-vous une sensation de bien-être yogique avant le coucher en consacrant du temps au rééquilibrage de vos chakras, ou centres d'énergie subtils.

Méditation sur les chakras « arc-en-ciel » (914) Pour connaître cette sensation de bien-être avant de dormir, asseyez-vous droit et fermez les yeux. Concentrez-vous sur le chakra fondamental et imaginez une boule d'énergie d'un rouge éclatant à ce niveau. Puis commencez votre ascension sur le canal d'énergie principal pour vous concentrer sur le chakra sacral, et visualisez une boule orange vif. Ensuite, figurez-vous une boule jaune étincelant dans votre chakra du plexus solaire. Passez au chakra du cœur, où vous vous représenterez une boule d'un vert vif. Puis concentrez-vous sur le chakra de la gorge et visualisez une boule d'un bleu ciel intense. Encore plus haut, contemplez une boule indigo au niveau de votre chakra du troisième œil. Enfin, concentrez-vous sur le chakra du sommet de votre tête, où brille une boule violette. Pour terminer, visualisez tous les chakras brillant en même temps, avant de « refermer » délicatement chaque chakra en le revisitant et en réduisant son énergie à un point de lumière. Puis relâchez votre attention.

915 **Entièreté et détente** En se mettant à l'écoute de sa force de vie intérieure avec les méditations sur les chakras **(846)** et **(914)**, on prend conscience des enveloppes au-delà du corps physique (voir p.19), et l'on se sent bien plus entier et bien plus détendu.

LA POSTURE BÉNÉFIQUE

Bhadrasana

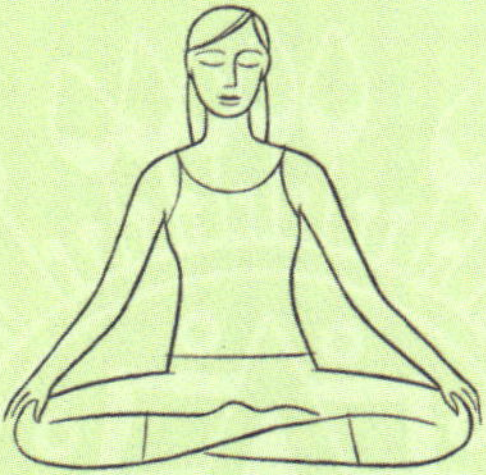

Cette posture est parfois appelée « posture du trône », sa base triangulaire ancrée dans le sol permettant une position assise noble mais confortable. C'est une alternative plus facile, mais tout aussi efficace, à la **Posture du Diamant** (p.33).

Asseyez-vous par terre, dos bien droit et jambes largement écartées. Rentrez un pied en posant le talon contre le périnée. Rentrez l'autre pied et posez-le en équilibre sur le premier pied. Posez les mains sur les genoux, paumes vers le bas. Une fois que vous vous sentirez confortablement installé, vous pourrez pratiquer toute méditation dans cette position. Vous pouvez aussi simplement vous y reposer. ➤ 931

917 **Regard sur le cœur** Pour faire baisser des émotions exacerbées ou développer votre compassion durant une relaxation du soir, asseyez-vous, fermez les yeux et, quand vous sentez que votre corps et votre esprit sont immobiles, utilisez votre « œil intérieur » pour regarder votre cœur. Maintenez-y votre concentration tant que c'est confortable.

918 **Aviver la flamme** Les techniques contemplatives telles que la **méditation metta (457)** et le **Regard sur le cœur (917)** servent à raviver la « flamme éternelle », ou étincelle divine, dont on dit dans les textes yogiques anciens qu'elle réside dans une cavité à l'arrière du cœur. Travaillez ces techniques afin de reconnaître et d'entrer en contact avec l'élément divin inhérent à toute chose de la vie.

919 **Réparation de relation** La capacité à se détendre véritablement permet une vie sociale et familiale plus complète, car elle rend capable de se « déconnecter » du travail une fois à la maison, mais donne aussi l'énergie nécessaire à une communication réelle et sincère avec la famille et les amis.

920 **CALME IMPERTURBABLE** *« La tranquillité est une qualité d'esprit qu'aucun état de santé ou de richesse ne peut exalter ni abattre. »*
SÉNÈQUE (V. 4 AV. J.-C.-65 APR. J.-C.), GRÈCE

921 **CE QUE CACHE LE SILENCE**

« Le secret de la réceptivité
Doit être cherché dans le silence ;
Dans le silence demeure
Le potentiel d'action. »

SUN BU'ER (V. 1119-1182), CHINE

922 **Détente ultime** Après vous être imprégné de relaxation lors d'une séance de yoga nocturne, terminez en vous asseyant bien droit pour déceler dans votre corps toute zone de tension persistante. Asseyez-vous sur un bloc de yoga si nécessaire, afin d'étirer votre colonne vers le haut sans effort. Ancrez bien votre pelvis au sol en répartissant votre poids équitablement sur chaque os iliaque. Une fois que la position est confortable, concentrez-vous sur votre souffle. Imaginez chaque inspiration comme un mince rayon de lumière parcourant votre corps pour en illuminer tous les recoins demeurés un tant soit peu tendus.

923 **Affirmation du soir** Pour sceller l'énergie de détente procurée par une séance de yoga nocturne, dites : « J'ai confiance en l'univers et en son soutien quand je me détends et que je suis mon intuition. »

GLISSER VERS LE SOMMEIL

924 **Adoucir son esprit** Si vos difficultés à vous « déconnecter » persistent lorsque vous êtes au lit, concentrez-vous sur votre souffle en pratiquant **l'Allongement de l'expiration (907)** ; cela créera des liens forts entre votre corps et votre esprit, ce qui vous aidera à dénouer une profonde tension et à apaiser vos nerfs et devrait vous détendre suffisamment pour vous permettre de trouver le sommeil.

925 **SE DÉFROISSER LES IDÉES** *« Un esprit chiffonné fait un oreiller agité. »*

CHARLOTTE BRONTË (1816-1855), ANGLETERRE

926 **Bain de son** Pratiquez le nada yoga (yoga du son) avec le **mantra du coucher (870)** ou la **Respiration de l'Abeille (928)** au lit si vous éprouvez des difficultés à vous endormir naturellement.

927 **Compter les moutons yogiques** Si vous vous réveillez dans la nuit et ne parvenez pas à vous rendormir, répétez le *bijâ mantra* ou semence verbale *SHAM* encore et encore au lieu de compter les moutons. Au bout d'un moment, cela devrait vous élever au-dessus du pouvoir contrôlant de votre esprit et vous permettre d'atteindre la paix profonde du repos total.

928 **La Respiration de l'Abeille** *Brahmari* Cet exercice de respiration est appelé ainsi en raison du bourdonnement hypnotique et soporifique qu'il crée dans la tête. Assis bien droit, appuyez vos index sur vos oreilles pour les isoler de tout son extérieur. Fermez la bouche en desserrant les dents et en décontractant les mâchoires. Inspirez lentement par le nez. Sur l'expiration, toujours par le nez, émettez un son bourdonnant continu. Répétez plusieurs fois en laissant le son vibrer dans votre tête et vous bercer.

929 **Prana Vidya** Pour puiser dans votre énergie réparatrice avant de vous endormir, asseyez-vous bien droit, mains sur les genoux, paumes jointes en coupe comme dans le **mudra de la vacuité (112)**. Fermez les yeux et respirez calmement. Sur une inspiration, levez les mains le long de l'axe médian de votre corps et tendez-les au-dessus de votre tête dans un geste d'ouverture et de réceptivité. Tenez l'inspiration quelques instants, comme si vous tiriez du prana de l'éther. Sur l'expiration, faites redescendre vos mains jusqu'à vos genoux et joignez-les à nouveau en une forme de coupe. Répétez 5 fois en tout.

930 **LES BIENFAITS DU SOMMEIL** *« Le sommeil, qui débrouille l'écheveau confus de nos soucis. »*

WILLIAM SHAKESPEARE (1564-1616), *MACBETH*, ANGLETERRE

931 **La Posture du Cadavre** *Savasana* C'est la posture yogique de relaxation par excellence, en ce qu'elle offre au corps, à l'esprit et aux émotions la possibilité de s'apaiser et de se rassembler. Utilisez cette posture ou sa variation, la **Posture du Cadavre avec soutien (935)**, à la fin de chaque séance d'asanas. Allongé sur le dos, écartez suffisamment les jambes pour obtenir un confort de la région lombaire, et laissez retomber vos pieds sur l'extérieur. Les bras ne sont pas collés aux flans, et les paumes sont tournées vers le haut. Fermez les yeux et placez votre tête de sorte à regarder droit vers le plafond. Reposez-vous dans cette position pendant 10 minutes ou plus. ➤ 935

932 **La Respiration alitée** Une fois confortablement installé dans votre lit, dirigez votre attention vers l'intérieur en suivant le fil reliant chaque respiration à la prochaine : cela donnera au souffle et à l'esprit suffisamment d'espace pour se stabiliser en un flux naturel et apaisant.

933 **Le ventre de la mer** Allongé et détendu, sentez votre ventre monter sur chaque inspiration et descendre sur chaque expiration. Comptez 10 respirations en les visualisant comme des vagues sur un océan calme.

Ajapa mantra (934) Ce son produit par l'inspiration et l'expiration et retranscrit par *SOHAM* est le « mantra silencieux » qui apporte la sérénité profonde.

935

LA POSTURE DU CADAVRE AVEC SOUTIEN

Salamba Savasana

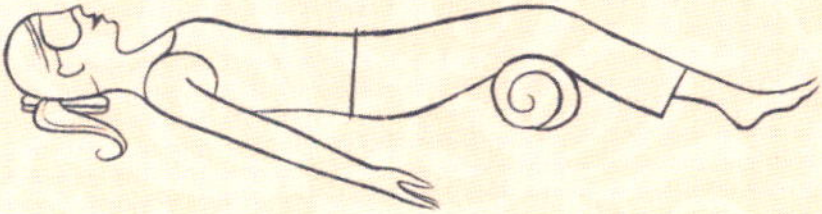

Salamba signifie « avec soutien » en sanskrit ; ainsi, si vous trouvez la **Posture du Cadavre (931)** inconfortable ou si vous êtes particulièrement épuisé, essayez cette variation qui emploie des accessoires pour aider votre corps à se détendre et à atteindre un état de calme profond.

Allongez-vous sur le dos, jambes écartées de la largeur du bassin et pieds retombant sur l'extérieur, un tapis de yoga roulé (ou une couverture) sous les genoux pour décontracter le bas du dos. Placez un bloc de yoga ou un plaid plié sous votre tête pour garder un étirement dans la nuque. Mettez un cache-yeux, couvrez-vous et, si vous le souhaitez, mettez de la musique relaxante ou un disque de yoga nidra. ➤ 945

936 **Fréquence d'apprentissage** Des pulsions électriques émises par le cerveau montrent que les états de méditation intense peuvent reproduire les formes de sommeil les plus profondes, avec les mêmes bienfaits sur la santé et le bien-être. Pendant l'état normal d'éveil, lorsque prédominent la pensée rationnelle et la stimulation sensorielle, le cerveau émet des ondes bêta ou de haute fréquence. Dans les états de méditation modérée, quand l'esprit rationnel et les sens sont inopérants, le cerveau émet des ondes alpha ou de basse fréquence. Pendant le sommeil, où l'inconscient prédomine, des ondes thêta, de fréquence encore plus basse, sont émises, qui sont associées à une créativité intense. Mais les ondes les plus basses, les ondes delta, liées à la réceptivité et à l'apprentissage, ne surviennent que dans le sommeil profond, le sommeil lent (sans rêves), les états de méditation élevée et le *samadhi*, huitième branche du yoga (voir p. 15).

937 **La mantra somnifère** Pour trouver un sommeil très profond, récitez le mantra suivant très lentement et posément : *« OM HRAM, OM HRIM, OM HRUM, OM HRAIM, OM HRAUM, OM HRAM »*.

938 **Sommeil yogique** Développé par Swami Satyananda Saraswati, le **Yoga Nidra (939-944)**, également appelé sommeil yogique, procure une détente si profonde et systémique qu'une heure de

pratique apporte apparemment les mêmes bienfaits que quatre heures de sommeil réel. Cette pratique implique la cinquième branche du yoga, *pratyahara*, ou retrait des sens (voir p.15).

939 **Yoga Nidra** Préparez-vous en vous allongeant en **Posture du Cadavre (931)** dans un endroit calme et chaud. Restez immobile mais éveillé en suivant les perles **940** à **944** (demandez à quelqu'un de vous les lire ou enregistrez-vous au préalable).

Commencer le Yoga Nidra (940) Toujours allongé sans bouger, prenez conscience de toutes les parties de votre corps, du sommet de votre tête à la pointe de vos orteils. Prononcez mentalement le mantra *OM*, puis récitez un bref *sankalpa*, ou affirmation positive ; par exemple : « Je suis plein de vie et de santé ».

Détente progressive (941) Dirigez votre concentration détendue sur votre pouce droit pendant un moment, puis sur chaque doigt tour à tour, puis sur la paume et le dos de votre main, votre poignet, votre avant-bras, votre coude, la partie supérieure de votre bras, votre épaule et votre aisselle. Ensuite, portez votre attention sur la détente de votre bassin, de votre cuisse, de votre rotule, de votre mollet, de votre cheville et de votre talon tour à tour ; passez à la plante de votre pied, à votre cou-de-pied et à chaque orteil, un par un. Répétez ce processus graduel de détente sur le côté gauche de votre corps.

Détente prolongée (942) Ensuite, prenez conscience de l'arrière de votre corps : les omoplates droite et gauche, les fesses droite et gauche, la colonne et tout le dos. Puis concentrez-vous sur le devant de votre corps : le sommet de votre tête, votre front et vos tempes, vos sourcils gauche et droit, l'espace entre vos sourcils, vos yeux gauche et droit, vos oreilles gauche et droite, vos joues gauche et droite, vos nez, bouche, menton, gorge, chaque côté de votre poitrine, votre ventre et votre nombril. Concentrez-vous sur la jambe droite, la gauche, puis les deux ; le bras droit, le gauche, puis les deux. Enfin, concentrez-vous sur tout l'arrière de votre corps, sur tout le devant, puis sur tout votre corps.

Respiration et visualisation (943) Observez ensuite votre nombril monter sur les inspirations et descendre sur les expirations. Puis, pour éveiller votre œil créatif, focalisez votre attention pendant quelques secondes sur chacune des images suivantes, tour à tour : une bougie qui se consume, un désert sans fin, un ruisseau d'eau vive, une montagne rouge, un temple à l'aurore, des oiseaux volant sur fond de soleil couchant, des étoiles à minuit, un lis blanc et des vagues calmes dans la mer éternelle.

Terminer le Yoga Nidra (944) Pour finir, répétez l'affirmation positive énoncée plus haut **(940)** 3 fois et avec conviction. Puis relâchez tout effort et répétez *OM* en silence avant de rediriger votre conscience sur votre corps. Étirez-vous en douceur, puis tournez-vous sur le côté pour vous reposer avant de vous lever.

945

LE SCEAU YOGIQUE

Yoga Mudrasana

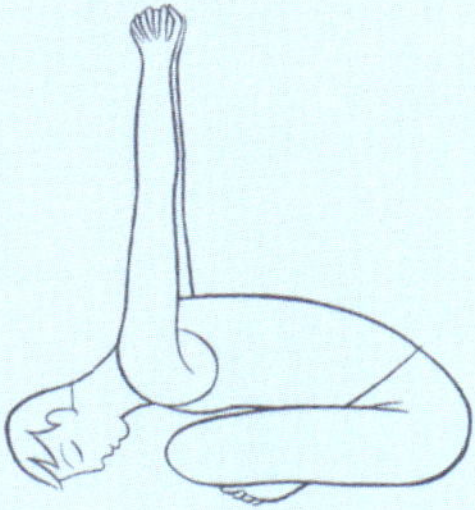

Cette posture de « sceau » constitue la conclusion traditionnelle d'une séance d'asanas ; c'est un excellent moyen de clore une série de postures. Laissez-la « sceller » la journée qui vient de s'écouler et marquer la transition vers la nuit.

Assis par terre jambes croisées, joignez les mains dans votre dos. Inspirez profondément, soulevez la poitrine et regardez le ciel. Sur l'expiration, pliez-vous en deux vers l'avant et approchez votre front du sol tout en levant les bras vers le ciel derrière vous. Détendez-vous dans cette position pendant 10 respirations régulières. Revenez doucement à la position assise initiale avant de vous détendre dans la **Posture du Cadavre (931)**.

LA TRANSFORMATION

946 **Demi-veille** Le yoga transforme notre monde intérieur et nous permet de développer des facultés de visualisation et d'imagination et d'accroître notre intuition. Pratiquez le **Yoga Nidra (939-944)**, exercice particulièrement intense de transformation intérieure, pour entrer dans un état entre éveil et sommeil dans lequel l'esprit devient particulièrement attentif et réceptif à l'autosuggestion.

947 **RÊVES ÉVEILLÉS** *« La psyché de l'homme rêve constamment, consciemment comme inconsciemment. Les rêves que nous faisons la nuit ne sont qu'une partie infime de cette totalité. »*

SWAMI SATYANANDA SARASWATI (NÉ EN 1923), INDE

948 **Transformer sa vie** Le yoga prescrit la méditation pour débarrasser le subconscient d'habitudes de comportement de longue date qui nous brident. Une fois que l'on a instauré une pratique de méditation régulière, on devient plus apte à contrôler ses pensées et à laisser ses rêves influencer les choix que l'on fait à l'état d'éveil.

949 **AUTRE MONDE** *« Dans le monde des rêves, j'ai choisi mon rôle. »*

ALGERNON CHARLES SWINBURNE (1837-1909), ANGLETERRE

950 **Un monde plus vaste** Un conte populaire chinois décrit une grenouille vivant dans un puits et si satisfaite de son existence dans ce puits qu'elle ne pouvait imaginer le quitter. Un jour, sa cousine apparut et s'exclama : « Là où je vis, c'est vaste, il n'y a pas de murs », ce à quoi la grenouille répondit : « Impossible. » Mais elle finit par rendre visite à cette cousine, qui vivait au bord de l'océan. Elle fut stupéfaite de voir qu'en effet cette immense étendue d'eau n'avait pas de limites, et que quand elle ouvrait ses yeux habitués à l'obscurité, ceux-ci étaient alors baignés d'une lumière éclatante et éblouissante. Ayant ainsi vu la splendeur du monde hors de son puits, elle ne repartit jamais chez elle. Lorsque vous vous endormez, essayez de garder l'esprit ouvert à cet océan de lumière et aux possibilités que vous ne connaissez pas encore.

951 **Communion avec les éléments** Le monde spirituel comme le monde physique sont composés de cinq éléments, appelés *panchabhuta* en sanskrit : la terre, l'eau, le feu, l'air et l'éther. Entrer en communion avec ces éléments grâce à la méditation, comme dans les **méditations sur les éléments (952-957)**, peut nous aider à approfondir la compréhension que nous avons de notre composition et aiguiser notre sensation d'être faits de la même matière que la nature.

952 **Méditations sur les éléments** Lors de votre méditation nocturne, laissez votre esprit absorber les qualités uniques de chacun des éléments naturels ainsi que de vos cinq chakras, afin d'acquérir une conscience accrue de vos aspects énergétique et spirituel.

La terre (953) Fermez les yeux et contemplez l'élément terre : pensez à ses qualités d'ancrage et d'enracinement et concentrez-vous sur le chakra fondamental. Imaginez cette terre se dissolvant dans l'eau.

L'eau (954) Ensuite, pensez aux qualités de l'eau pure : considérez sa clarté et sa fluidité avant de diriger votre attention sur votre coccyx (qui abrite votre chakra sacral). Imaginez une étendue d'eau s'évaporant par grande chaleur.

Le feu (955) À présent, pensez au pouvoir transformateur du feu, et dirigez votre attention derrière votre nombril (votre chakra du plexus solaire). Imaginez la pointe d'une flamme se dissolvant dans l'air environnant.

L'air (956) Tournez vos pensées vers la légèreté et la vastitude de l'air, puis concentrez-vous sur la zone de votre poitrine située derrière votre cœur (chakra du cœur). Inspirez-y quelques grandes bouffées d'air.

L'éther (957) Enfin, pensez à l'éther invisible et qui imprègne tout, et concentrez-vous sur votre chakra de la gorge. Imaginez votre corps baignant dans un espace inondé de lumière avant de rouvrir doucement les yeux.

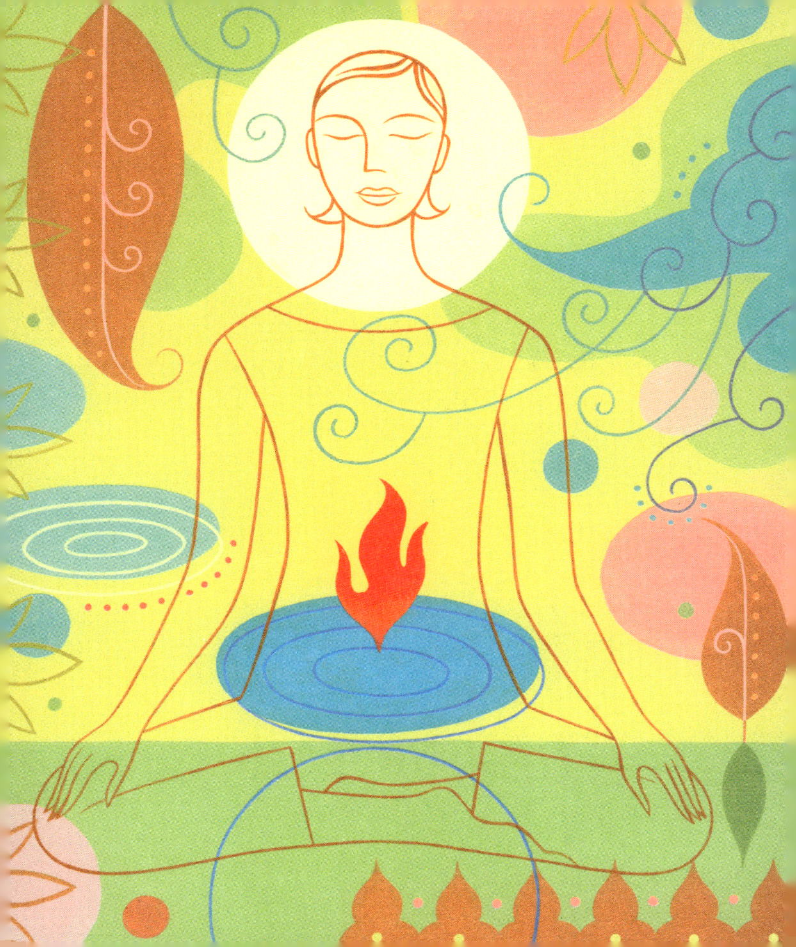

958 **De la matière à l'esprit** l'éveil de la conscience spirituelle est un processus graduel et calme. Ne vous attendez pas à des signes spectaculaires ou *siddhis* (facultés et dons spirituels), car cela vous détournerait de la voie.

---

959 LA VOIE OCCULTE

« La voie de la grâce ne se révèle pas à qui avance à l'aveuglette dans ce monde, y étant entièrement attaché ainsi qu'à ses limitations. C'est une voie cachée et subtile qui n'est jamais révélée à qui pense que ce monde est le seul qui soit… »

KATHA UPANISHAD (800-400 AV. J.-C.), INDE

---

960 **Détente attentive** Dans ses *Yoga Sûtras*, Patanjali nous conseille de rester éveillés, à l'affût de la transformation, en tout temps. Il explique : *« La distraction due à des impressions passées peut survenir si l'esprit relâche un tant soit peu son discernement. »*

961 **FLUCTUATIONS** *« Mais attention : demeure toujours vigilant, car même cet état de yoga peut avoir des hauts et des bas. »*

KATHA UPANISHAD (800-400 AV. J.-C.), INDE

962 **État de félicité** Lorsque l'esprit est clair et pur de tout jugement, on voit les choses telles qu'elles sont vraiment : on a alors atteint le samadhi, huitième branche du yoga, ou pensée égale et équilibrée (voir p. 15). Vous saisirez peut-être quelques aperçus de cet état de félicité en pratiquant l'une des méditations de ce livre.

963 **NATURE VÉRITABLE** *« Lorsque, dans la méditation, la vraie nature d'un objet s'illumine sans être déformée par l'esprit de celui qui le perçoit, cet état est l'absorption* [samadhi]. *»*

LES *YOGA SÛTRAS* DE PATANJALI (300-200 AV. J.-C.), INDE

964 **Le mantra OM** Les textes yogiques affirment que réciter le son du **mantra de la création (8)** *OM* (prononcé « aoum ») a un effet transformateur, car il nous unit à tout ce qui existe. Asseyez-vous droit, prenez une grande inspiration et, en expirant la bouche ouverte, laissez chaque son du mantra *OM* : « aaa », « ouu » et « mmm », émerger tour à tour ; sentez-les résonner dans tout votre être. Puis inspirez et répétez ce mantra sur la prochaine expiration afin de créer un flux continu.

965 **FLUIDITÉ MANTRIQUE**

« Comme le flux continu de l'huile qui s'écoule et comme la vibration d'une cloche : voilà comment prononcer OM et comment connaître réellement le sens des Veda. »

DHYANABINDU UPANISHAD (800-400 AV. J.-C.), INDE

---

966 **Explorer OM** Une fois que vous scanderez *OM* **(964)** avec aisance, accélérez votre diction tout en maintenant votre attention sur les sons individuels, ou synchronisez votre chant avec le rythme de votre cœur, afin de ne faire qu'un avec lui. Puis intériorisez-le en le scandant en silence, mais continuez de l'imaginer résonnant dans toutes les cellules de votre corps.

---

967 **LE POUVOIR DE OM**

« OM est le moyen insurpassable qui nous conduit du soi glorieux intérieur à la connaissance du soi au-delà. La contemplation d'OM mène au royaume merveilleux de la réalité suprême. »

KATHA UPANISHAD (800-400 AV. J.-C.), INDE

968 **Méditation sur OM** Décomposer les éléments constituant le caractère sanskrit *OM* (voir ci-contre) en termes de signification et de perception visuelle montre comment ce mantra mène aux royaumes spirituels subtils.

Trouver son esprit conscient (969) Regardez la courbe supérieure de la forme s'apparentant à un 3 : c'est « aaa », qui signifie l'esprit conscient, en éveil.

Descendre dans son subconscient (970) Observez maintenant la boucle inférieure du 3 : c'est le son « ouu », qui puise dans le subconscient, espace bien plus vaste que l'esprit en éveil.

Découvrir son inconscient (971) Trouvez la ligne courbe séparée du 3, qui semble émaner de la jonction de ses deux courbes : c'est le son « mmm », lié à l'inconscient. Puis cherchez le croissant de lune situé au-dessus du symbole principal : c'est *maya*, le voile de l'illusion qui masque la vérité profonde de la conscience transcendantale *turiya*, représentée par le point, ou *bindu*.

972 **AU-DELÀ DU TEMPS**

« Le mantra OM est l'univers. C'est Brahman (l'absolu). C'est le temps : le passé, le présent et l'avenir. C'est aussi ce qui transcende le temps. »

MANDUKYA UPANISHAD (800-400 AV. J.-C.), INDE

---

973 **Ressentir son chakra du troisième œil** Le plus subtil des chakras est l'*âjnâ chakra* (voir p. 18), situé sur le point central entre les sourcils. On le considère comme un « troisième œil », ou œil de l'intuition, regardant vers l'intérieur plutôt que vers l'extérieur quand il fonctionne bien, et gouvernant la perception extrasensorielle. Pour développer ce chakra, contemplez son yantra, simple mais très beau (voir ci-contre). Vous pouvez aussi fermer les yeux et essayer pendant quelques minutes de deviner la présence de ce centre pur et subtil derrière vos yeux, dans le siège de votre cerveau.

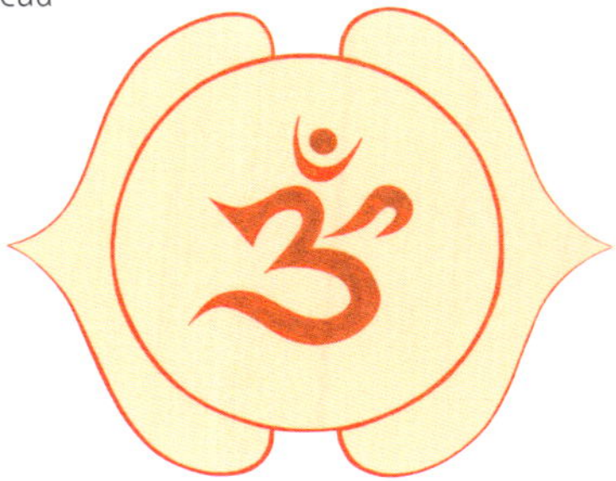

974 **BON ŒIL** *« Dans tout homme se trouve un œil de l'âme, qui [...] est plus précieux que dix mille yeux du corps, car par lui seul est vue la vérité. »*

PLATON (V. 429-V. 347 AV. J.-C.), GRÈCE

975 **Chakra caché** Un centre d'énergie moins connu appelé *bindu* est situé à l'arrière de la tête, derrière le chakra du troisième œil **(973)**. C'est le centre subtil d'où provient, dit-on, la structure psychique de l'homme, et c'est là que le monde fini que nous connaissons rejoint le monde infini dont nous prenons conscience grâce au yoga. Le terme sanskrit *bindu* signifie « point » et sous-entend un centre d'énergie sans dimension avec le potentiel infini du chiffre 0.

976 **Les bons outils** N'essayez pas de comprendre votre *bindu* **(975)** avec votre esprit rationnel : on ne peut l'aborder de cette manière. On ne commence à le percevoir que par une pratique du yoga.

977 **DU PLUS PETIT AU PLUS GRAND** *« Sur la voie yogique, l'esprit doit devenir comme un* bindu, *concentré sur l'infiniment petit, mais avec un potentiel illimité. »*

SWAMI SATYANANDA SARASWATI (NÉ EN 1923), INDE

978 **RÉCOMPENSE** *« Laisse-toi t'épuiser ; tu seras régénéré. Une fois que tu auras lâché prise sur tes désirs, tu recevras tout. »*

LAOZI (V. 604-V. 531 AV. J.-C.), CHINE

979 **La vie dans la mort** En vous laissant aller dans la **Posture du Cadavre (931)** à la fin d'une séance d'asanas, pensez à son nom sanskrit *Savasana* (*sava* signifie « cadavre »). Les yogis fervents accueillent cette mort métaphorique comme une expérience libératrice qui débarrasse des soucis et souffrances de cette vie empêchant de s'élever. Voyez chaque *Savasana* comme une mort symbolique qui vous donne l'occasion de libérer des aspects de vous-même dont vous souhaitez vous débarrasser, et de vous métamorphoser dans une peau nouvelle.

980 **L'ÉCOLE DE LA VIE** *« La vie est la crèche de l'âme, l'endroit où on la prépare aux destinées de l'éternité. »*

WILLIAM MAKEPEACE THACKERAY (1811-1863), INDE

981 **Dernier soupir** On a tendance à ne pas expirer assez d'air dans une journée et à trop se concentrer sur les inspirations, ce qui peut créer des tensions. Dans les derniers instants de la journée, évacuez ces tensions avec l'**Allongement de l'expiration (907)** ou la **Respiration centrée sur l'expiration (982)**.

982 **Respiration centrée sur l'expiration** Faites que chaque expiration juste avant le coucher soit extrêmement profonde. Imaginez en expirant que vous libérez toute tension physique qui subsiste : évacuez tout. Vous remarquerez qu'en expirant plus profondément, vous vous sentirez plus en paix, car vous aurez alors expiré votre ego.

983 **PEUR DE VIVRE** « *Nous avons si peur de la vie elle-même que nous n'avons pas tenté de la connaître vraiment, nous ne l'avons pas pénétrée profondément. Cela crée la peur de la mort.* »
OSHO (1931-1990), INDE

984 **La délivrance finale** En mettant l'accent sur l'expiration dans les instants de détente avant le coucher, on montre une volonté de lâcher prise sur la journée et l'on reconnaît que seul le repos peut nous revigorer et nous permettre de vivre pleinement la journée qui suit. De la même façon, les yogis voient la mort comme faisant naturellement partie du flux de la vie, et comme un moyen d'affirmer à quel point on est bien en vie dans l'instant présent. Penser à la mort nous force à oublier ces peurs qui nous empêchent de vivre vraiment, et nous permet de mordre la vie à pleines dents.

985 **LA MORT EST MUE** « *La mort est la transformation de l'enveloppe qui contient l'esprit. Ne confonds pas l'enveloppe et son contenu.* »
LÉON TOLSTOÏ (1828-1910), RUSSIE

LE SILENCE ET L'ABANDON DE SOI

986 **CHUT** *« Il m'est souvent venu à l'esprit que celui qui recherche la vérité se doit d'être silencieux. »*

LE MAHATMA GANDHI (1869-1948), INDE

987 **Silence révélateur** Dans le silence, nous disent les *Veda*, tout est révélé. Si l'on passe du temps dans le silence, une pratique appelée mouna, on commence sans effort à reprendre contact avec la véritable personne qui dort au fond de soi et que l'on a souvent perdu de vue. Cette pratique permet aussi de conserver de l'énergie pranique, qui procure une sensation de paix avant le coucher. Essayez de passer au moins quelques instants dans le silence tous les jours. Il est particulièrement recommandé de consacrer 5 à 10 minutes à cet effet chaque soir juste avant le coucher.

988 **SILENCE ABSOLU**

« N'oublie jamais : ce moi ne sera atteint ni avec mes paroles, ni avec mes yeux, ni même avec mon esprit. Il se déclarera à moi dans le silence seul. »

KATHA UPANISHAD (800-400 AV. J.-C.), INDE

989 **Le mudra de la source intérieure** *Yoni Mudra* Fermer les portes du visage au monde extérieur apporte un silence merveilleux et une sensation palpable d'abandon de soi. Asseyez-vous confortablement et respirez lentement. Sur une inspiration, bouchez-vous les oreilles avec les pouces, rabattez vos paupières avec vos index et fermez vos narines avec vos majeurs. Puis placez vos annulaires et vos auriculaires sur vos lèvres pour les tenir fermées. Retenez votre respiration sans forcer, puis ôtez vos majeurs afin d'expirer par les narines. Prenez une autre inspiration, fermez vos narines à nouveau et retenez votre souffle, puis soulevez vos doigts pour expirer. Répétez plusieurs fois si c'est confortable (à éviter toutefois si vous êtes enclin à la dépression).

990 **Abandon silencieux** Lorsque vous pratiquez toute forme de méditation silencieuse, essayez d'abandonner tout ce qui vous rattache au monde, des désirs matériels aux émotions comme la colère et l'anxiété. Efforcez-vous ensuite de vous concentrer sur la pureté du silence.

991 **RÉCEPTACLE DU SAVOIR** *« Le silence est comme un grand verre vide capable d'être rempli de l'eau du savoir, et de la retenir. »*
MATA AMRITANANDAMAYI (NÉ EN 1953), INDE

992 **LE SOI DU SILENCE**
« Une fois qu'est connu le soi, ce soi qui voit, les yeux ouverts comme fermés, tout chagrin cesse. »
KATHA UPANISHAD (800-400 AV. J.-C.), INDE

---

993 **Méditation du puits** Si vous n'êtes pas sûr de savoir comment explorer votre soi intérieur, allongez-vous sur le dos, fermez les yeux et visualisez un puits profond et silencieux avec un seau suspendu au-dessus. Imaginez que votre esprit est le seau, et votre souffle, la corde. Descendez lentement (sur quelques minutes) votre esprit (dans le seau) vers le fond du puits en allongeant votre souffle (la corde). Lorsque vous passerez du temps dans le silence sombre et frais, sachant que vous pouvez en émerger dès que vous le souhaitez, vous sentirez votre esprit devenir plus calme et plus vaste. Après quelques minutes, hissez-vous progressivement jusqu'à la surface. Étirez-vous, ouvrez les yeux et savourez cette sensation nouvelle de vastitude, qui vous prépare à un sommeil calme et profond.

994 **TERRAIN NEUTRE** *« Au loin, par-delà les idées de bienfaits et de méfaits, se trouve un champ. Je vous y rejoindrai. »*
JALÂL UD-DÎN RÛMÎ (1207-1273), PERSE

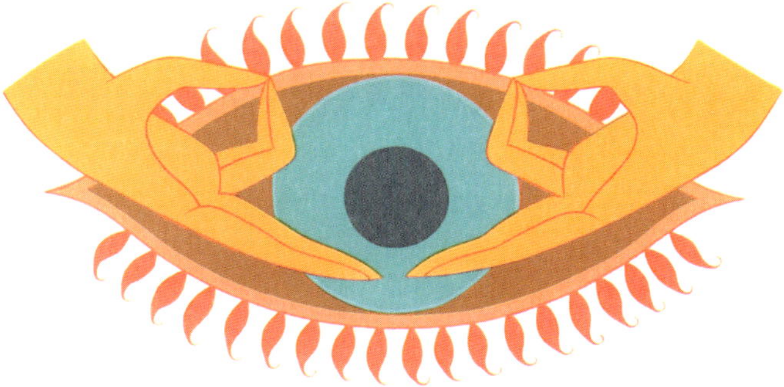

995 **Le mudra de la vision claire** *Prana Mudra* Ce geste favorise la lucidité d'esprit, qui aide à redécouvrir sa véritable personnalité à la fin de la journée. Asseyez-vous droit, joignez le bout de vos pouces, de vos annulaires et de vos auriculaires ensemble, et tendez les index et les majeurs. Tenez le geste en respirant régulièrement, puis répétez plusieurs fois.

996 **À CŒUR OUVERT** *« Ta vision s'éclaircira lorsque tu regarderas dans ton cœur. »*

CARL JUNG (1875-1961), SUISSE

997 **Le chakra du sommet**

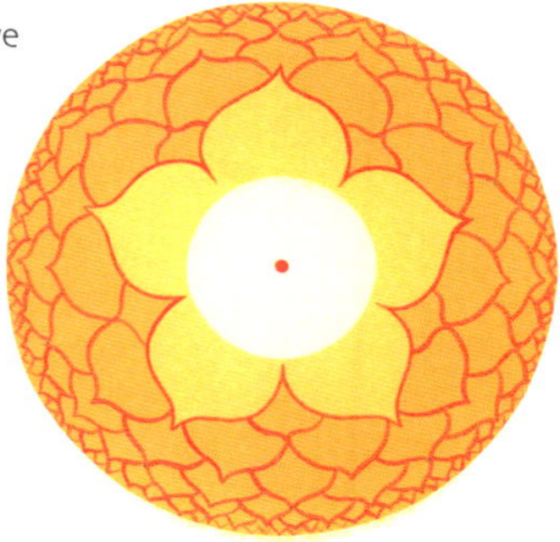

Au sommet de votre tête se trouve le chakra le plus élevé, *sahasrâra chakra* (voir p. 18), le point d'entrée dans le monde spirituel. Il est dépeint comme un lotus aux mille pétales (voir ci-contre), qui symbolisent sa nature illimitée. On le décrit comme un *shûnya*, ou « vide sans vide », paradoxe qui exprime l'impossibilité de le comprendre avec l'esprit conscient et de connaître véritablement la joie et la sensation de communion qu'il peut apporter. Swami Satyananda Saraswati dit qu'*« il transcende tous les concepts mais est la source de tous les concepts. C'est la fusion de la conscience et du prana. »*

998 **Ressentir le chakra du sommet** Lorsque tous les chakras tournoient sur eux-mêmes en harmonie, un yogi très expérimenté peut alors avoir une chance de percevoir le chakra du sommet, et, avec lui, la lumière divine et transformatrice de tous les chakras brillant le long de la colonne vertébrale, telle un collier de perles.

999 **Abandonner tout son savoir** Pour pouvoir entrer en contact avec le *bindu* **(975)** et le chakra du sommet **(997)**, on a besoin d'un guide qui soit sensible à ces centres d'énergie. Ce guide est le mantra *OM* (prononcé « aoum »). Le soir, juste avant le coucher, essayez d'oublier tout ce que vous savez et ne faites que répéter ce mantra encore et encore, allongé et les yeux fermés. Abandonnez-vous à ce son et, pour reprendre les mots du grand yogi Tilopa, laissez-le vous permettre de « regarder dans le miroir de l'esprit » et prendre conscience du paradis dans la vie même. Laissez ce son yogique vous porter vers un sommeil profond.

1000 QUEL QUE SOIT LE SOI

« Ce son unique et impérissable te mènera où tu veux aller. Que tu souhaites connaître le soi incarné dans la chair ou le soi qui transcende la chair, OM t'y mènera. »

KATHA UPANISHAD (800-400 AV. J.-C.), INDE

1001 **LE MOT DE LA FIN** *« Par la pratique du yoga, les impuretés s'amenuisent et l'aube de la sagesse point. »*

LES *YOGA SÛTRAS* DE PATANJALI (300-200 AV. J.-C.), INDE

GLOSSAIRE

Ahimsa : non-violence ; un des cinq *yamas*

Âjnâ : sixième chakra ou chakra du troisième œil, situé au centre du front, entre les sourcils

Anahata : quatrième chakra ou chakra du cœur, situé vers le centre de la poitrine

Anar mouna : silence intérieur

Anuloma Viloma : Respiration par narines alternées ; technique de pranayama

Apana : air vital, ou énergie subtile, de l'abdomen inférieur

Apanasana : Posture de l'Évacuation ou de l'Élimination

Aparigraha : non-avidité ou lâcher prise ; un des cinq *yamas*

Ardha Chandrasana : Posture de Demi-Lune

Ardha Matsyendrasana : Posture de Demi-Torsion vertébrale, nommée d'après le yogi Matsyendra

Ardho Mukha Svanasana : Posture du Chien tête en bas

Asana : Posture ou pose ; la troisième branche du sentier octuple du yoga

Asteya : non-appropriation ; un des cinq *yamas*

Baddha Konasana: Posture du Papillon ou de l'Angle lié

Bakasana : Posture du Héron

Balasana : Posture de l'Enfant ou de la Feuille pliée

Bandha : verrou (ou porte) énergétique utilisé pour diriger le prana ou sceller l'énergie dans le corps ; s'applique aux endroits du corps présentant une construction osseuse arquée : le cou, la cavité abdominale, le plancher pelvien et les pieds

Bhakti yoga : la voie yogique de la dévotion

Bharadvajasana : Torsion assise, nommée d'après le sage védique Bharadvaja

Bhastrika : Respiration du Soufflet de forgeron ; technique de pranayama

Bhramari : Respiration de l'Abeille ; technique de pranayama

Bidalasana : Posture du Chat

Bija mantra : semence verbale, dont les six principales sont : *LAM*, *VAM*, *RAM*, *YAM*, *HAM* et *OM*

Bindu : centre d'énergie subtile situé à l'arrière de la tête

Brahma : le dieu créateur hindou

Brahmacharya : abstinence/modération ; célibat ; un des cinq *yamas*

Buddhi : état pur de l'être

Chakras : centres d'énergie subtile situés le long de la colonne

Citta : activité de l'esprit ; souvenirs, pensées et opinions

Citta kash : l'antre de l'esprit

Dharana : concentration ; la sixième branche du sentier octuple du yoga de Patanjali

Dharma : vertu, véritable parcours de vie

Dhyana : méditation ; la septième branche du sentier octuple de Patanjali

Doshas : qualités qui composent un individu ; il y en a trois : *vata*, *pitta*, *kapha*

Ganesh : dieu hindou du Commencement, qui désintègre les obstacles

Gomukhasana : Posture de la Tête de vache

Guna : qualité ou force d'énergie ; il y en a trois : *râjas*, *sattva* et *tamas*

Ida : le *nadi*, ou canal énergétique, gauche ou lunaire

Iliaques, os : les deux os « noueux » qui partent de la base du pelvis (sous les fessiers)
Ishwara pranidhana : conscience de dieu constante ; un des cinq *niyamas*
Jalandhara Bandha : verrou énergétique subtil du menton
Janu Sirsasana : Posture de la Tête au genou
Jathara Parivartanasana : Torsion sur le dos
Jnana yoga : la voie yogique de la connaissance
Kapalbhati : Respiration de nettoyage cérébral ; technique de pranayama
Kapha : terre ; un des trois *doshas*
Karma yoga : la voie yogique du service
Kriya : exercices de purification du corps
Kumbhaka : rétention du souffle ; technique de pranayama
Kundalini : énergie latente située à la base de la colonne vertébrale ; souvent dépeinte comme un serpent enroulé
Maha Bandha : grand verrou énergétique
Maha Mudra : grand geste calmant
Mandala : diagramme circulaire symbolique utilisé pour la méditation
Manipura : troisième chakra ou chakra du plexus solaire, situé vers le nombril
Mantra : son sacré
Marichyasana : Torsion vertébrale assise, nommée d'après le sage Marichi
Matsyasana : Posture du Poisson
Metta: bonté bienveillante, forme de méditation bouddhiste
Mudra : geste symbolique des mains, des yeux ou du corps
Mûlâ Bandha : verrou énergétique fondamental, ou de soutien, dans la région du périnée
Mûlâdhâra : premier chakra ou chakra fondamental, situé vers le périnée
Nada yoga : le yoga du son
Nadi : canal d'énergie subtile dans lequel circule le prana
Nataraja : nom du dieu hindou Shiva sous son aspect de seigneur de la Danse
Natarajasana : Posture du Danseur
Navasana : Posture de la Barque
Niyamas : cinq observances ; la deuxième branche du sentier octuple du yoga de Patanjali
OM : la syllabe sacrée la plus puissante, source de tous les autres mantras
Pada Bandha : verrou énergétique du pied, ou d'ancrage
Padottanasana : Flexion avant jambes écartées
Parivrtta Trikonasana : Posture du Triangle en torsion ou pivoté
Paschimottanasana : Posture de l'Étirement de l'ouest ou de l'arrière du corps
Patanjali : auteur des *Yoga Sûtras*, premiers enseignements systématiques du yoga
périnée : région du corps entre l'anus et la vulve, ou scrotum
Pingala : le *nadi* ou canal énergétique droit ou solaire
Pitta : feu ; un des trois doshas
Prana : énergie subtile ou air vital
Pranayama : maîtrise du souffle ; quatrième branche du sentier octuple du yoga de Patanjali
Pratyahara : retrait des sens ; cinquième branche du sentier octuple du yoga de Patanjali

Purvottanasana : Posture de l'Étirement de l'est ou de l'avant du corps
Râjas : qualité d'activité ; action ; dynamisme
Sahasrâra : septième chakra ou chakra du sommet, situé au sommet de la tête
Samadhi : état de conscience suprême ; huitième et ultime branche du sentier octuple du yoga de Patanjali
Samskaras : « sillons » karmiques, ou schémas de pensée qui définissent le comportement
Sankalpa : affirmation au présent ; résolution positive
Santosha : contentement ; un des cinq *niyamas*
Sarvangasana : Posture de la Chandelle
Sattva : qualité d'équilibre vital présent en toutes choses
Satya : sincérité ; un des cinq *yamas*
Saucha : pureté ou propreté ; un des cinq *niyamas*
Savasana : Posture du Cadavre
Simhasana : Posture du Lion
Sitali : Respiration rafraîchissante
Sukhasana : Posture d'Aise ; position assise confortable
Supta : inclinaison, position couchée
Sushumna : *nadi* ou canal énergétique central, dans lequel s'élève *kundalini*
Svadhaya : étude des textes sacrés ; un des cinq *niyamas*
Svadhisthana : deuxième chakra ou chakra sacral, situé vers le coccyx
Tadasana : Posture de la Montagne
Tamas : qualité d'inertie ; léthargie, inaction
Tantra : tisser, étirer ou étendre (l'esprit) au-delà des limitations physiques
Tapas : austérité, pratique disciplinée ; un des cinq *niyamas*
Tratak : Focalisation sur une bougie ; technique de concentration
Trikonasana : Posture du Triangle
Troisième œil : point du milieu du front, où la conscience cosmique se développe
Uddiyana Bandha : verrou énergétique abdominal ou de la légèreté
Ujjayi : Respiration victorieuse ou exaltante ; respiration glotte contractée
Upavistha Konasana : Flexion avant assise jambes écartées
Ustrasana : Posture du Chameau
Utkatasana : Posture Intense ou Énergique ; également connue comme la Posture de la Chaise
Uttanasana : Posture Intense ; flexion avant debout
Vajrasana : Posture du Diamant
Vatnyasana : Wind-relieving Pose
Vata : vent ou air ; un des trois *doshas*
Veda : écritures sacrées
Vinyasa : série d'asanas en dynamique reliées par le souffle
Viparita Karani : Geste inversé
Virabhadrasana : Posture du Guerrier
Virasana : Posture du Héros
Vishnu : nom du divin sous son aspect de garant du maintien et de l'équilibre, dans l'hindouisme
Vishuddhi : cinquième chakra ou chakra de la gorge, situé au niveau de la gorge
Vrksasana : Posture de l'Arbre

Yamas : cinq préceptes ou retenues ; première branche du sentier octuple du yoga de Patanjali

Yantra : symbole géométrique aidant à la contemplation ; représentation visuelle d'un chakra

Yoga : pratique spirituelle née en Inde ; signifie littéralement « relier ensemble », « réunir »

Yoga Nidra : sommeil yogique ; technique de méditation

MENU DES PRATIQUES YOGIQUES CLÉS

Nous avons regroupé ci-dessous les pratiques yogiques clés proposées dans cet ouvrage par ordre d'apparition dans les perles, pour vous permettre de vous concentrer sur l'élément yogique de votre choix à tout moment. Les références se suivent sans tenir compte des chapitres.

INDEX

Note : Toutes les références de l'index renvoient à des numéros de pages (et non à des numéros de perles, comme en p. 375).

À PROPOS DE L'AUTEUR

Liz Lark est professeur de yoga, auteure, artiste et organisatrice de retraites, et possède une grande expérience dans ces domaines. Elle compte parmi ses élèves de yoga des acteurs et des danseurs célèbres et autres personnalités très en vue, notamment le Monteverdi Choir dirigé par Sir John Eliot Gardiner. Elle a signé huit ouvrages et créé un DVD intitulé *Yogalibre : A Creative Practice of Hatha Yoga* (2008). Pour contacter Liz ou pour tout renseignement sur ses ouvrages, ses ateliers et retraites yogiques, nous vous invitons à vous rendre sur son site Internet : www.lizlark.com

REMERCIEMENTS DE L'AUTEUR

Merci du fond du cœur à Kelly Thompson, responsable de publication, pour avoir donné naissance à cet ouvrage. Merci également aux rédacteurs, artiste et graphiste pour leur contribution inspirantes et créatives.

REMERCIEMENTS DES ÉDITEURS

Les éditeurs souhaitent remercier Jo Micklem et Duncan Carson pour leur aide inestimable au cours de ce projet, et adressent également leurs remerciements à tous ceux qui figurent sur la liste p. 384 pour leur aimable autorisation de reproduction des textes de cet ouvrage soumis au droit de copie. Nous nous sommes efforcés de retrouver les détenteurs des droits dans la mesure du possible, mais s'il s'avérait que quiconque a été omis, nous vous prierons d'accepter nos excuses et vous invitons à nous informer des oublis éventuels, afin que nous puissions apporter des corrections aux éditions ultérieures. Les éditeurs souhaitent également remercier les personnes suivantes pour leur aide à la traduction de textes étrangers : Patricia Leitch, Verona Patel, Mahala Semple.

Les références renvoient aux numéros de perles. **19, 270** attribuées à Sri Sathya Sai Baba, source exacte inconnue. Reproduite avec l'autorisation du Sri Sathya Sai Service Organisation UK ; **21, 184, 399** extraites des *Veda*, copyright traduction © DBP ; **33, 79, 91, 121, 145, 177, 193, 205, 216, 231, 246, 488, 518, 529, 582, 615, 628, 675, 689, 693, 721, 769, 845, 848, 912** extraites de la *Bhagavad-Gita*, Copyright traduction © DBP ; **40, 757, 759, 859** (*Yoga Nidra*), **753, 977** (*A Systematic Course in the Ancient Tantric Techniques of Yoga and Kriya*), **947** (*Teachings of Swami Satyananda Vol 1*) de Swami Satyananda Saraswati, reproduites avec l'autorisation du Yoga Publications Trust ; **42, 158** extraites de *Bringing Yoga to Life : The Everyday Practice of Enlightened Living* de Donna Fahri (HarperSanFrancisco, 2003), copyright © Donna Fahri, reproduites avec autorisation ; **103, 123, 143, 650, 651, 851, 878, 901, 960, 963, 1001** extraites des *Yoga Sûtras* de Patanjali, copyright traduction © DBP ; **104, 139, 192, 281, 401, 498, 599, 774, 836, 897, 905, 978** extraites de *Tao-tö-king* de Laozi, copyright traduction © DBP ; **132, 293, 311, 373, 396, 423, 532, 558, 564, 740, 754, 959, 961, 965, 967, 972, 988, 992, 1000** extraites des *Upanishad*, copyright traduction © DBP ; **171, 255, 996** attribuées à Carl Jung, source exacte inconnue copyright traduction © DBP ; **199** extraite de *The New Book of Yoga* du Sivananda Yoga Vedanta Centre, publié par Ebury, reproduite avec l'autorisation de The Random House Group Ltd. ; **241, 334, 429** attribuées à M.K. Gandhi, source exacte inconnue, reproduites avec l'autorisation du Navajivan Trust (propriété intellectuelle de Mohandas K. Gandhi) ; **304** attribuée à Satguru Siva Yogaswami dans le magazine *Hinduism Today*, reproduite avec l'autorisation du monastère hindou de Kauai (www.hinduismtoday.com) ; **370** extraite de *I Ching*, copyright traduction © DBP ; **407** extraite de *Tibetan Relaxation* Tarthang Tulku (DBP, 2003), copyright © DBP ; **437** extraite de *Gandhi, the Man : the Story of his Transformation* de Eknath Easwaran (Nilgiri Press, 1997), reproduite avec l'autorisation du Navajivan Trust (propriété intellectuelle de Mohandas K. Gandhi) ; **439** extraite de *The Mind of Mahatma Gandhi* de U.R. Rao & R.K. Prahbu (South Asia Books, 1998), reproduite avec l'autorisation du Navajivan Trust (propriété intellectuelle de Mohandas K. Gandhi) ; **470, 574, 818, 910** attribuées à Lazi, source exacte inconnue ; **562** extraite de *The Ethical and Political Works of Motse* de Mozi, copyright traduction © DBP ; **678** extraite de *Meditation* de Christopher Titmuss (Apple Press, 1999), copyright © Christopher Titmuss, reproduite avec autorisation ; **816** extraite de *Yoga Mind, Body & Spirit : A Return to Wholeness* de Donna Fahri (Holt Paperbacks, 2000), copyright © Donna Fahri, reproduite avec autorisation ; **983** extraite de *The Book of Secrets* de Osho, p.752. Publié par St. Martin's Griffin (15 avril 1998), copyright © 1975 Osho International Foundation, www.osho.com, tous droits réservés, reproduite avec autorisation ; **986** extraite de *Truth is God* de M.K. Gandhi (Navajivan, 1955), reproduite avec l'autorisation du Navajivan Trust (propriété intellectuelle de Mohandas. K. Gandhi).

Laissez-vous insp

de sagesse yogique et vo

sérénité envahir votre

Vous y tr

☆ Un trésor de concepts, méditati ... yogiques qui vous apportera sagesse, force et bien-être, que vous soyez débutant ou expérimenté.

☆ Une mine de citations éclairantes de maîtres de yoga et d'écrivains contemporains ainsi que de textes anciens de la tradition orientale.

DÉJÀ PARUS CHEZ LE MÊME ÉDITEUR :

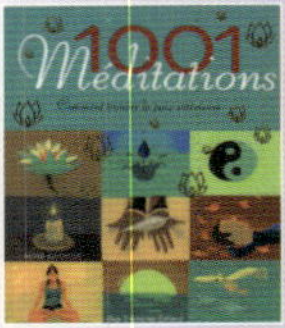

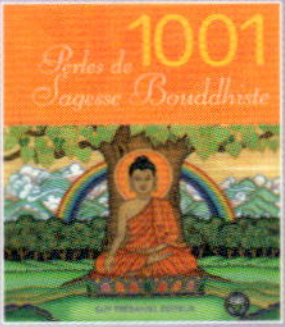

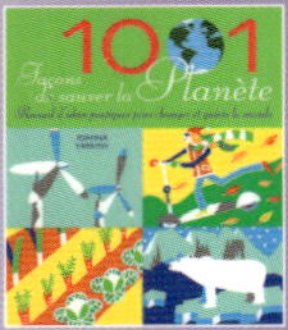

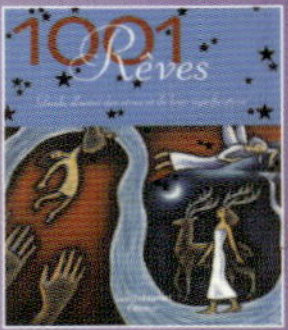

978-2-84445-947-3
9 782844 459473

Illustration couverture : Tracy Walker / i2i Art

www.editions-tredaniel.com